SARA BARRICK

MISOPHONIE ENTSCHLÜSSELT

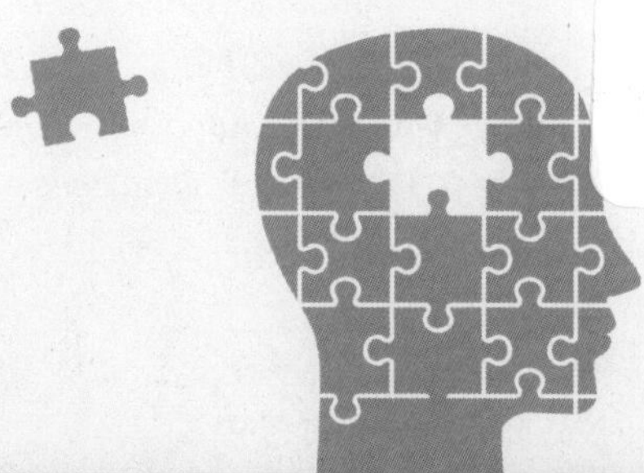

Ein ganzheitlicher Weg in die Freiheit

LOTUS PRESS

Das vorliegende Buch ist sorgfältig erarbeitet worden. Dennoch erfolgen alle Angaben ohne Gewähr. Weder die Autorin noch der Verlag können für eventuelle Nachteile oder Schäden, die aus den im Buch gemachten praktischen oder theoretischen Hinweisen resultieren, Haftung übernehmen. Dieses Buch enthält Links zu externen Webseiten Dritter, auf deren Inhalte wir keinen Einfluss haben. Deshalb können wir für diese fremden Inhalte auch keine Gewähr übernehmen.

Die Fallbeispiele in diesem Buch basieren auf realen Erfahrungen mit Misophonie, werden jedoch in anonymisierter und teilweise zusammengefasster Form dargestellt. Ähnlichkeiten mit bestimmten Personen oder Familien wären rein zufällig. Namen und Einzelheiten wurden verändert, um die Privatsphäre zu schützen und Vertraulichkeit zu gewährleisten.

Misophonie entschlüsselt: Ein ganzheitlicher Weg in die Freiheit

Übersetzung: Andreas Seebeck
ISBN 978-3-910660-35-9

www.lotus-press.com

Gewidmet meinen Eltern.
Danke für euren unerschütterlichen Glauben an mich
und dafür, dass ihr mir das Vertrauen mitgegeben habt, jeder Herausforderung
zu begegnen.

INHALT

VORWORT

Als ehemalige Betroffene von Misophonie, als Therapeutin mit dem Wunsch, anderen Menschen mit dieser rätselhaften Störung zu helfen, und als Mutter eines Kindes, das auf orofaziale Geräusche (Geräusche aus dem Mund- und Gesichtsbereich) anderer mit intensiven Emotionen reagierte, hatte ich Anfang 2024 das Bedürfnis, mein über die Jahre gesammeltes Wissen zu ordnen und in eine Form zu bringen, die klar, hilfreich und zugänglich ist.

Meine Reise in die tiefere Erforschung der Misophonie begann 2018, als ich selbst endlich frei davon war und eine Privatpraxis eröffnete, die sich ganz der Unterstützung von Menschen mit dieser Thematik widmet. Jede Sitzung, jede Supervisionsgruppe, jedes Training und jede gelesene Fachliteratur wurde für mich zu einer Suche nach den Puzzleteilen der Misophonie. Bereits ein Jahr nach Beginn meiner Praxisarbeit hatte ich den Rahmen des Puzzles zusammengesetzt – das Nervensystem. Es ist eng verwoben mit den primären Systemen, zu denen wir gehören (Familie, Schule, Beruf, Kultur, Gesellschaft, Geschichte usw.).

Erst durch den bewussten Prozess des Schreibens dieses Buches konnte ich die inneren Puzzleteile, die ich gesammelt hatte, zusammenfügen. Während dieses Schreibprozesses wurde mir auch deutlich, wo mir noch Teile fehlten. Das motivierte mich, tiefer in das Wissen über das Gehirn einzutauchen und mich in der transformativen Therapiemethode der Kohärenztherapie ausbilden zu lassen. Ich begann, dieses Wissen mit meinen Misophonie-Klient:innen zu teilen und in der Praxis umzusetzen – was zu „Aha-Erlebnissen" und deutlich spürbaren Fortschritten in kürzerer Zeit führte.

Ich behaupte nicht, dass ich inzwischen jedes einzelne Puzzlestück besitze – über das Gehirn und komplexe Phänomene wie Misophonie gibt es immer noch mehr zu lernen. Zudem ist Misophonie ein weltweites Phänomen; meine Erfahrung beschränkt sich auf die Arbeit mit Klient:innen in den USA und Kanada, und mein Blick ist stark von der westlichen Gesellschaft geprägt. Doch ich kann heute sagen: Das Puzzle ist kein wirres Durcheinander mehr, sondern ein zusammenhängendes, sinnvolles Bild. Es umfasst die Vielfalt an Misophonieerfahrungen, denen ich begegnet bin, es findet bei meinen Klient:innen durchgängig starke Resonanz – und es klärt und erleichtert den Weg der Heilung. Aus all dem ist der Titel dieses Buches entstanden: *Misophonie entschlüsselt*.

Das Erkennen und Zusammensetzen dieser Teile wäre nicht möglich gewesen ohne die zunehmende Zahl an Forschungsarbeiten zur Misophonie, die in den letzten Jahren finanziert und durchgeführt wurden, ohne die Unterstützung und den geteilten Wissensschatz meiner Kolleg:innen – und nicht zuletzt ohne alles, was ich durch Versuch und Irrtum im wertschätzenden Kontakt mit meinen Klient:innen lernen durfte. Ich danke auch all jenen, die den Weg bereitet haben, um das emotionale Gehirn und die Grundlagen von Heilung zu verstehen.

Ich hoffe, dieses Buch bringt Klarheit in Ihre Fragen zur Misophonie – und unterstützt Sie auf Ihrem Weg in die Freiheit.

Mit Dankbarkeit und Vorfreude,

Sara Jean Barrick

EINLEITUNG

Als jemand, der selbst unter Misophonie litt und fünfundzwanzig Jahre lang mit der endlosen Herausforderung zu kämpfen hatte, ständig mit Triggern umgehen zu müssen, erinnere ich mich gut daran, wie unvorstellbar und unmöglich es mir schien, je davon frei zu werden. Und doch war da mitten in all dem Ringen immer ein kleiner Funke Hoffnung – ein inneres Wissen: „So muss das Leben nicht sein." Ich erinnere mich auch an den Gedanken: „Das Leben wäre so einfach, wenn mich alltägliche Geräusche und visuelle Reize nicht triggern würden." Ich stellte mir vor, wie mühelos es wäre, eine Prüfung zu schreiben, ohne dass Trigger ständig meine Aufmerksamkeit entführen und meinen Körper mit Stresschemikalien, Flucht- und Angriffsimpulsen und intensiven Emotionen überschwemmen. Oder wie erleichternd es wäre, nicht stundenlang in unbequemen Positionen in Klassenzimmern, Konferenzen oder Meetings sitzen zu müssen – nur um Triggergeräusche oder -bilder irgendwie abzuschirmen, während ich gleichzeitig versuchte, nach außen den Eindruck zu erwecken, alles wäre in Ordnung.

Ich bin hier, um Ihnen zu sagen: Ein Leben ohne Misophonie ist möglich. Es ist tatsächlich befreiend – und so viel leichter zu bewältigen. Immer mehr Menschen finden einen Weg aus der Misophonie. Ich hatte das große Glück, im Rahmen des *Misophonia Freedom Projects* genau solche Geschichten zu sammeln – und durfte diesen Wandel auch ganz direkt bei meinen Klient:innen miterleben.

Vielleicht fragen Sie sich jetzt: Was genau meint sie eigentlich mit „Freiheit von Misophonie"? Kurz gesagt bedeutet Freiheit von Misophonie, dass beim Kontakt mit Triggern keine Aktivierung der körperlichen Bedrohungsreaktion mehr auftritt (was ich gleich noch ausführlicher erklären werde). Menschen, die von Misophonie frei geworden sind, können frühere Trigger zwar gelegentlich noch als störend oder unangenehm empfinden – besonders wenn sie müde oder gestresst sind –, aber diese Reaktion ähnelt dann der von Menschen, die keine Misophonie haben. Wir alle kennen Personen, die auf den Hinweis „Ich hasse Kaugeräusche" ganz entspannt sagen: Ja, mag ich auch nicht – aber sie leiden deshalb nicht unter Misophonie. Wenn man frei von Misophonie ist, fühlt sich die Abneigung gegenüber Geräuschen wie Kauen ähnlich harmlos an wie bei diesen Menschen: Sie ist aushaltbar und frei von Kampf- oder Fluchtimpulsen.

Um es klarzustellen: Ich spreche nicht von der „Freiheit", die man empfindet, wenn man die Möglichkeit und Autonomie hat, seine Umgebung zu kontrollieren und Trigger zu vermeiden. Als ich selbst noch mit Misophonie zu kämpfen hatte, spürte ich oft eine vorwegnehmende Angst, bevor ich Situationen betrat, in denen Trigger auftreten könnten. In solchen Momenten waren Trigger in meinem Kopf ständig präsent. Wenn es dann tatsächlich zu einem Trigger kam, verspürte ich einen starken Drang, dem Reiz zu entkommen oder ihn zu stoppen. Das ging einher mit intensiver Wut oder Ekel, Muskelanspannung und unangenehmen Körperempfindungen – am häufigsten dem Gefühl, am liebsten aus der eigenen Haut fahren zu wollen. Im Grunde nahmen die Trigger sowohl meinen Geist als auch meinen Körper in Beschlag.

Heutzutage kann ich mit denselben Menschen, Geräuschen und visuellen Reizen zusammen sein, ohne irgendetwas von dem zu erleben, was ich gerade beschrieben habe. In 95 Prozent der Fälle nehme ich meine früheren Trigger nicht einmal wahr, oder ich messe ihnen keine Bedeutung mehr bei. In den wenigen Momenten, in denen ich doch eine gewisse Unruhe verspüre, befinde ich mich meistens in einem engen Raum (zum Beispiel im Auto), bin wegen etwas anderem gestresst (zum Beispiel weil ich zu spät zu einem wichtigen Termin komme), oder der Reiz scheint kein Ende zu nehmen (wie etwa bei Kaugummikauen). Doch selbst in solchen Situationen gerate ich nicht in Panik. Ich prüfe in Ruhe meine Möglichkeiten – etwa ob ich die Person freundlich bitten kann, den Kaugummi wegzutun, ob ich ein Hintergrundgeräusch hinzufüge oder bewusst tiefer atme, um in meinem Toleranzfenster zu bleiben.

Wie ich im nächsten Kapitel noch näher erläutern werde, handelt es sich bei Misophonie um ein Syndrom – und der Weg zur Freiheit sieht für jede einzelne Person und jede Familie anders aus. Je mehr Schichten Ihre Misophonie hat, desto eher wird sich der Weg in die Freiheit wie ein Marathon anfühlen – und nicht wie ein Sprint. Die meisten Menschen haben mehrere Schichten, die es zu betrachten gilt. Dieses Buch soll dazu beitragen, diese Verwirrung zu klären und Ihnen helfen, Ihre individuellen Schichten zu erkennen, damit Sie Ihren Weg in die Freiheit mit Klarheit, Selbstbestimmung und Zuversicht beginnen können. Mein Ziel ist es, Ihnen das nötige Wissen an die Hand zu geben, um zu erkennen, wo es sich wirklich lohnt, Ihre Zeit, Ihr Geld und Ihre Energie zu investieren – und Ihnen so den Weg zur Freiheit so einfach wie möglich zu machen.

Wenn Sie dies als Elternteil lesen, wird der Weg vermutlich einige entwicklungsbedingte Herausforderungen mit sich bringen und mehr Unterstützung erfordern – insbesondere dann, wenn Ihr Kind mit Misophonie unter fünfundzwanzig Jahre alt ist (ungefähr der Zeitpunkt, an dem das Gehirn vollständig ausgereift ist). Es ist entscheidend, dass Menschen, die im Leben einer Person mit

Misophonie eine wichtige Rolle spielen, ein solides Verständnis von Misophonie und vom möglichen Weg daraus haben. Ein weiteres Ziel dieses Buches ist es deshalb, ein gemeinsames Verständnis und eine konstruktive Zusammenarbeit zwischen diesen Schlüsselpersonen und der betroffenen Person zu fördern.

Es wird Sie vermutlich nicht überraschen zu hören, dass es Arbeit und Durchhaltevermögen von Ihnen und Ihrer Familie erfordert, um Freiheit von Misophonie zu erreichen. Man kann es mit dem Erlernen eines Musikinstruments oder einer Sportart vergleichen – es geht nicht nur darum, die richtigen Werkzeuge, Informationen und eine gute Lehrperson oder einen Coach zu haben. Es braucht auch Einsatz, eine lernbereite Haltung, das Üben bestimmter Fähigkeiten, das Lernen aus Fehlern und die Bereitschaft, den Weg konsequent weiterzugehen.

Die gute Nachricht ist: Auf diesem Weg werden Sie wertvolle Einsichten, Gewohnheiten und Fähigkeiten gewinnen, die zu Heilung führen und Lasten abwerfen helfen, von denen Sie vermutlich gar nicht wussten, dass Sie sie tragen. Diese Veränderungen wirken über die Befreiung von der Misophonie hinaus – sie stärken Ihr Leben insgesamt. Sie helfen Ihnen dabei, unterschiedlichste Herausforderungen zu meistern und können sogar anderen Problemen oder Erkrankungen vorbeugen. Ich bin unendlich dankbar dafür, wie die Misophonie mich dazu gebracht hat, mehr über mich selbst zu lernen und immer wieder „die innere Arbeit" zu tun, um mein gesündestes und authentischstes Selbst zu sein. Häufig ist es gerade das Unbehagen, das uns motiviert, etwas zu verändern und diese innere Arbeit anzugehen. Und angesichts all des Unbehagens, das mit Misophonie verbunden ist, kann sie ein kraftvoller Anstoß für persönliches Wachstum und positive Veränderung sein.

Ich möchte klarstellen, dass ich nicht behaupte, das offizielle Behandlungskonzept für Misophonie zu haben oder alles darüber zu wissen. Im Moment hat das niemand. In diesem Buch gebe ich Einblicke, Anregungen und ein Modell zum Umgang mit Misophonie weiter, das vielen Menschen geholfen hat – und ich hoffe, dass es auch Ihnen helfen wird. Dieses Modell wird sich mit Sicherheit im Laufe der Zeit weiterentwickeln, wenn wir mehr über Misophonie und das Gehirn im Allgemeinen lernen. Trotzdem glaube ich, dass jetzt der richtige Zeitpunkt ist, mein Wissen auf eine zugängliche und umfassende Weise weiterzugeben, um mehr Menschen und Familien zu unterstützen, an einen besseren Punkt zu gelangen. Ich habe erlebt, wie sehr es den Leidensdruck verstärken kann, wenn man hilflos auf eine „Heilung" oder auf ein offizielles Behandlungskonzept wartet – das vermutlich noch viele Jahre auf sich warten lässt – oder wenn es an gut aufbereiteter, umfassender Information fehlt. Ich hoffe, dass dieses Buch Sie ermutigt, die Verantwortung für Ihre Misophonie selbst in die Hand zu nehmen, damit Sie Klarheit über die nächsten Schritte gewinnen und die Zuversicht entwickeln, dass es schon jetzt viele Dinge gibt, die Sie tun können, um sich in Richtung Freiheit zu bewegen.

Mein Ansatz im Umgang mit Misophonie stützt sich auf folgende Grundlagen:

Persönliche Erfahrung: Ich litt selbst fünfundzwanzig Jahre lang an Misophonie und bin seit 2018 frei davon.

Beruflicher Hintergrund: Mein Wissen über systemische Zusammenhänge, Familiensysteme und das Nervensystem stammt aus meiner Ausbildung und Tätigkeit als staatlich lizenzierte Ehe- und Familientherapeutin sowie als Somatic Experiencing Practitioner. Darüber hinaus verfüge ich über Weiterbildungen in Internal Family Systems (IFS), Brainspotting und Kohärenztherapie.

Arbeit mit Klient:innen: Durch die Zusammenarbeit mit Hunderten von Einzelpersonen und Familien, die mit Misophonie zu kämpfen haben oder hatten, konnte ich wiederkehrende Muster erkennen – sowohl in Bezug auf die Herausforderungen als auch auf das, was hilft, sich der Freiheit zu nähern.

Supervisionsgruppen: Die regelmäßige Teilnahme an mehreren kollegialen Austauschgruppen mit Fachpersonen aus dem ganzen Land, die ebenfalls mit Misophonie arbeiten, hat den Austausch von Erkenntnissen ermöglicht und geholfen, weitere Zusammenhänge sichtbar zu machen.

Elternschaft: Mein jüngster Sohn zeigte 2022 erste Anzeichen von Misophonie – zu einem Zeitpunkt, an dem ich bereits über fundiertes Wissen zum Thema verfügte. Dadurch ist es gelungen, das Entstehen von Triggern bei ihm ganz zu verhindern. Das zeigt, wie wirkungsvoll gute Informationen und frühe Intervention sein können.

Forschung und Weiterbildung: Die Auseinandersetzung mit wissenschaftlichen Artikeln, der Besuch von Fachkonferenzen sowie eigene Vorträge zum Thema Misophonie haben mein Verständnis weiter vertieft und meinen Ansatz geprägt – ebenso wie das, was ich beim Schreiben dieses Buches dazugelernt habe.

Kooperationen: Ich bin im aktiven Austausch mit Menschen aus ganz unterschiedlichen Bereichen, die auf der Suche nach wirksamen Lösungen sind. Dazu zählt auch mein Engagement im Misophonia Freedom Project, einer Initiative, in der Kresta Dalrymple (LMFT), Sipora Weissman (LCSW) und ich Interviews mit Menschen führen, die ihre Misophonie überwunden haben. Diese Arbeit hat uns geholfen, wiederkehrende Muster zu erkennen und deutlicher zu verstehen, was im Heilungsprozess einen nachhaltigen Unterschied macht.

Aufgrund der vielschichtigen und miteinander verflochtenen Natur des Themas enthält dieses Buch sich überschneidende Inhalte. Viele der zentralen Konzepte sind komplex, daher stelle ich sie auf unterschiedliche Weise dar, um ein tieferes und klareres Verständnis zu ermöglichen. Wenn manche Aussagen zunächst nicht ganz einleuchten, machen Sie sich keine Sorgen – im weiteren Verlauf werden sie aus verschiedenen Blickwinkeln noch einmal aufgegriffen. Neben der Anwendung auf Ihre eigene Situation möchte ich Sie ermutigen, die Erkenntnisse aus diesem Buch auch dazu zu nutzen, frühzeitige Anzeichen von Misophonie in Ihrem Umfeld zu erkennen – etwa wenn Kolleg:innen von ihren Kindern, Nichten, Neffen oder anderen jungen Menschen berichten. Wenn es willkommen ist, kann das rechtzeitige Weitergeben Ihres Wissens dazu beitragen, dass sich die Problematik bei anderen gar nicht erst unnötig zuspitzt. Wird Misophonie nicht verstanden, kann sie sich schnell verselbstständigen und schwerwiegende Auswirkungen auf einzelne Menschen, Beziehungen und Familien haben. Gleichzeitig bringt der Weg in die Freiheit, den Sie gemeinsam mit Ihren Angehörigen gehen, eine Vielzahl von Erkenntnissen und Veränderungen mit sich, die Ihnen allen auf unerwartete Weise zugutekommen können. Viele Menschen, die ihre Misophonie hinter sich gelassen haben, sehen sie im Rückblick sogar als Geschenk.

LEBEN MIT MISOPHONIE

Gibt es etwas, das Ihren Körper *sofort* in den Kampf-oder-Flucht-Modus versetzt – obwohl Sie rational wissen, dass es keine Bedrohung für Ihr Überleben ist? Diese Frage stelle ich oft den Eltern und Partner:innen meiner Klient:innen.

Lassen Sie mich zunächst erklären, was ich mit dem Kampf-oder-Flucht-Modus meine. Er äußert sich in verschiedenen Körperempfindungen, physiologischen Veränderungen und Gefühlen. Unabhängig davon, wie er sich zeigt, besteht ein starker innerer Drang, entweder der Bedrohung zu begegnen (Kampf) oder ihr zu entkommen (Flucht) – sei es eine reale oder eine als solche wahrgenommene Gefahr. Diese Reaktion ist Teil des körpereigenen Stresssystems, zu dem auch die Reaktionen Erstarren (freeze), Anpassen (fawn) und Unterwerfen (submit) gehören. Im Folgenden werde ich der Einfachheit halber vom Kampf-oder-Flucht-Modus sprechen.

Beispiele für körperliche Veränderungen während des Kampf-oder-Flucht-Modus sind erhöhter Herzschlag, angespannte Muskeln, ein flaues Gefühl im Magen, Adrenalinschübe, Übelkeit, Zittern und gesteigerte Wachsamkeit. Auf mentaler Ebene fällt es in diesem Zustand schwer, sich auf irgendetwas anderes als die „Bedrohung“ zu konzentrieren. Emotional treten Gefühle wie Angst, Panik oder Unruhe, Wut oder Zorn, aber auch Ekel auf. Manche erleben das Ganze als ein körperliches Gesamtgefühl, das dem Wunsch ähnelt, aus der eigenen Haut fahren zu wollen. Andere spüren Schmerz oder eine unangenehme Aktivierung in einem bestimmten Körperbereich – was auch den Genitalbereich mit einschließen kann.

Zurück zu meiner Frage – meine Lieblingsantwort stammt von einem Vater, der in seiner Gemeinschaft sehr angesehen ist. Er gerät unmittelbar in den Kampf-oder-Flucht-Modus, wenn jemand durch eine Papprolle von Küchen- oder Toilettenpapier spricht. Er kann sich nicht erinnern, wann oder wie dieses Geräusch in seinem Gehirn als Bedrohung abgespeichert wurde. Häufigere Antworten auf diese Frage sind zum Beispiel: Fingernägel auf einer Tafel, Besteck, das über einen Teller schabt, oder der Anblick eines Tausendfüßlers oder einer Maus im eigenen Zuhause. Solche Dinge werden wir vorerst als „irrationale Trigger“ bezeichnen.

Wenn …

- Ihr irrationaler Trigger etwas ist, das nur selten vorkommt,

- Ihre Reaktion darauf – etwa Schreien, Flucht oder irgendeine Form von Gegenwehr – von anderen in der Regel mit Nachsicht aufgenommen wird (weil sie selbst oder viele Menschen in ihrem Umfeld diesen Trigger ebenfalls kennen), und
- Sie ihn schnell stoppen oder vermeiden können …

dann wird dieser Trigger vermutlich keinen großen Einfluss auf Ihr Leben haben. All das ermöglicht es Ihnen, mit der Situation umzugehen, *ohne* …

- sich hilflos zu fühlen,
- den Kampf-oder-Flucht-Modus dauerhaft im Körper festzusetzen,
- zusätzliche Schichten von Verwirrung und Scham daraufzulegen (sei es durch sich selbst oder andere),
- und ständig wachsam sein zu müssen, ob es gleich wieder passiert.

Lassen Sie mich nun ein Bild davon zeichnen, wie es aussieht, wenn Ihr irrationaler Trigger ein Misophonie-Trigger ist – für all jene, die Misophonie selbst nicht erleben. Nehmen Sie etwas, das Sie als unangenehm oder alarmierend empfinden, zum Beispiel das Geräusch eines Messers, das über einen Porzellanteller schabt. Stellen Sie sich vor, Menschen in Ihrer Umgebung erzeugen dieses Geräusch immer wieder über den ganzen Tag hinweg – ganz zufällig. Es ertönt beim Frühstück, auf dem Weg zur Schule oder zur Arbeit, während des gesamten Tages in Schule oder Beruf, und auch am Abend. Wenn es passiert, ist es nicht nur ein einziges Kratzen – es ist ein Kratzen nach dem anderen, immer wieder. Manchmal dauert dieses Kratzen eine Stunde oder länger. Ihr Gehirn gewöhnt sich nicht an dieses Geräusch (das heißt: Es blendet es nicht mit der Zeit aus). Stattdessen schüttet es bei jedem Vorkommen mehr Stresshormone aus, und die Gefühle von Wut oder Ekel werden immer stärker. Bitte nehmen Sie sich einen Moment Zeit, wenn Sie selbst keine Misophonie haben, und stellen Sie sich dieses Szenario bildlich vor. Spüren Sie in Ihren Körper hinein: Was passiert dort, wenn Sie sich das vorstellen?

Stellen Sie sich nun zusätzlich vor, dass niemand sonst auf das Tellerkratzen reagiert. Für alle anderen ist es völlig belanglos. Sie nehmen es nicht einmal wahr! Wenn Sie also äußern, wie Sie sich dabei fühlen, stoßen Sie auf Unverständnis, Spott, Abwehr oder Beschämung. „Was ist *dein* Problem?" – „Ich schneide doch *nur* mein Essen!" – „Das ist *sehr* seltsam." Das bringt Sie zu dem Schluss, dass Ihre Gefühle ungültig sind und etwas, wofür Sie sich schämen sollten.

Und obendrein gibt es in der Regel keine Option, dem Tellerkratzen zu entkommen, weil Sie damit in einem Auto, Flugzeug, Klassenraum, Büro, Meeting oder am Esstisch feststecken – körperlich oder psychisch gefangen.

Deshalb müssen Sie sich in den meisten Situationen – besonders in der Öffentlichkeit – weiterhin in der Nähe des Triggers aufhalten und dabei so tun, als würde es Ihnen nichts ausmachen. Innerlich fühlt es sich an, als würde gleichzeitig das Gaspedal durchgedrückt (also der Kampf-oder-Flucht-Modus aktiviert) und die Bremse voll angezogen (weil es keinen akzeptablen Ausdruck für die Reaktion gibt). So wie ein Motor unter dieser Belastung explodieren könnte, fühlt es sich auch in Ihrem Inneren an, als würden Sie gleich explodieren. Fachlich ausgedrückt erleben Sie in diesem Moment eine „blockierte Wut", die in der Psychotherapie auch als „das Schlimmste aus beiden Welten" beschrieben wird.

In den Momenten, in denen Sie Ihren Kampf-oder-Flucht-Modus zumindest teilweise zum Ausdruck bringen, hat das oft eine negative Folge – zum Beispiel, dass Sie Ärger bekommen, bewertet werden und/oder sich schämen. Es ist nicht nur so, dass andere Ihre Reaktion auf das Tellerkratzen verurteilen – *auch Sie selbst* verstehen nicht, warum Sie so heftig und negativ darauf reagieren. Am Ende führen alle Wege in ein Gefühl von Hilflosigkeit.

Das ist der Alltag eines Menschen, der mit Misophonie zu kämpfen hat. Und es gibt zwei weitere besonders belastende Aspekte:

- Die meisten Menschen mit Misophonie haben nicht nur einen, sondern gleich *mehrere* regelmäßig auftretende Trigger.
- Und die meisten wissen nicht, wie sie ihren Körper dazu bringen können, mit dieser Reaktion aufzuhören – genauso wenig wie die Fachleute, bei denen sie sich Hilfe gesucht haben. Deshalb bleibt ihr Leben Tag für Tag, Jahr für Jahr von diesen Reaktionen geprägt – ohne Aussicht auf Besserung.

Misophonie ist eine Erkrankung, die durch eine automatische und überwältigende körperliche und emotionale Reaktion auf bestimmte alltägliche Geräusche – sogenannte *„Trigger"* – gekennzeichnet ist. Der häufigste Misophonie-Trigger ist das Geräusch des Kauens. Aufgrund der Häufigkeit und Intensität der Trigger beeinträchtigt die Misophonie das tägliche Leben, das allgemeine Funktionsniveau und die zwischenmenschlichen Beziehungen der betroffenen Personen erheblich.

Die derzeitige Definition von Misophonie bezieht sich ausschließlich auf auditive Trigger, obwohl viele Menschen mit Misophonie auch visuelle Trigger haben. Der Begriff **Misokinesie** wird verwendet, um visuelle Triggerreaktionen zu beschreiben. Die Strategien in diesem Buch beziehen sich auf beides.

Misophonie ist eine komplexe Erkrankung, aber sie lässt sich verstehen – und man kann von ihr frei werden. Ihre Kampf-oder-Flucht-Reaktion auf Trigger hat einen Grund – sie entsteht nicht durch einen grundlegenden Defekt in Ihrem Körper. Dieses Buch möchte die Verwirrung und Hoffnungslosigkeit auflösen, die derzeit das Thema Misophonie bestimmen.

In diesem Buch werde ich unter anderem folgende Fragen behandeln:

- Wie gelangen alltägliche, nicht lebensbedrohliche Reize auf die „Bedrohungsliste" des Gehirns?
- Was macht einen Menschen anfälliger dafür, dass solche Reize als Bedrohung abgespeichert werden?
- Warum wird eine Person mit Misophonie nicht jedes Mal getriggert, wenn der Trigger auftritt, oder nicht von jeder Person, die das entsprechende Geräusch oder Bild erzeugt?
- Welche zusätzlichen Schichten lagern sich über die ursprünglichen Misophonie-Trigger und verschlimmern das Problem nach und nach? Und wie kann man mit diesen Schichten arbeiten?
- Wie lassen sich Misophonie-Trigger wieder von der „Bedrohungsliste" des Gehirns entfernen?

Vielleicht möchten Sie am liebsten gleich zu dem Teil des Buches springen, der die letzte Frage beantwortet – und ich verstehe dieses Bedürfnis nur zu gut. Dennoch ist es wichtig, zunächst den vorangehenden Text zu lesen, um das nötige Grundlagenwissen zu haben, mit dem Sie die Antwort wirklich nachvollziehen können.

Erdungsübung

Das Lesen und Vorstellen des Szenarios im letzten Abschnitt hat möglicherweise Ihre Stressreaktion ein Stück weit aktiviert. Ich lade Sie ein, sich jetzt einen Moment Zeit zu nehmen, um wahrzunehmen, wo Ihr Körper Kontakt zum Boden hat. Wenn Sie auf einem Stuhl sitzen, spüren Sie vielleicht die Unterstützung im Rücken, im Gesäß oder an den Armen. Vielleicht berühren Ihre Füße den Boden. Wo auch immer Sie diesen Kontakt spüren – werden Sie sich der Unterstützung bewusst, die dort entsteht. Und dann schauen Sie, ob Sie das, was Sie trägt, vielleicht 5 bis 10 Prozent mehr von dieser Arbeit übernehmen lassen können. Nehmen Sie sich ruhig ein paar Minuten Zeit, um zu spüren, wo Ihr Körper gehalten wird – und lassen Sie sich ein wenig tiefer in diese Unterstützung hinein sinken.

WIE SIE DIESES BUCH NUTZEN KÖNNEN

Dieses Buch entfaltet seine Wirkung am besten, wenn Sie dabei von einer therapeutischen Fachkraft begleitet werden, und ersetzt eine solche Begleitung nicht – insbesondere nicht im Bereich der Traumaheilung. Eine therapeutische Begleitung kann Ihnen helfen, die verschiedenen Konzepte und Übungen in diesem Buch besser zu verstehen und intensiver damit zu arbeiten. Das letzte Kapitel des Buches enthält konkrete Empfehlungen für Fachleute, die mit Misophonie-Betroffenen arbeiten. Ich ermutige jedoch alle, die therapeutisch tätig sind und dieses Buch in die Hände bekommen, es vollständig zu lesen. Meine Hoffnung ist, dass dieses Buch möglichst viele Fachkräfte darin bestärkt und befähigt, betroffene Einzelpersonen und Familien wirkungsvoll zu unterstützen.

Ich weiß, dass nicht alle Menschen den gleichen Zugang zu guter therapeutischer Unterstützung haben – insbesondere nicht zu Fachpersonen, die Erfahrung mit Misophonie mitbringen. Meine Hauptmotivation beim Schreiben dieses Buches war es, hilfreiche und praktische Informationen sowie Strategien für Familien und Einzelpersonen, die mit Misophonie zu kämpfen haben, besser zugänglich zu machen – und idealerweise allen Beteiligten Zeit und Geld zu sparen. Sie werden in diesem Buch sehen, auf welche Weise auch eine therapeutische Fachkraft, die sich mit Misophonie nicht auskennt, unterstützend wirken kann – und welche Möglichkeiten Ihnen zur Verfügung stehen, um bereits selbst an bestimmten Themen zu arbeiten, bis Sie mit einer passenden therapeutischen Begleitung zusammenarbeiten können.

Gehen Sie stets achtsam mit Selbsthilfestrategien um – auch mit jenen, die in diesem Buch vorgestellt werden. Jeder Mensch ist anders, und was für eine Person hilfreich ist, kann für eine andere nicht passend sein. Bücher wie dieses können mitunter schwierige Emotionen auslösen. Bitte lesen Sie es nicht wie einen Roman. Hören Sie auf Ihren Körper und geben Sie sich Zeit, das, was Sie lernen, und die dabei auftauchenden Gefühle zu verarbeiten und zu integrieren.

Um die Vertraulichkeit von Klient:innen zu wahren, wurden die Beispiele in diesem Buch verändert, ohne dabei ihre wesentlichen Elemente zu verfälschen. Die zentrale Fallgeschichte in diesem Buch ist eine Zusammenführung mehrerer Klient:innenerfahrungen. Sie wurde so gestaltet, dass sie zentrale Konzepte anschaulich vermittelt, ohne dabei eine bestimmte Familie in den Mittelpunkt zu stellen.

Dieses Buch ist für Kinder zu anspruchsvoll, obwohl ältere Jugendliche in der Lage sein könnten, bestimmte Abschnitte zu verstehen. Als Elternteil ist es vor allem entscheidend, dass Sie selbst ein solides Verständnis von Misophonie und dem Umgang damit entwickeln. Auf dieser Grundlage können Sie – gemeinsam mit eventuell beteiligten Fachpersonen – die Informationen, die Ihr Kind braucht, so aufbereiten, dass sie verständlich, greifbar und zum richtigen Zeitpunkt zugänglich für Ihr Kind sind.

Der einzige Trigger, den ich im Verlauf dieses Buches regelmäßig erwähne, ist das Kauen. Wenn ich andere Trigger anspreche, weise ich vorher darauf hin. Diese Entscheidung bedeutet nicht, dass Kauen der einzige Misophonie-Trigger wäre – es gibt zahlreiche weitere, die ich hier gar nicht alle aufzählen kann. Sie sind sehr unterschiedlich und beziehen sich keineswegs ausschließlich auf Aktivitäten im Mundbereich, noch sind sie alle menschengemacht. Häufig haben Misophonie-Trigger eine wiederholende Komponente – das ist jedoch nicht immer so.

Ich habe mich bewusst dafür entschieden, nur das Kauen als Beispiel-Trigger zu benennen, weil manche Menschen stark darauf reagieren, wenn sie von anderen Triggern hören. Sobald das Gehirn auf etwas aufmerksam geworden ist, ist es schwer, es wieder auszublenden. Kauen wird in der Fachliteratur zu Misophonie besonders häufig als Trigger genannt, daher ist es Ihnen wahrscheinlich ohnehin bekannt – selbst wenn es Sie persönlich nicht betrifft. Sie können also in den Beispielen in diesem Buch anstelle von „Kauen" den Trigger einsetzen, der für Sie zutrifft. An manchen Stellen verwende ich eckige Klammern um das Wort „Kauen", um genau dazu einzuladen.

Ich erlebe häufig, dass Menschen mit Misophonie die Emotionen und Stimmungen anderer – insbesondere von Eltern und nahestehenden Bezugspersonen – sehr leicht aufnehmen. Wenn Sie also als Elternteil oder Partner:in dieses Buch lesen, kann es der von der Misophonie betroffenen Person enorm helfen, wenn Sie gut für sich selbst sorgen und Strategien erlernen, um Ihr eigenes Nervensystem zu regulieren. Ich wünsche mir, dass Sie viele der in diesem Buch vorgestellten Ansätze auch für Ihre eigene emotionale, zwischenmenschliche und nervliche Gesundheit in Betracht ziehen.

Keiner dieser Schritte ist einfach – aber Sie haben mehr Handlungsspielraum, als Sie vielleicht denken! Ich hoffe, dieses Buch hilft Ihnen, genau das zu erkennen.

ABKÜRZUNGS- UND BEGRIFFSGLOSSAR

Gedächtnisrekonsolidierung: Ein Prozess, bei dem gespeicherte Erinnerungen abgerufen und vor dem erneuten Abspeichern verändert werden können. Dabei wird die Erinnerung zunächst destabilisiert, sodass neue Einsichten oder Informationen eingebracht werden können. Auf diese Weise kann der damit verbundene emotionale Lerninhalt aktualisiert werden – hin zu etwas, das wahrhaftiger und gesünder ist.

Grenzen: Richtlinien, Regeln oder Absprachen, die akzeptables Verhalten, Erwartungen und den Umgang innerhalb von Beziehungen festlegen. Sie tragen dazu bei, gegenseitigen Respekt, Autonomie und emotionale Sicherheit zu schaffen, indem sie deutlich machen, wo ein Mensch aufhört und ein anderer beginnt. Das Setzen und Respektieren von Grenzen ist entscheidend für gesunde Beziehungen und zum Schutz des eigenen Wohlbefindens.

Handlungsspielraum: Die Fähigkeit oder Möglichkeit eines Menschen, aktiv zu handeln und Entscheidungen zu treffen, die das eigene Leben gestalten – anstatt sich hilflos oder von äußeren Umständen gesteuert zu fühlen.

Hochsensible Person: Ein Mensch mit einer erhöhten Empfindsamkeit gegenüber Sinneseindrücken und emotionalen Erfahrungen. Diese ausgeprägte Sensibilität kann zu mehr Empathie, Kreativität und innerer Klarheit führen, macht hochsensible Personen jedoch auch anfälliger für emotionale Überforderung und eine Überlastung des Nervensystems.

HSP steht für Hochsensible Person.

Hypervigilanz: Ein Zustand erhöhter Wachsamkeit und Sensibilität gegenüber potenziellen Gefahren oder Bedrohungen, der häufig mit einer überaktiven Reaktion des Nervensystems einhergeht.

Kognitive Verhaltenstherapie: Ein psychotherapeutischer Ansatz, der darauf abzielt, negative Denkmuster und Verhaltensweisen zu erkennen und zu verändern, um die psychische Gesundheit und das Wohlbefinden zu verbessern. Im Mittelpunkt steht der Zusammenhang zwischen Gedanken, Gefühlen und Handlungen, mit dem Ziel, verzerrtes Denken und nicht hilfreiches Verhalten zu hinterfragen und zu verändern.

KVT steht für Kognitive Verhaltenstherapie.

Misophonie: Misophonie ist eine Erkrankung, die sich durch eine automatische und überwältigende körperliche und emotionale Reaktion auf bestimmte alltägliche Geräusche – sogenannte „Trigger" – auszeichnet. Der häufigste Misophonie-Trigger ist das Geräusch des Kauens. Aufgrund der Häufigkeit und Intensität der Trigger beeinträchtigt die Misophonie das tägliche Leben, die Funktionsfähigkeit und die zwischenmenschlichen Beziehungen der betroffenen Personen erheblich. Menschen mit Misophonie können auch visuelle Trigger haben.

Nervenbahn: Eine Verbindung oder ein Netzwerk aus miteinander verbundenen Nervenzellen im Nervensystem, über das elektrische Impulse weitergeleitet und Informationen zwischen verschiedenen Bereichen des Gehirns und des Körpers ausgetauscht werden. Diese Bahnen spielen eine zentrale Rolle bei kognitiven Funktionen, Sinneswahrnehmung, motorischen Fähigkeiten und der Regulation von Emotionen. Durch wiederholte Nutzung und Verstärkung können sich Nervenbahnen festigen – so entstehen Gewohnheiten, Fähigkeiten und erlernte Verhaltensmuster. Umgekehrt ist die Veränderung oder Bildung neuer Nervenbahnen grundlegend für Lerninhalte, Gedächtnisbildung und Neuroplastizität.

Nervensystem: Wenn in diesem Buch vom Nervensystem die Rede ist, ist damit verkürzt das „autonome Nervensystem" gemeint. Es steuert unwillkürliche Körperfunktionen wie Herzschlag, Verdauung und Atmung.

Neurodivergenz: Bezieht sich auf Unterschiede in der neurologischen Struktur und Funktionsweise, die von der neurotypischen Bevölkerung abweichen. Sie umfasst eine Vielzahl von Ausprägungen, darunter Autismus, ADHS, Dyslexie und andere entwicklungsbedingte oder psychische Besonderheiten. Neurodivergente Menschen verarbeiten Informationen, kommunizieren und erleben die Welt auf eine Weise, die von gesellschaftlichen Normen abweichen kann.

Neuroplastizität: Neuroplastizität bezeichnet die Fähigkeit des Gehirns, sich neu zu organisieren und neue neuronale Verbindungen zu bilden.

Rekonsolidiert: „Rekonsolidiert" bezeichnet im Zusammenhang mit der Gedächtnisrekonsolidierung den aktualisierten Zustand einer Erinnerung, nachdem sie abgerufen und verändert wurde.

Somatisch: Bezieht sich auf alles, was den Körper betrifft – insbesondere körperliche Empfindungen, Bewegungen oder Erfahrungen. Somatische Erlebnisse können Empfindungen wie Schmerz, Wohlgefühl, Anspannung oder Entspannung umfassen, ebenso wie Bewegungen oder Gesten des Körpers.

Spiegeln: Wenn in diesem Buch vom „Spiegeln" die Rede ist, bezieht sich das auf das Spiegelneuronensystem der beobachtenden Person, das die Aktivität eines anderen Menschen widerspiegelt. Dazu können Handlungen, Gesten, Gesichtsausdrücke oder Emotionen gehören. Die beobachtende Person erlebt das Verhalten oder Gefühl der anderen Person dadurch in gewissem Maße selbst mit.

Vagusnerv (ventraler Anteil) und vagaler Tonus: Der ventrale Vagusnerv ist ein Teil des autonomen Nervensystems, der uns hilft, uns ruhig, sicher und mit anderen verbunden zu fühlen. Er spielt eine zentrale Rolle in der Regulation von Entspannung, sozialem Kontakt und emotionalem Gleichgewicht. Der sogenannte Vagus-Tonus beschreibt das Aktivitätsniveau dieses Nervs. Ein hoher vagaler Tonus steht für einen gut funktionierenden, aktiven Vagusnerv, der dabei hilft, den Herzschlag zu regulieren, mit Stress umzugehen und gesunde soziale und emotionale Reaktionen zu unterstützen. Er zeigt, wie gut der Körper in der Lage ist, zur Ruhe zu kommen und sich von Stress zu erholen.

TEIL 1

GRUNDLEGENDE KONZEPTE

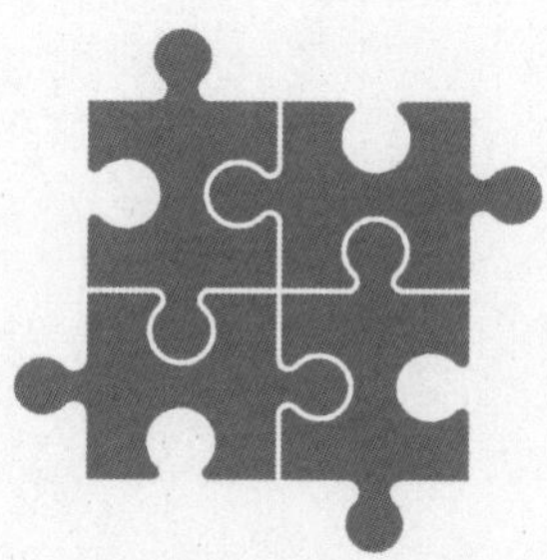

1.

IHR PERSÖNLICHER WACHHUND – MIGGIE

„Es ist nicht so, dass Menschen mit Misophonie ein Geräusch einfach nicht mögen – ihr Körper reagiert vielmehr so, als wäre dieses Geräusch in irgendeiner Weise gefährlich oder schädlich.“

– *Dr. Jane Gregory, Autorin von* Sounds Like Misophonia

Um Ihnen verständlich zu machen, warum Ihr Körper bei einem nicht lebensbedrohlichen Reiz wie Kauen in einen Kampf-oder-Flucht-Modus geraten kann – und wie man damit arbeiten kann –, verwende ich die Metapher eines Hauses, als das Sie sich Ihren Körper vorstellen können. Im Gehirn sind viele Bereiche an dem beteiligt, was ich hier vereinfacht darstelle. Keine Metapher ist perfekt, aber diese bringt die wesentlichen Elemente auf den Punkt.

Der logische Teil Ihres Gehirns – oft als „oberes Gehirn“, „denkendes Gehirn“, „präfrontaler Kortex“, „Kortex“ oder „bewusster Verstand“ bezeichnet – befindet sich sinnbildlich innerhalb des Hauses. Ich werde diesen Bereich der Einfachheit halber als „Verstand“ bezeichnen. Er ist zuständig für Sprache, Sprachverarbeitung und kognitive Funktionen. Außerdem verfügt er über die Fähigkeit, Zeitverläufe zu erfassen und zwischen vergangenen Ereignissen und dem gegenwärtigen Moment zu unterscheiden.

Ihr Haus hat – wie jedes andere Haus auch – einen Wachhund, der auf der Veranda lebt. Dieser Wachhund gehört zu Ihrem Unterbewusstsein, das auch als „Überlebensgehirn“, „Reptiliengehirn“ oder „unbewusstes Gehirn“ bezeichnet wird. Alle Sinneseindrücke passieren zunächst den Wachhund, bevor sie den Verstand erreichen. Wenn es darum geht, mit Ihrer Misophonie zu arbeiten, ist es entscheidend zu verstehen, welche Rolle Ihr Wachhund spielt, wie er funktioniert – und wie Sie gut mit ihm auskommen können.

In diesem Buch heißt der Wachhund Miggie – eine Kurzform für Amygdala. Miggies einzige Aufgabe ist es, das Haus zu beschützen. Bevor ein neuer Reiz – etwa ein Geräusch, ein Geruch oder ein Bild – ins Haus gelangt und den Verstand erreicht, muss er an Miggie vorbei. Miggie prüft blitzschnell: „Ist das eine Bedrohung?“ Wenn nach ein oder zwei Begegnungen mit einem Reiz nichts Bedeutendes passiert, zieht sich Miggie aus der Verarbeitung dieses Reizes zurück. Wenn jedoch etwas Auffälliges geschieht – entweder durch den Reiz selbst oder in dessen Umfeld –, registriert Miggie die Möglichkeit, dass so etwas erneut passieren könnte, und bleibt bei künftigen Begegnungen mit diesem Reiz aktiv. Immer wenn Miggie an der Verarbeitung eines Reizes beteiligt ist, steigt die Wahrscheinlichkeit, dass dieser als Bedrohung wahrgenommen und entsprechend verarbeitet wird.

Hier sind einige wichtige Dinge, die Sie darüber wissen sollten, wie Miggie seine Aufgabe, Sie zu beschützen, erfüllt:

1) Eine Liste von Bedrohungen

Miggie führt eine Liste mit all den Dingen, die Ihnen in irgendeiner Weise Leid oder Stress bereitet haben – damit er schnell eingreifen kann, wenn ähnliche Situationen erneut auftreten. Zum Beispiel möchte er nicht, dass Sie jedes Mal aufs Neue lernen müssen, dass Kontakt mit Efeu einen unangenehmen Hautausschlag verursachen kann. Eingehende Sinneseindrücke werden daher blitzschnell mit dieser Liste abgeglichen, was beeinflusst, wie sie verarbeitet werden – noch bevor der Verstand überhaupt eingeschaltet ist.

Miggie nimmt in seine Liste nicht nur Dinge auf, die Ihnen körperliches Unwohlsein bereitet haben, sondern auch solche, die mit emotionalem Schmerz verbunden waren. Aus seiner Sicht gilt: Je länger die Liste erkannter Bedrohungen ist, desto geringer ist die Wahrscheinlichkeit, überrascht zu werden – und desto sicherer ist das Haus.

Je biologisch bedrohlicher etwas ist – ob es den Schlaf, das Zugehörigkeitsgefühl, die elterliche Fürsorge (bei Kindern), Fortpflanzung, Sauerstoffzufuhr oder das allgemeine Wohlbefinden gefährdet –, desto wahrscheinlicher ist es, dass es Miggies Aufmerksamkeit auf sich zieht und auf seiner Liste landet. Ebenso neigt Miggie dazu, in den Listenmodus zu wechseln, wenn sein Mensch beziehungsweise das Haus unter Stress steht – etwa durch Schlafmangel oder fehlendes Zugehörigkeitsgefühl. Statt entspannt auf der Veranda zu liegen, steht er dann auf allen Vieren – bereit, neue Einträge auf die Liste zu setzen.

Manche Dinge landen aufgrund eines einmaligen, stark belastenden Ereignisses auf der Liste – das wird häufig als Trauma oder „großes T-Trauma" bezeichnet. Andere Einträge entstehen durch wiederholte Erfahrungen mit etwas Belastendem, was oft als „kleines t-Trauma" oder Konditionierung bezeichnet wird. In Kapitel 8 finden Sie Beispiele für die vier Hauptwege, wie ein Reiz – z. B. Kauen – auf Miggies Liste gelangen kann.

Dinge können auf Miggies Liste landen, weil sie entweder als bedrohlich erlebt oder wahrgenommen wurden – oder weil sie etwas ähneln, das bereits auf der Liste steht. Wenn Sie sich zum Beispiel als Kind an einem Kochtopf verbrannt haben und gelernt haben, dass man heiße Töpfe nicht anfasst, dann wissen Sie wahrscheinlich, dass man auch eine Bratpfanne besser nicht anfasst – ohne sich an jedem einzelnen Gegenstand verbrennen zu müssen. Auf ähnliche Weise kann es aber auch passieren, dass sich ein ursprünglicher Misophonie-Eintrag wie „das Geräusch von Papas Kauen" ausweitet zu „das Geräusch und Bild von Papas Kauen" oder sogar zu „jede Person, die kaut". So geraten Dinge auf die Liste, die Ihnen eigentlich keinen Schaden zugefügt haben – oder nicht im Zusammenhang mit einer schädlichen Erfahrung stehen. Je emotional belastender oder biologisch bedrohlicher ein bestimmter Eintrag ist, desto eher neigt Miggie dazu, ihn zu verallgemeinern.

Miggies Strategie, eine möglichst lange Liste von Bedrohungen anzulegen, war in der Zeit, als Menschen noch in freier Wildbahn lebten und ständig ums Überleben kämpfen mussten, sinnvoll und effektiv. In unserer heutigen Welt jedoch, in der physische Gefahren wesentlich seltener auftreten, führt Miggies Engagement, die Liste weiter auszubauen, dazu, dass er sich zunehmend auf Erfahrungen emotionalen Schmerzes – oder wiederholte emotionale Belastungen – stützt, um neue Dinge als Bedrohung einzustufen.

2) Direkter Zugang zum Sicherheitssystem des Hauses

Ihr Haus verfügt über ein ausgeklügeltes Sicherheitssystem. Wenn es vollständig aktiviert wird (also wenn der Kampf-oder-Flucht-Modus einsetzt), laufen schnelle Veränderungen ab – zum Beispiel verriegeln sich Schlösser, das innere Licht dimmt sich, äußere Sicherheitslichter werden heller. Die gesamte Aufmerksamkeit richtet sich dann darauf, entweder anzugreifen oder der Bedrohung zu entkommen.

Miggie hat das Privileg, direkten Zugang zum Sicherheitssystem des Hauses zu haben. Wenn er einen eingehenden Reiz als bedrohlich *und* dringend einstuft, kann er das Sicherheitssystem aktivieren, ohne den Verstand einzubeziehen (denken Sie daran: Alle Sinneseindrücke passieren zuerst sie). Dies wird manchmal als „Amygdala-Hijack" bezeichnet – also als eine Art Übernahme durch die Amygdala.

Miggie kann beim Aktivieren des Sicherheitssystems bestimmte Emotionen – oder „Anteile" der inneren Hausgemeinschaft – in den Vordergrund rufen. Wenn eine Flucht vor der Bedrohung möglich ist, ruft er in der Regel Ekel oder Angst, die hervorragend darin sind, Sie zur Flucht zu bewegen. Wenn Flucht keine Option ist und er die Situation so einschätzt, dass Sie in irgendeiner Weise in die Enge getrieben sind – körperlich oder psychisch –, ruft er Wut oder Zorn, die bestens darin sind, Sie in den Kampfmodus zu bringen (selbst wenn das nur bedeutet, jemandem einen tödlichen Blick zuzuwerfen).

Manchmal stuft er einen Reiz zwar als bedrohlich ein, aber nicht als akut genug (vielleicht weil im Haus gerade alles einigermaßen stabil wirkt), um die Kampf-oder-Flucht-Reaktion auszulösen. Stattdessen beginnt er zu bellen – das ruft Wut oder Ekel auf den Plan, die dadurch nach und nach immer unruhiger werden. Technisch ausgedrückt aktiviert Miggie in solchen Momenten eine mildere Form des „Stressreaktionssystems" des Hauses. Dabei werden Stresshormone langsamer ausgeschüttet, während im Kampf-oder-Flucht-Modus alles blitzschnell abläuft. Wenn Miggie spürt, dass etwas von der Liste möglicherweise bevorsteht, ruft er Angst, die darin sehr gut ist, das Haus in Verteidigungsbereitschaft zu versetzen und Emotionen wie Wut und Ekel startklar zu machen. Angst ist auch besonders wirksam darin, das Haus (bzw. den Menschen) dazu zu bringen, Situationen zu vermeiden, in denen sich etwas aus der Bedrohungsliste befinden könnte.

Es ist wichtig, sich bewusst zu machen: Miggies Aufgabe ist es, Sie am Leben zu halten. Da er nicht Teil Ihres denkenden Gehirns ist, macht er sich keine Gedanken darüber, ob seine Methoden für Sie unangenehm sind. Solange Sie hinterher noch leben, betrachtet er seine Arbeit als erfolgreich erledigt – und ist überzeugt davon, dass seine Strategie funktioniert.

3) Schnelligkeit und der Hang zur Übervorsicht

Ein Teil von Miggies Schutzfunktion besteht darin, Entscheidungen unglaublich schnell zu treffen – innerhalb von Millisekunden! Er entscheidet in einem rasenden Tempo, oft auf Grundlage eines vagen statt eines klaren Verständnisses der Situation. Aber da seine Aufgabe darin besteht, Sie am Leben zu halten, hat für ihn Schnelligkeit oberste Priorität. Er entscheidet sich lieber für Übervorsicht als für ein Risiko, das sich später als gefährlich herausstellen könnte.

4) Ohne Zeitverständnis und nach außen gerichtet

Miggie hat kein Zeitgefühl wie der Verstand. Für ihn ist es egal, ob etwas vor fünf Jahren oder heute passiert ist – in seiner Wahrnehmung ist es ein und dasselbe. Was also vor fünfzehn Jahren als Bedrohung erlebt wurde, gilt für ihn heute immer noch als Bedrohung, solange es auf seiner Liste steht. Seine Aufmerksamkeit richtet sich nach außen – er sucht nach möglichen Gefahren von außen, nicht nach Veränderungen im Inneren des Hauses. Was ich bisher noch nicht erwähnt habe: Das Haus war ursprünglich komplett aus Zweigen gebaut. Es sah zwar sehr niedlich aus, war aber ziemlich fragil und konnte von äußeren Einflüssen leicht erschüttert werden. Mit der Zeit ist das Haus gewachsen, und das Material, aus dem es besteht, wurde stabiler – dadurch ist es heute viel robuster. Viele Dinge, die früher eine Bedrohung dargestellt haben, würden dem Haus heute nichts mehr anhaben. Doch da Miggie ständig nach außen schaut, nimmt er diese inneren Veränderungen nicht automatisch wahr. Ein weiterer Grund, warum er diese Entwicklungen nicht mitbekommt, ist, dass der Verstand und Miggie unterschiedliche Hauptsprachen sprechen. Mehr dazu später.

Glücklicherweise folgt auf das Aktivieren des Sicherheitssystems durch Miggie in der Regel recht schnell die Beteiligung des Verstandes, der dann die Umgebung sowie das gespeicherte Wissen im Gehirn weiter überprüft. Dabei kann er wichtige Informationen liefern wie zum Beispiel: „Wenn ich meinem Klassenkameraden oder meiner Kollegin den Snack aus der Hand schlage, bekomme ich Ärger und fühle mich danach beschämt.“ Solche Informationen wirken dann wie ein Bremspedal

> Hinweis: Der präfrontale Kortex – der Teil des oberen Gehirns, der stark an der Impulskontrolle beteiligt ist – ist erst etwa im Alter von fünfundzwanzig Jahren vollständig ausgereift. Das ist ein Grund dafür, warum Kinder, Jugendliche und junge Erwachsene häufiger impulsiv reagieren.

für die Kampf-oder-Flucht-Reaktion. Das kann zwar verhindern, dass Sie in Konflikt mit anderen geraten, doch später im Buch werden Sie erfahren, dass das wiederholte Unterdrücken und Nicht-Abreagieren dieser Reaktionsenergie die Misophonie verstärken kann. Sie werden außerdem Möglichkeiten kennenlernen, wie sich diese Energie entladen lässt – ohne dass dabei andere zu Schaden kommen.

Es ist häufig so, dass Menschen mit Misophonie auf innere Beschämung zurückgreifen, um ihre Kampf-oder-Flucht-Reaktion zu unterdrücken. Auch wenn ihnen das dabei hilft, für andere nicht irrational oder außer Kontrolle zu wirken, richtet es im Inneren ihres „Hauses" ein ziemliches Chaos an – und verschärft die Misophonie noch zusätzlich.

Wenn sich Dinge auf der Bedrohungsliste befinden, die Teil des ganz normalen Alltags sind, bedeutet das, dass Miggie das Stress- und Bedrohungssystem häufig aktiviert. Wenn man nicht versteht, wie Miggie arbeitet, kann es sich so anfühlen, als hätte der eigene Körper einen im Stich gelassen. Es scheint, als würde Miggie ohne erkennbaren Grund die eigenen Lebensziele und Werte sabotieren – etwa Konzentration im Unterricht, Produktivität bei der Arbeit oder das Genießen von Zeit mit der Familie. In Wirklichkeit macht Miggie einfach nur seinen Job: Er nimmt die Einträge auf ihrer Liste ernst und arbeitet hart daran, das Haus vor ihnen zu schützen.

Kurz gesagt: Um sich von Misophonie zu befreien, muss man herausfinden, was genau Miggie glauben lässt, dass es notwendig ist, auf Misophonie-Trigger mit dem Kampf-oder-Flucht-Modus zu reagieren. Die konkreten Gründe dafür sind von Person zu Person unterschiedlich, und dieses Buch soll Ihnen dabei helfen zu erkennen, welche Faktoren es bei Ihnen oder Ihrem Kind sind – und wie Sie damit arbeiten können.

Miggie nimmt die Einträge auf seiner Liste sehr ernst und braucht eindeutige Beweise dafür, dass die Kampf-oder-Flucht-Reaktion in Bezug auf einen bestimmten Reiz nicht mehr notwendig ist – und zwar in einer Form, die er auch wirklich verstehen kann. Erst dann ist er bereit, etwas von der Liste zu streichen. In den Kapiteln 5, 9 und 17 finden Sie genauere Hinweise dazu, wie dieser Prozess ablaufen kann. Wenn Sie mehrere Trigger haben, sind viele davon vermutlich Varianten (also Verallgemeinerungen) eines ursprünglichen Triggers. Das bedeutet, dass Sie nicht unbedingt jeden einzelnen Trigger gezielt bearbeiten müssen. Außerdem erfordert der Weg aus der Misophonie nicht immer eine direkte „Umverdrahtung" im Kontakt mit den konkreten Triggern.

Bevor wir uns mit den Einzelheiten befassen, brauchen wir ein gemeinsames Verständnis der verschiedenen Konzepte, die dabei eine Rolle spielen – zum Beispiel, was genau unter Trauma zu verstehen ist (das ist oft etwas anderes, als die meisten Menschen denken!), wie sich „emotionale Lerninhalte" bilden und warum sie so wichtig sind, welche Rolle der Kontext dabei spielt, wie Miggie Trigger verarbeitet, und einiges mehr. Der erste wichtige Punkt ist: Misophonie ist ein biopsychosoziales Syndrom.

2. MISOPHONIE ALS SYNDROM UND BIOPSYCHOSOZIALES PHÄNOMEN

Eine der prägnantesten und treffendsten Beschreibungen von Misophonie in der Forschung stammt aus dem Fachartikel „Selective Sound Sensitivity Syndrome Scale (S-Five)" von Silia Vitoratou et al. aus dem Jahr 2020. Darin wird Misophonie als „ein komplexes neurophysiologisches und verhaltensbezogenes Syndrom, das durch eine gesteigerte physiologische Reaktionsbereitschaft und eine starke emotionale Reaktivität aufgrund einer Intoleranz gegenüber bestimmten auditiven Reizen gekennzeichnet ist" definiert.

Auch wenn diese Definition etwas sperrig ist und die Reaktivität auf visuelle Reize nicht mit einbezieht, gefällt sie mir, weil sie Misophonie als ein Syndrom anerkennt und ihrer fachübergreifenden Natur Rechnung trägt.

Misophonie als Syndrom

Einer der ursprünglichen Begriffe für Misophonie war „Selectives Geräuschempfindlichkeitssyndrom", geprägt von der Audiologin Marsha Johnson. Dennoch hat sich der Begriff „Misophonie" weitgehend durchgesetzt. Dass es sich bei Misophonie um ein Syndrom handelt, gerät dabei leicht aus dem Blick – gerade weil das Wort „Syndrom" nicht mehr Bestandteil des Namens ist.

Syndrome bestehen aus einer Gruppe komplexer Symptome, die typischerweise gemeinsam auftreten und keine eindeutig definierte Ursache oder universelle Heilung haben. Es handelt sich um vielschichtige Zustände, die durch unterschiedliche Faktoren beeinflusst werden können – darunter sowohl Umwelt- als auch genetische Einflüsse. Es gibt verschiedene Kategorien von Syndromen, zum Beispiel Verdauungssyndrome (wie das Reizdarmsyndrom), neurologische Syndrome (wie das Tourette-Syndrom) oder muskuloskelettale Syndrome (wie Fibromyalgie). Die meisten psychischen Erkrankungen – einschließlich der Depression oder der Zwangsstörung – werden als Syndrome eingestuft. Auch wenn nicht alle Syndrome als „Störungen" gelten, erfüllen die meisten, darunter auch Misophonie (sofern sie für die betroffene Person mit Leidensdruck oder Beeinträchtigung des Alltagslebens einhergeht), dieses Kriterium.

Das Fehlen einer universellen Heilung für Syndrome bedeutet nicht, dass Heilung unmöglich ist – es weist lediglich darauf hin, dass *der Weg zur Heilung bei jeder betroffenen Person unterschiedlich verläuft*. Ebenso unterscheiden sich die zugrunde liegenden Bedingungen, die dazu beitragen, dass eine Person ein bestimmtes Syndrom entwickelt, von Mensch zu Mensch.

Eine hilfreiche Metapher zum Verständnis von Syndromen ist die Eisberg-Metapher. Die Spitze des Eisbergs steht für die gemeinsamen Symptome, die Menschen mit dem Syndrom teilen, während der unter der Wasseroberfläche liegende Teil bei jedem Menschen unterschiedlich ist und die zugrunde liegenden Faktoren umfasst, die die Erkrankung nähren. Deshalb werden Sie, wenn Sie mit Ihrer Misophonie psychotherapeutische Hilfe in Anspruch nehmen, schon bald über Ihre Familiendynamik, Denkmuster, Traumageschichte, Selbstfürsorge und vieles mehr sprechen. Das ist etwas Gutes. So weit wie möglich sollten Sie sich darauf konzentrieren, die Schichten am unteren Ende Ihres Misophonie-Eisbergs abzutragen. Auch wenn das Fundament jedes Misophonie-Eisbergs ein wenig anders aussieht, gibt es doch wiederkehrende Muster – und dieses Buch behandelt viele davon.

Misophonie als ein Syndrom zu verstehen, ist deshalb so wichtig, weil Sie andernfalls womöglich vergeblich auf „die Heilung" warten. In Wahrheit gibt es viele Dinge, die Sie tun können, um sich auf den Weg zur Heilung zu begeben. Genauso kann es entmutigend und frustrierend sein, wenn Sie annehmen, dass der Weg, auf dem jemand anderes Heilung gefunden hat, auch für Sie „die Lösung" sein muss – und Sie dann feststellen, dass es bei Ihnen nicht die gleiche Wirkung zeigt. Doch genau darum geht es nicht. Diese Person hat Heilung erfahren, weil die gewählte Methode zu dem gepasst hat, was bei ihr noch am unteren Ende des Eisbergs lag. Bei Ihnen war das vielleicht nicht der Fall – oder die Methode hat nicht alle noch bestehenden Schichten Ihres Eisbergs angesprochen, so wie sie es bei der anderen Person getan hat.

Wenn wir außerdem annehmen, dass „die Ursache" oder der Ursprung bei allen Menschen gleich ist, laufen wir Gefahr, wichtige Aspekte wie Trauma, Beziehungsdynamiken und andere Faktoren als mögliche Wege zur Verbesserung bei Misophonie auszuschließen – obwohl genau diese bei manchen Menschen entscheidend sein können. Wir könnten fälschlicherweise denken, dass diese Faktoren für unsere eigene Situation keine Rolle spielen, nur weil sie nicht bei allen Misophonikern eine Rolle zu spielen scheinen. Zum Beispiel: Wenn Sie mit einer Depression zu tun haben und jemanden kennen, der ebenfalls depressiv ist, aber keine Schlafprobleme hat, würden Sie daraus vermutlich nicht schließen, dass Ihre eigenen Schlafprobleme nichts mit Ihrer Depression zu tun haben. So wie die Bestandteile einer Depression von Person zu Person sehr unterschiedlich sein können, können auch die Ursachen und beitragenden Faktoren bei Misophonie sehr verschieden sein.

Ein weiterer Grund, warum es so wichtig ist, Misophonie als Syndrom zu verstehen, liegt darin, dass es bei Syndromen in der Regel keine einzelne Lösung oder einfache Maßnahme gibt, mit der man Erleichterung finden kann. Wahrscheinlich gibt es eine Vielzahl von Faktoren oder Schichten, die am unteren Ende Ihres Eisbergs bearbeitet werden müssen. Auch wenn Sie vielleicht eine Zeit lang keine Veränderung an der Spitze Ihres Eisbergs feststellen, machen Sie mit jeder Basis-Schicht, die Sie angehen, Fortschritte! Ich verstehe sehr gut, wie schwer es ist, Zeit, Geld und Energie in Therapien zu investieren, ohne die Garantie zu haben, dass sie langfristig eine Wirkung zeigen. Dennoch soll Ihnen dieses Buch dabei helfen, gemeinsam mit Ihrer Familie besser einordnen zu können, was Sie wirklich priorisieren sollten, damit Sie nicht an Methoden und Therapien ausbrennen, die Ihre individuellen Eisberg-Themen gar nicht betreffen. Manche der zugrunde liegenden Themen, die in diesem Buch angesprochen werden, werden auf Sie zutreffen, andere vielleicht nicht oder sie gehören zu Schichten, die Sie bereits bearbeitet haben. Ich gebe hier einen umfassenden Überblick über die verschiedenen Faktoren, die zur Misophonie beitragen oder an ihrer Überwindung beteiligt sein können – nicht, weil Sie jede einzelne Empfehlung umsetzen oder jeden Lebensstil-Tipp übernehmen müssten, sondern damit möglichst viele Leser:innen die für sie relevanten Anteile am unteren Ende ihres Eisbergs wiedererkennen können.

Kurz gesagt: Es gibt viele verschiedene Zugangswege zur Misophonie – und was zu Ihrem ganz persönlichen Zugang beigetragen hat, sollte auch Teil des Weges hinaus sein. Am Ende des Buches finden Sie ein Arbeitsblatt, das Ihnen dabei hilft, Ihre individuelle Landkarte zu erfassen und zusammenzufassen. Sie können es gerne nach und nach ausfüllen, während Sie das Buch lesen.

Misophonie als biopsychosoziales Phänomen

Die Einordnung von Misophonie ist nach wie vor Gegenstand laufender Diskussionen. Handelt es sich in erster Linie um ein neurologisches oder um ein psychologisches Phänomen? Und warum scheint es auch eine soziale Komponente zu geben? Ich vertrete die Ansicht, dass es sich bei Misophonie um ein biopsychosoziales Phänomen handelt – das heißt, sie wird durch ein Zusammenspiel biologischer, psychologischer und sozialer Faktoren beeinflusst. Ein umfassendes Verständnis von Misophonie lässt sich daher nicht erreichen, indem man nur einen dieser Bereiche betrachtet – sei es die Biologie (wie Unterschiede im Gehirn), die Psychologie (wie kognitive Prozesse) oder soziale Aspekte (wie zwischenmenschliche Beziehungen und Umwelteinflüsse). Alle diese Faktoren können zur Entstehung und Aufrechterhaltung von Misophonie beitragen. Diese Vielschichtigkeit ist nicht einzigartig für Misophonie; viele psychische und körperliche Gesundheitszustände – etwa posttraumatische Belastungsstörungen, Angststörungen, chronische Schmerzsyndrome oder bestimmte Herz-Kreislauf-Erkrankungen – beruhen auf einem ähnlichen Zusammenwirken mehrerer Einflussfaktoren.

> **Psychoneuroimmunologie** ist das wissenschaftliche Fachgebiet, das die wechselseitige Verbundenheit und grundlegende Einheit von Immunsystem, Nervensystem, Hormonsystem und emotionalem System untersucht.

Die Mediziner Bessel van der Kolk und Gabor Maté sind bekannte Verfechter eines ganzheitlichen Ansatzes (in wissenschaftlichen Begriffen: eines **psychoneuroimmunologischen** Ansatzes) zur Erklärung psychischer *und* körperlicher Gesundheit. Ihre Arbeit unterstreicht die wechselseitige Verbundenheit verschiedenster Einflussfaktoren – insbesondere bei Erkrankungen, für die sich keine eindeutige Ursache benennen lässt. Sie haben eindrücklich gezeigt, welchen tiefgreifenden Einfluss festgehaltene Emotionen, nicht verarbeitete Traumata, einschränkende Selbstüberzeugungen, chronischer Stress und belastende Beziehungsmuster auf unsere Gesundheit haben können.

Hier sind einige zentrale Punkte in Bezug auf die Verbindung zwischen Geist und Körper im Hinblick auf die psychische und körperliche Gesundheit:

- Stress geht über subjektive Gefühle und nervöse Anspannung hinaus. Es handelt sich um eine messbare Abfolge objektiver **physiologischer**

Vorgänge, an denen das Gehirn, das Hormonsystem, das Immunsystem und verschiedene Organe beteiligt sind. Experimente mit Tieren und Menschen haben gezeigt, dass Stress (und die damit verbundene physiologische Reaktion) auch dann stattfinden kann, wenn man ihn nicht bewusst wahrnimmt oder wenn es keine sichtbaren Verhaltensveränderungen gibt.

- Die Hauptursachen für Stress bei Menschen heutzutage, insbesondere in industrialisierten Gesellschaften, sind emotionaler Natur und häufig mit Unsicherheit oder einem (realen oder wahrgenommenen) Kontrollverlust verbunden. Emotionen beeinflussen die Physiologie direkt, da sie das Nervensystem dazu veranlassen, elektrische, chemische und hormonelle Signale in den Körper auszusenden.
- Gedanken und Wahrnehmungen beeinflussen – neben anderen Faktoren – die Emotionen, ganz gleich, ob diese Gedanken auf der Realität basieren oder nicht.
- Das eigene Nervensystem kann die Energie des Nervensystems anderer anwesender Personen aufnehmen – oft ohne dass man sich dessen bewusst ist. Besonders ausgeprägt ist dies bei hochsensiblen Menschen und dann, wenn es sich bei der anderen Person um jemanden handelt, von dem man in irgendeiner Weise abhängig ist (zum Beispiel Elternteil, Partner:in oder Vorgesetzte:r).
- Der Zustand des eigenen Nervensystems hat erheblichen Einfluss darauf, worauf sich das Unterbewusstsein in der Umgebung ausrichtet (also ob es den Fokus eher auf das legt, was gut/richtig ist, oder auf das, was schlecht/falsch ist) und wie diese Eindrücke verarbeitet werden. In Kapitel 7 gehe ich ausführlich auf dieses Thema ein.
- Unsere Emotionen stehen in engem Zusammenhang mit anderen Systemen in unserem Körper, wie dem

Mit **„physiologischen Vorgängen“** sind Prozesse gemeint, die innerhalb des Körpers ablaufen, um das innere Gleichgewicht (die Homöostase) aufrechtzuerhalten. Beispiele für solche physiologischen Vorgänge sind Herzschlag, Verdauung, Atmung, Stoffwechsel, Hormonproduktion und die Funktion des Nervensystems.

Gehirn, dem Darm, dem Immunsystem und den Hormonen. Wenn wir unsere Emotionen ignorieren oder unterdrücken, kann sich das auch auf diese anderen Systeme und Körperbereiche auswirken.

- Wut und das Immunsystem erfüllen eine ähnliche Funktion: Sie sollen den Körper vor Schaden schützen. Wenn Sie Ihre Emotionen unterdrücken – insbesondere gesunde Wut –, unterdrücken Sie gleichzeitig auch Ihr Immunsystem. Unterdrückte Wut kann sich außerdem in Selbstkritik, Selbstverachtung oder sogar Selbsthass verwandeln.
- Emotionen sind Energie in Bewegung. Wenn wir Emotionen wie Angst, Traurigkeit oder Wut unterdrücken, wachsen sie, verstärken sich und beeinflussen die Funktionsweise unseres Körpers – anstatt auf natürliche Weise durch uns hindurchzufließen.
- „Repression – also das Abspalten von Emotionen aus dem Bewusstsein und deren Verdrängung ins Unbewusste – bringt unsere physiologischen Abwehrmechanismen durcheinander und verwirrt sie so sehr, dass sie bei manchen Menschen aus dem Ruder laufen und zu Zerstörern der Gesundheit werden, anstatt sie zu schützen." – Gabor Maté
- Viele der Erkrankungen in industrialisierten Gesellschaften entstehen dadurch, dass frühe Warnsignale des Körpers übergangen werden. Dieses Übergehen geschieht oft aufgrund einer mangelnden Verbindung zum eigenen Körper oder durch den unangemessenen Einsatz von Willenskraft.
- In wirtschaftlich entwickelten Gesellschaften scheint es einen weit verbreiteten Trend zu geben, dass Menschen gegenüber ihren emotionalen Erfahrungen abstumpfen und den Kontakt zu ihrem Körper verlieren.
- Trauma hat weniger mit dem eigentlichen Ereignis zu tun als mit der Art und Weise, wie eine Person dieses Ereignis verarbeitet. Wenn intensive Abwehrreaktionen und physiologische Reaktionen, die durch ein Ereignis ausgelöst wurden, nicht ausreichend verarbeitet werden – sei es, weil sie unterdrückt wurden oder weil sie das Nervensystem der betroffenen Person in dem Moment überfordert haben –, bleiben sie im Körper gespeichert und führen zu biochemischen und nervlichen Ungleichgewichten. Anders ausgedrückt: Sie verstopfen

gewissermaßen die „Leitungen" des Nervensystems. Symptome wie Hypervigilanz (ständige innere Alarmbereitschaft) entstehen, weil der Körper versucht, auf die Notwendigkeit hinzuweisen, diese blockierten Emotionen und biochemischen Spannungen zu entladen.

- Viele psychische Erkrankungen haben Komponenten, die mit dem Nervensystem und der Biologie zusammenhängen – das bedeutet jedoch nicht, dass sie fest verdrahtet und unbehandelbar sind.
- Wir können die unverarbeiteten emotionalen Wunden und Traumata früherer Generationen über unseren genetischen Code erben. Diese können durch übermäßigen Stress in unserem Leben „aktiviert" werden. Kurz gesagt: Übermäßiger Stress kann diesen vererbten genetischen Code hervortreten lassen, indem er die Produktion bestimmter lebenswichtiger Proteine sowie die Empfindlichkeit unserer Regulationssysteme verändert. (Hinweis: Dies kann durch nährende Beziehungen und die Wiederherstellung des inneren Gleichgewichts rückgängig gemacht werden.)
- Einfach ausgedrückt: Alles, was unterdrückt wird, drückt sich auf andere Weise über den Körper aus.

Wenn Sie erforschen, was sich an der Basis Ihres Misophonie-Eisbergs befindet, ist es wichtig, die biopsychosoziale Natur der Misophonie – und des Körpers insgesamt – im Blick zu behalten. Wenn Sie das außer Acht lassen, kann es Ihre Fähigkeit beeinträchtigen, das größere Bild zu erkennen und alles zu sehen, was für Heilung notwendig ist. Da ich als Psychotherapeutin auf seelische Gesundheit, Trauma und Beziehungsthemen spezialisiert bin, wird sich dieses Buch in erster Linie mit häufigen psychologischen und sozialen Aspekten befassen, die bei Misophonie-Eisbergen unter der Wasseroberfläche liegen. Es ist sehr wahrscheinlich, dass diese Faktoren auch bei Ihnen eine wesentliche Rolle spielen. Dennoch ist es ebenso wichtig, eine medizinische Fachperson zu konsultieren, um eventuelle körperliche Ursachen wie etwa ein hormonelles Ungleichgewicht als beitragenden Faktor auszuschließen.

Wichtig ist: Es geht hier nicht um Schuld oder Versagen. Kein Mensch und kein Familiensystem entscheidet sich bewusst dafür, ein Syndrom zu entwickeln – das wäre absurd. Doch das Verständnis über das Zusammenspiel biologischer, psychologischer und sozialer Faktoren schafft Bewusstheit. Und diese Bewusstheit ermöglicht es einem Menschen oder einer Familie, Handlungsspielraum zu gewinnen – also auf die Umstände des Lebens zu antworten, anstatt ihnen ausgeliefert zu sein. So können Sie aktiv mitgestalten, wie Ihr Körper auf die Welt reagiert – anstatt bloß passiv seine Reaktionen zu ertragen.

3.
RISIKOFAKTOREN

Es ist entscheidend, die Risikofaktoren zu verstehen, die dazu führen können, dass alltägliche Reize auf die persönliche Bedrohungsliste gesetzt werden und Miggie den Kampf-oder-Flucht-Modus aktiviert. Ohne dieses Bewusstsein kann leicht Verwirrung darüber entstehen, warum die Kampf-oder-Flucht-Reaktion überhaupt auftritt und wie man damit umgehen soll – was wiederum das Entstehen eines „Misophonie-Eisbergs" begünstigt. Denjenigen, die sich bereits in einer solchen Eisberg-Situation befinden (was vermutlich auf die meisten Leser:innen zutrifft), hilft das Verständnis dieser Risikofaktoren nicht nur dabei, die Entstehung weiterer Trigger zu verhindern, sondern fördert auch die Bewusstwerdung darüber, was sich am Grund Ihres Misophonie-Eisbergs befindet und bearbeitet werden möchte.

Zunächst wollen wir besprechen, wie ein alltägliches Geräusch, ein visueller Reiz oder ein bestimmtes Verhalten Miggies Aufmerksamkeit auf sich ziehen kann. Im Folgenden finden Sie die Hauptmechanismen, die ich identifiziert habe:

- **Grundemotion:** Die meisten Misophonie-Trigger werden von der Allgemeinbevölkerung ohnehin als zumindest etwas unangenehm, ekelerregend oder nervig empfunden. Schon diese ganz natürlichen Emotionen wie Ekel oder Verärgerung können ausreichen, damit Miggie aufmerksam wird.
- **Übertriebener Ausdruck:** Wenn jemand mit offenem Mund oder besonders laut und schmatzend kaut, ist die Wahrscheinlichkeit größer, dass Miggie darauf aufmerksam wird.
- **Wiederholung:** Geräusche oder Verhaltensweisen, die häufig im eigenen Zuhause, Büro oder Klassenzimmer auftreten, ziehen mit größerer Wahrscheinlichkeit Miggies Aufmerksamkeit auf sich – besonders dann, wenn sie im falschen Moment stattfinden. Das ist schlicht eine Frage der Wahrscheinlichkeit.
    - Wo wir gerade beim Thema Wiederholung sind: Wenn Ihr Kind auf einen neuen Reiz mit Kommentaren wie „eklig" oder

„nervig" reagiert, versuchen Sie, diesen Reiz für eine Weile zu minimieren. So erhöhen Sie die Wahrscheinlichkeit, dass Miggie es wieder vergisst – und verringern damit das Risiko, dass es auf die Bedrohungsliste gesetzt wird. Vermeiden Sie insbesondere, dieses Geräusch oder Verhalten dann zu zeigen, wenn Ihr Kind schlechte Laune hat, gestresst ist oder sich in einem Raum befindet, aus dem es nicht leicht entkommen kann.

- **Modelllernen:** Wenn ein Elternteil oder eine andere wichtige Bezugsperson im Leben eines Kindes empfindlich auf Kaugeräusche oder „schlechte Manieren" reagiert, kann es passieren, dass sie die Aufmerksamkeit des Kindes ungewollt auf das Kauen lenken – zum Beispiel, indem sie häufig oder verärgert darauf bestehen, dass andere mit geschlossenem Mund kauen sollen. Eltern mit Misophonie sollten sehr darauf achten, ihre eigenen Trigger nicht vor ihren Kindern zu thematisieren – wegen der Gefahr, dass diese auch bei den Kindern zu Triggern werden könnten. Dennoch kann es sehr schwer sein, das zu vermeiden, wenn gerade die Geräusche oder Verhaltensweisen des Kindes selbst Auslöser für den Elternteil sind.

Wenn es bei diesem Punkt bleibt – das Geräusch, Bild oder Verhalten wird lediglich als störend oder ekelhaft empfunden und erregt Miggies Aufmerksamkeit – dann wird kein Trigger entstehen.

Die entscheidende Frage lautet also: Was hat das Erleben von Ärger, Ekel oder Genervtsein über ein Geräusch, ein Bild oder ein Verhalten so verstärkt, dass es zu einem Erlebnis emotionalen Leidens (oder einer Überforderung des Nervensystems) wurde – und Miggie veranlasste, es auf die Bedrohungsliste zu setzen? In der Regel liegt die Antwort in einer Kombination aus zwei oder mehr der folgenden Risikofaktoren:

- **Unterschiede im Gehirn:** Es kann sein, dass bestimmte Unterschiede im Gehirn dazu führen, dass Reize intensiver verarbeitet werden.
- **Ein enges Nervensystem-"Toleranzfenster":** Das bedeutet, dass jemand nur sehr wenig Spielraum hat, um störende oder unangenehme Reize zu tolerieren, ohne davon überfordert zu werden. Dies kann durch Folgendes verursacht werden:

    - Übermäßiger Stress
    - Unverarbeitetes Trauma aus der Zeit vor dem Auftreten der Misophonie
    - Unbehandelte oder nicht anerkannte bereits bestehende Bedingungen und Wesenszüge

- **Störende symbolische Bedeutung:** Wenn das Geräusch oder Verhalten – oder die Abneigung bzw. Reaktion darauf – für die betroffene Person etwas zusätzlich Beunruhigendes symbolisiert, verstärkt das die emotionale Reaktion.
- **Hilflosigkeit:** Das Gefühl, dem Geräusch oder Verhalten nicht entkommen zu können oder nichts sagen oder tun zu können, um die eigene Erfahrung damit zu beeinflussen, verstärkt die innere Anspannung und emotionale Intensität.

A. UNTERSCHIEDE IM GEHIRN

Hirnscans von Menschen mit Misophonie zeigen eine ungewöhnliche Aktivierung und Konnektivität zwischen dem anterioren insulären Cortex (AIC) und Regionen, die für die Verarbeitung und Regulierung von Emotionen zuständig sind (einschließlich der Amygdala – also Miggie!), wenn sie Triggergeräusche hören. Der AIC bestimmt, vereinfacht gesagt, auf welche sensorischen Informationen wir unsere Aufmerksamkeit richten und wie wir uns dabei fühlen sollen.

Solche Forschungsergebnisse tragen wesentlich dazu bei, das Erleben von Misophonie zu bestätigen. Dennoch müssen wir bedenken, dass diese Hirnscans nur bei Menschen durchgeführt wurden, die bereits seit einiger Zeit unter Misophonie leiden. Wir wissen also nicht, ob die beobachteten Unterschiede im Gehirn zur Entstehung von Misophonie beigetragen haben – oder ob sie vielmehr eine Folge der wiederholten Misophonie-Erfahrungen sind.

Die von Kumar et al. im Jahr 2021 veröffentlichte Studie „The Motor Basis for Misophonia“ liefert weitere Erkenntnisse über die Gehirnmechanismen, die offenbar den AIC-Veränderungen und einigen der rätselhaften Aspekte der Misophonie zugrunde liegen. Diese bahnbrechende Forschung zeigte, dass das Misophonie-Gehirn in besonderem Maße auf eine übermäßige Aktivierung des motorischen Cortex bei Triggern vorbereitet ist. Diese Befunde deuten auf eine Beteiligung des Spiegelneuronensystems hin.* Lassen Sie uns das nun näher betrachten.

*Wie bei den meisten Studien, die auf eine Beteiligung des Spiegelneuronensystems hinweisen, ist auch hier der Beleg nur indirekt. Das liegt daran, dass fMRT-Messungen zu grob sind, um die Aktivität einzelner Nervenzellen sichtbar zu machen.

Was ist das Spiegelneuronensystem und welche Funktion hat es?

Das Spiegelneuronensystem ist ein Netzwerk von Nervenzellen im Gehirn, das eine zentrale Rolle dabei spielt, die Handlungen anderer Menschen zu verstehen und nachzuahmen. Wenn eine Person beobachtet oder innerlich registriert, wie jemand anderes eine Handlung ausführt, werden bestimmte Nervenzellen innerhalb dieses Systems aktiv – sie „spiegeln" gewissermaßen die beobachtete Handlung.

Diese Aktivierung bezieht auch den Motorkortex mit ein, der das Gehirn und den Körper darauf vorbereitet, die Handlung selbst auszuführen – als würde man sie selbst tun. Zum Beispiel: Wenn Sie sehen, wie jemand nach einer Tasse greift, werden die Spiegelneuronen in Ihrem Gehirn, die mit Greifen und Zugreifen zu tun haben, in einem ähnlichen Muster aktiv wie bei einer eigenen Bewegung. Auch der Motorkortex wird dabei aktiviert, der für Planung und Ausführung von Bewegungen zuständig ist.

Infolgedessen erleben wir auf gewisse Weise (meist unbewusst) mit, was die andere Person tut. Es wird angenommen, dass das Spiegelneuronensystem uns dabei hilft, Handlungen, Absichten und Gefühle anderer zu verstehen und zu deuten. Es spielt zudem eine wichtige Rolle beim Einfühlungsvermögen sowie beim Erlernen neuer Fähigkeiten durch Nachahmung.

Wie nimmt das Spiegelneuronensystem die Aktivitäten anderer wahr?

Es nimmt die Aktivität anderer vor allem über visuelle und auditive Reize wahr.

Denken Sie einmal kurz über folgende Frage nach: Woran erkennen Sie, dass jemand gerade kaut? Höchstwahrscheinlich daran, dass Sie ihn kauen hören und/oder sehen. Der Geruch des Essens allein bedeutet nicht zwangsläufig, dass jemand gerade kaut – die Person könnte auch gerade kochen oder das Essen könnte einfach nur herumstehen.

Führt das dazu, dass die Person dieselbe Handlung ausführt?
Das kommt darauf an, aber in der Regel ist das nicht der Fall. Gähnen ist ein Beispiel dafür, bei dem das Spiegelneuronensystem offenbar beteiligt ist und tatsächlich dazu führt, dass die beobachtende Person die beobachtete Handlung ebenfalls ausführt.

Kumar erklärt, dass es im motorischen Kortex primäre und prämotorische Areale gibt. Wenn das *primäre* Areal, das mit einer bestimmten Handlung verbunden ist, stimuliert wird, führt der Körper diese Handlung aus. Wird hingegen das *prämotorische* Areal stimuliert, bedeutet das nicht zwangsläufig, dass die Handlung ausgeführt wird – aber die beobachtende Person verspürt dann einen unbewussten Drang, diese Handlung auszuführen. In manchen Situationen wird die Handlung auch tatsächlich ausgeführt, wenn das prämotorische Areal aktiviert wird.

Was waren die zentralen Ergebnisse in Kumars Studie von 2021?

- **Erhöhte Konnektivität:** Die Misophonie-Gruppe zeigte eine erhöhte Konnektivität zwischen dem Hör- und dem visuellen Kortex einerseits und dem motorischen Kortex andererseits – sowohl in Ruhe als auch bei allgemeiner Geräuschwahrnehmung.
- **Keine Unterschiede in der Aktivierung des Hörkortex:** Zwischen den Misophonie-Betroffenen und der Kontrollgruppe gab es keinen Unterschied in der Aktivierung des Hörkortex.
- **„Hyper-Spiegeln" als Reaktion auf Trigger:** Bei Misophonie-Betroffenen zeigte sich ein „Hyper-Spiegeln" als Reaktion auf ihre Trigger. Die Intensität dieser Spiegelaktivität stand im Verhältnis zu dem selbst berichteten Belastungserleben. (Hinweis: Kumars Studie untersuchte ausschließlich Trigger, die mit Gesichts- und Mundbewegungen zu tun haben.)
- **Keine Unterschiede bei neutralen oder allgemein als unangenehm empfundenen Geräuschen:** Wurden neutrale Geräusche oder solche abgespielt, die typischerweise als unangenehm gelten und bei denen es sozial akzeptiert ist, sie zu vermeiden oder darauf zu reagieren (z. B. Weinen, Schreien, Alarmsignale oder Rülpsen), zeigte sich

keine signifikante Differenz in der Spiegelaktivität zwischen der Misophonie-Gruppe und der Kontrollgruppe.

Was ist mit nicht-orofazialen Misophonie-Triggern?

Hinweis: Weitere Trigger werden im folgenden Absatz erwähnt:

Heather Hansen et al. führten eine ähnliche Studie durch, verwendeten jedoch einen nicht-orofazialen Trigger: wiederholtes Fingertrommeln. Personen mit höheren Misophonie-Werten zeigten eine erhöhte Konnektivität zwischen Gehirnregionen, die für Fingerbewegungen zuständig sind, und der Insula.

Darüber hinaus merkt Kumars Studie an: „Unser Modell des Hyper-Spiegelns bei Misophonie kann auch weniger häufige visuelle Trigger erklären, wie etwa das Wippen mit Fuß oder Bein …" Die Studie stellt außerdem die Hypothese auf, dass Trigger, die nicht von Menschen erzeugt werden, durch Assoziation mit typischen Triggern erlernt worden sein könnten.

Um das Ausmaß und die Bedeutung dieser hirnphysiologischen Unterschiede vollständig zu verstehen, sind umfangreichere Studien erforderlich – insbesondere solche, die diese Ergebnisse replizieren.

Wie Sie gleich noch erfahren werden, zeigen auch Hochsensible Personen (HSP) eine stärkere Aktivität im Spiegelneuronensystem. Ich habe festgestellt, dass viele Menschen mit Misophonie zugleich hochsensibel sind.

Warum ist das Hyper-Spiegeln der Aktivitäten anderer Menschen problematisch?

Übermäßiges Spiegeln kann dazu führen, dass es sich so anfühlt, als dringe die Aktivität einer anderen Person in den eigenen Körper ein und man verliere die Kontrolle über sich selbst. Man verspürt möglicherweise nicht bewusst den Drang, die beobachtete Handlung selbst auszuführen, aber man fühlt sich vermutlich gezwungen, die Aktivität der anderen Person zu beachten – weil das eigene Unterbewusstsein sie spiegelt –, obwohl man mit dem Verstand eigentlich der Lehrperson, dem Film oder der aktuellen Aufgabe folgen möchte. Dieses Gefühl der Überlagerung – vor allem, wenn es nicht verstanden wird – kann starke Unruhe, Verwirrung, Wut, Scham und ähnliche Reaktionen hervorrufen.

In seinem Vortrag bei der CARE for Misophonia-Veranstaltung 2024 sagte Kumar, es sei, als würde der Körper einer Person mit Misophonie von der Trigger-Aktivität „durchdrungen". Anders gesagt: Für Menschen mit Misophonie wird das Kauen (oder eine andere Handlung) einer anderen Person wie eine Grenzverletzung erlebt werden.

Ich selbst finde, es fühlt sich eher so an, als würde man in den Körper der Person hineingezogen, die die Trigger-Handlung ausführt. Man erlebt sozusagen ihr Kauen mit – ohne das zu wollen. Menschen ohne Misophonie können das am ehesten nachvollziehen, wenn es um das Spiegeln von schmerzhaften Handlungen geht – etwa wenn jemand stolpert und mit dem Kopf auf dem Beton aufschlägt. Das kann ein innerliches Zusammenzucken auslösen (aber ohne die zusätzlichen Gefühle von Scham, Verwirrung oder Isolation, die bei Misophonie oft dazukommen). Ich möchte ein Bild zeichnen, das noch näher an der Erfahrung von Misophonie ist – Betroffene können den folgenden Absatz auch überspringen.

Stellen Sie sich vor, Sie essen mit einem Verwandten zusammen, der den Mund voll hat und Ihnen währenddessen gestresst von einem Vorfall bei der Arbeit erzählt. Während er oder sie spricht, sehen Sie, wie das Essen im Mund zerdrückt wird, wie sich Fäden von Speichel durch das Essen ziehen; Sie hören lautes Schmatzen sowie breiige oder knackende Geräusche, und immer wieder fliegen ihm kleine Essenspartikel aus dem Mund. Auf einer bestimmten Ebene erleben Sie das Kauen der Nahrung gemeinsam mit der Person. Wenn sich dann Ekel (oder Wut) einstellt, signalisiert Ihr Körper: „Das ist zu viel. Wir brauchen eine stärkere Grenze zwischen dem anderen Körper und unserem." Sie erleben mit, was im Körper der anderen Person geschieht – ohne darum gebeten zu haben. Für Menschen mit Misophonie müssen Trigger-Geräusche und -Bilder gar nicht so extrem sein, um dennoch stark oder als Grenzverletzung wahrgenommen zu werden – aufgrund des Hyper-Spiegelns.

Kumars Forschung hilft zu erklären, warum Misophonie-Trigger meist auditiver oder visueller Natur sind. Wie bereits erwähnt, nimmt das Spiegelneuronensystem die Aktivitäten anderer hauptsächlich über Geräusche und Bilder wahr. Das erklärt auch, warum Menschen mit Misophonie in der Regel nicht durch ihre eigenen Kau- oder Körpergeräusche getriggert werden. Es entsteht kein Gefühl von Kontrollverlust, wenn man sich selbst für eine Handlung entscheidet – anders als wenn sie einem „aufgedrängt" wird. Das ist vergleichbar mit dem Phänomen, dass man sich selbst nicht kitzeln kann: Es fehlt die Fremdbestimmung. Schließlich erklärt es auch, warum das bewusste Nachahmen eines Triggers manchmal

Erleichterung bringt: Indem man ihn selbst ausführt, entsteht ein Gefühl der Kontrolle oder sogar ein Gefühl, etwas abschließend zu Ende gebracht zu haben.

Positiv betrachtet habe ich festgestellt, dass Menschen mit Misophonie meist sehr aufmerksam und rücksichtsvoll im Umgang mit anderen sind. Ich glaube, das steht in Zusammenhang mit ihrer besonders ausgeprägten Fähigkeit zum Spiegeln.

B. EIN ENGES TOLERANZFENSTER

„Toleranzfenster" ist ein Begriff aus der Psychotherapie, der die Fähigkeit eines Menschen beschreibt, Informationen, Reize, soziale Interaktionen und Herausforderungen zu verarbeiten, ohne sich dabei überfordert zu fühlen oder innerlich abzuschalten. Solange jemand sich innerhalb dieses Fensters bewegt, kann er oder sie mit den eigenen Emotionen gut umgehen und das Geschehen um sich herum angemessen verarbeiten.

Ein Beispiel: Wenn Sie entspannt sind, empfinden Sie es vielleicht als völlig unproblematisch, wenn Sie versehentlich Ihr Getränk verschütten – das deutet auf ein weites Toleranzfenster hin. Sind Sie hingegen bereits erschöpft oder gestresst, kann derselbe Vorfall sich wie eine Katastrophe anfühlen – ein Hinweis auf ein enges Toleranzfenster.

Stress, nicht verarbeitete Traumata sowie unbeachtete psychische oder körperliche Zustände und Eigenschaften können dieses Fenster verengen und so die Wahrscheinlichkeit erhöhen, dass etwas, das normalerweise nur lästig oder unangenehm wäre, als überwältigend erlebt wird.

Übermäßiger Stress

Gewöhnlicher Alltagsstress oder eine gelegentliche schlechte Stimmung führen in der Regel nicht dazu, dass jemand von einem Geräusch wie dem Kauen völlig überwältigt wird. Doch übermäßiger oder anhaltender Stress ist ein wesentlicher Risikofaktor, weil er häufig dazu führt, dass eine Person in einen „defensiven physiologischen Zustand" gerät. Ich werde diesen Zustand in Kapitel 7 noch ausführlich erklären, aber kurz gesagt: Er schärft die Sinne (man hört und sieht intensiver) und verstärkt Gefühle wie Ekel, Reizbarkeit, Genervtheit usw. In diesem Zustand ist Miggie besonders empfänglich dafür, neue Dinge auf seine Triggerliste zu setzen – und auf die bestehenden Trigger noch stärker zu reagieren. Länger andauernder Stress kann im Laufe der Zeit zu einem Zustand von Hypervigilanz oder sogar zu einem dysregulierten Nervensystem führen. Dadurch wird es leichter, durch verschiedenste Auslöser in diesen defensiven Zustand zu geraten, und gleichzeitig schwerer, wieder in einen Zustand der Ruhe zurückzufinden.

Viele verschiedene Faktoren können im Leben einer Person zu Stress beitragen. Diese Stressoren können sich innerhalb des eigenen „Hauses“ abspielen, rund um das „Haus“ herum – oder beides. Wir sprechen von „übermäßigem Stress“, wenn die Anforderungen an das Nervensystem regelmäßig dessen Kapazitäten übersteigen.

Im Folgenden finden Sie einige Themen, die ich bei Menschen mit Misophonie immer wieder als Stressquellen wahrnehme – viele davon werden später im Buch noch ausführlicher behandelt:

- Unerfüllte Bedürfnisse
- Ungesunde emotionale Grenzen
- Nicht verarbeitetes Trauma
- Viele verdrängte Gefühle
- Ungesunde innere Selbstgespräche
- Perfektionismus
- Sich zu viel aufladen
- Pubertät oder andere hormonelle Veränderungen
- Familiäre Konflikte
- Der Verlust einer wichtigen Bezugsperson oder eines Haustiers
- Ein Schul- oder Wohnortwechsel
- Soziale Isolation
- Diskriminierung

Es gibt vieles in der Welt um uns herum, das wir nicht kontrollieren können. Doch es ist entscheidend – vor allem für Kinder –, sich bewusst zu machen: Am stärksten beeinflussen das eigene „Haus“ die anderen Häuser, mit denen es eng verbunden ist. Genau deshalb ist es so wichtig, Eltern und Partner:innen in den Heilungsprozess einzubeziehen.

Nicht verarbeitetes Trauma

Ich habe ein eigenes Kapitel dem Thema Trauma gewidmet, weil es komplex ist und in mehrfacher Hinsicht mit Misophonie zusammenhängt. An dieser Stelle möchte ich seine Rolle als Risikofaktor für die Entwicklung einer Bedrohungsassoziation mit bestimmten Reizen – wie dem Kauen – benennen. Gemeint ist hier jede Form von nicht verarbeitetem traumatischen Erleben, das vor dem Auftreten der Misophonie stattgefunden hat – zum Beispiel Traumata durch medizinische Eingriffe oder den Verlust einer geliebten Person. Wie Sie später noch genauer erfahren werden, verringert ein nicht verarbeitetes Trauma die Belastbarkeit des Nervensystems. Dadurch steigt die Wahrscheinlichkeit, dass man sich von Dingen überwältigt fühlt, die einem sonst vielleicht nur unangenehm oder eklig vorkämen.

Vorbestehende, unbeachtete Belastungsfaktoren

Die Forschung zu möglichen Zusammenhängen zwischen Misophonie und verschiedenen psychischen oder körperlichen Zuständen nimmt zu, doch es fehlen bislang eindeutige Belege, um spezifische Korrelationen klar benennen zu können. Einige Studien deuten etwa auf eine negative Korrelation mit Autismus-Spektrum-Störungen hin, während andere zeigen, dass Erwachsene und Kinder mit Misophonie mehr autismusbezogene Merkmale aufweisen.

> **Tinnitus** ist ein Zustand, bei dem Betroffene Geräusche oder ein Klingeln in den Ohren wahrnehmen, obwohl keine äußere Schallquelle vorhanden ist.

Relativ konsistente Zusammenhänge wurden bisher mit **Tinnitus**, Angststörungen sowie einer erhöhten sensorischen Empfindlichkeit oder Reizbarkeit festgestellt

– also der Neigung, Reize als ungewöhnlich intensiv oder unangenehm zu empfinden.

Studien haben außerdem gezeigt: Je mehr Begleiterkrankungen oder -problematiken eine Person aufweist, desto stärker fällt ihre Misophonie aus. Wenn Sie also unter weiteren Beschwerden leiden – unabhängig davon, ob sie vor oder nach dem Auftreten der Misophonie entstanden sind –, etwa einer Essstörung oder einer Abhängigkeitserkrankung, ist es entscheidend, diese zu erkennen und gezielt anzugehen. Solche zusätzlichen Belastungen bringen das innere „Haus" in einen verletzlichen Zustand und machen es sehr unwahrscheinlich, dass Miggie bereit ist, etwas von seiner Bedrohungsliste zu streichen.

Zwar gibt es bislang keine Studien, die die Häufigkeit des Merkmals Hochsensibilität bei Menschen mit Misophonie systematisch untersucht haben, doch wurden in Studien bereits typische HSP-Merkmale bei Misophonie-Betroffenen festgestellt – etwa eine erhöhte Reizempfindlichkeit oder besondere Detailwahrnehmung. Auffällig ist auch, dass bei Gehirnscans sowohl von Hochsensiblen Personen als auch von Menschen mit Misophonie eine verstärkte Aktivität in der Insula und im Spiegelneuronensystem festgestellt wurde. Angesichts der Häufigkeit, mit der ich Hochsensibilität bei meinen Klient:innen sowie bei den Klient:innen von Kolleg:innen in meinen Misophonie-Beratungsgruppen beobachte, und in Anbetracht des Risikos, das sie bei fehlender Anerkennung darstellt, widme ich dem HSP-Merkmal ein eigenes Kapitel in diesem Buch – in der Hoffnung, dass auch hierzu künftig gezielt Forschung betrieben wird.

Unerkannte Hochsensibilität

Hochsensibilität ist ein biologisches Merkmal, das bei etwa 15–20 Prozent der menschlichen Bevölkerung vorkommt. Es handelt sich dabei nicht um eine Funktionsstörung oder Krankheit. Doch wenn die besonderen Bedürfnisse, die mit diesem Merkmal einhergehen, nicht anerkannt und berücksichtigt werden, kann das zu einem hypervigilanten Nervensystem und anderen Problemen führen.

Mittlerweile wurde bei über hundert Tierarten festgestellt, dass es für eine Gruppe von Vorteil ist, wenn ein bestimmter Anteil ihrer Mitglieder besonders sensibel ist – da diese schneller auf potenzielle Gefahren aufmerksam werden.

> Wenn eine Form von Neurodivergenz nicht erkannt und anerkannt wird, führt das zwangsläufig zu Problemen.
>
> Für dieses Buch habe ich mich entschieden, den Fokus auf Hochsensible Personen (HSP) zu legen, da dies die häufigste Form von Neurodivergenz ist, die ich bei Menschen mit Misophonie beobachte.

Auch Dr. Jane Gregory spricht in ihrem Buch *Sounds Like Misophonia* darüber und vergleicht Menschen mit Misophonie mit den „Super-Wächtern" innerhalb eines Erdmännchenrudels. Hochsensibilität hat also durchaus Vorteile – aber auch Nachteile. Deshalb ist es nicht sinnvoll, wenn alle Mitglieder einer Gruppe auf diese Weise „funktionieren". Gesunde Gemeinschaften bestehen aus beiden „Typen" und schätzen deren jeweiligen Stärken, was eine Art inneres Gleichgewicht ermöglicht.

Die Psychologin und Autorin Dr. Elaine N. Aron prägte den Begriff „Hochsensible Person" (HSP) in ihrem Buch von 1996: *Sind Sie hochsensibel?: Wie Sie Ihre Empfindsamkeit erkennen, verstehen und nutzen*. Es folgten weitere Werke von ihr, darunter *Das hochsensible Kind* und *Hochsensible Eltern*. Sie beschreibt Hochsensible Personen als Menschen mit einem besonders fein abgestimmten Nervensystem, das Reize in ihrer Umgebung intensiver aufnimmt. Solche Personen fühlen sich etwa durch grelles Licht, laute Geräusche oder starke Gerüche schnell überfordert. Sie haben oft ein reiches Innenleben, lassen sich stark von ihrer Umgebung beeinflussen – was auch die Emotionen und Stimmungen anderer Menschen einschließt – und verarbeiten Informationen in der Regel gründlicher als andere. Dr. Aron fasst die Merkmale von Hochsensiblen Personen mit dem Akronym DOES zusammen:

D (Depth of Processing – Tiefe der Verarbeitung): Hochsensible Personen verarbeiten Informationen besonders gründlich und verfügen oft über eine ausgeprägte Intuition.

O (Overstimulation – Überstimulation): Die Überstimulation fällt individuell unterschiedlich aus, kann sich aber auf Geräusche, visuelle Eindrücke, Gerüche oder emotionale Situationen beziehen.

> Stimulation bedeutet, dass das Nervensystem angeregt wird – durch äußere Reize, aber auch durch innere Auslöser wie Hunger, Muskelverspannungen, Erinnerungen, Fantasien, Gedanken oder Pläne.
>
> **E (Emotional Reactivity and Empathy – Emotionale Reaktivität und Empathie):** Hochsensible Personen zeigen eine starke Empathie – sie spüren und absorbieren die Gefühle anderer Menschen.
>
> **S (Sensing the Subtle – Wahrnehmung von Feinheiten):** Hochsensible Personen nehmen subtile Signale wahr – selbst wenn sie sich deren nicht immer bewusst sind, beeinflussen diese das Nervensystem dennoch, im positiven wie im negativen Sinne.

Falls Sie interessiert sind: Den Fragebogen „Sind Sie hochsensibel?" sowie „Ist Ihr Kind hochsensibel?" finden Sie im Abschnitt „Weitere Ressourcen" am Ende dieses Buches. (Hinweis: Forschungen deuten darauf hin, dass Hochsensibilität häufig genetisch bedingt ist. Wenn Ihr Kind eine HSP ist, besteht also eine gute Chance, dass auch ein leiblicher Elternteil hochsensibel ist.)

Da Hochsensible Personen eine Minderheit der Bevölkerung darstellen und ihre Merkmale nach außen nicht sichtbar sind – und weil Sensibilität in vielen modernen Gesellschaften mit einem Stigma behaftet ist –, bekommen viele Hochsensible Personen schon in der Kindheit die Botschaft vermittelt, sie müssten sich ändern, als sei mit ihnen etwas nicht in Ordnung. Solche Botschaften stammen oft von wohlmeinenden Eltern oder Lehrkräften.

Wenn Sie selbst eine HSP sind, haben Sie vielleicht schon Sätze gehört wie:

- Sei doch nicht so empfindlich!
- Reiß dich mal zusammen!
- Stell dich nicht so an!
- Warum weinst du? Es ist doch nur ein Film!
- Komm doch noch mit, das wird lustig! Du bist viel zu viel zu Hause.
- Warum ziehst du dich bei Festen immer zurück? Das ist doch unhöflich.
- Du bist so kontrollierend.

- Du bist so schüchtern.
- Du benimmst dich komisch.

Solche Botschaften führen zu Gefühlen von Unzulänglichkeit, Scham und Hilflosigkeit. Sie können dazu führen, dass eine Person glaubt, ihre Emotionen seien „falsch", was wiederum die Gewohnheit fördert, die eigenen Gefühle zu unterdrücken oder zu verleugnen. Diese inneren Kämpfe können den ohnehin bestehenden Stress im Leben einer HSP noch verstärken und zahlreiche negative Folgen nach sich ziehen.

In ihrem Buch beschreibt Dr. Aron, dass Hochsensible Personen in früheren Gesellschaften großes Ansehen genossen. Ihr Wissen und ihre Weisheit wurden geschätzt – sie waren „Berater:innen" von Königen und Kriegern (die meist impulsiver waren). Sie wirkten als „Ratgeber:innen, Historiker:innen, Lehrer:innen, Gelehrte und Wahrer:innen der Gerechtigkeit". In der heutigen Zeit jedoch werden sie in vielen Gesellschaften – so auch in den USA – oft abgewertet (Ausnahmen bilden z. B. China und Japan). Dennoch: Wenn Sie eine HSP sind, bringen Sie einzigartige und wertvolle Gaben mit – und es ist wichtig, dass Sie sich dieser Gaben selbst bewusst werden.

Zu den häufigsten Stärken gehören:

Empathisches Wahrnehmen: Hochsensible Personen nehmen die Gefühle anderer Menschen sehr feinfühlig wahr und reagieren mitfühlend darauf – ein Ausdruck besonders hoher emotionaler Intelligenz.

Beobachtungsgabe: Hochsensible Personen können sehr gut beobachten und bemerken subtile Details, die anderen entgehen.

Sinnorientiertes Leben: Hochsensible Personen gestalten ihr Leben meist mit bewusster Absicht und dem Wunsch, sinnvoll und erfüllt zu leben.

Kreativität und Detailgenauigkeit: Hochsensible Personen zeichnen sich durch große Kreativität, einen Blick fürs Detail und die Fähigkeit aus, unterschiedliche Informationen auf neuartige Weise miteinander zu verbinden.

Unternehmerisches Denken: Hochsensible Personen besitzen oft eine starke unternehmerische Motivation, erkennen Chancen frühzeitig und streben häufig eine selbstständige Tätigkeit an.

Führungskompetenz: Hochsensible Personen führen mit Feingefühl, nehmen Zwischentöne wahr, die andere übersehen, und haben ein tiefes Verständnis für die Dynamik innerhalb eines Teams. Sie bevorzugen überlegtes Handeln statt vorschneller Entscheidungen und lassen anderen gern den Vortritt, wenn es um Anerkennung geht. Ihr Führungsstil wird als „resonant" bezeichnet – sie führen durch innere Stimmigkeit und Verbindung.

Starke Intuition: Durch ihre erhöhte Wahrnehmung subtiler Zusammenhänge entwickeln Hochsensible Personen oft eine ausgeprägte Intuition – sie „wissen" Dinge, ohne genau benennen zu können, woher.

Besondere kognitive Fähigkeiten: Hochsensible Personen erkennen Fehler leichter, vermeiden häufiger Missgeschicke, sind sehr gewissenhaft, können sich bei passenden Bedingungen intensiv konzentrieren und sind besonders geschickt bei Aufgaben, die Genauigkeit, Wachsamkeit und das Erkennen feiner Unterschiede erfordern.

Darüber hinaus nehmen Hochsensible Personen nicht nur negative, sondern auch positive Energie aus ihrer Umgebung besonders tief in sich auf – und profitieren dadurch auch in besonderem Maße davon. Das bedeutet: Wenn sie keinen Rückhalt erfahren, sind sie besonders verletzlich. Erhalten sie jedoch Unterstützung – etwa durch Psychotherapie –, können sie daraus überdurchschnittlich viel Nutzen ziehen.

Schauen wir uns nun einige Herausforderungen an, die mit dem Persönlichkeitsmerkmal Hochsensibilität einhergehen:

- Das Nervensystem von Hochsensiblen Personen funktioniert eher wie ein Schwamm – es hat größere Schwierigkeiten, unwichtige Informationen herauszufiltern. Dadurch kommt es schneller zu Überreizung. Dieser Aspekt sorgt besonders häufig für Frustration bei Eltern, Partner:innen oder anderen nahestehenden Personen.

- Die tiefere Verarbeitung von Informationen kann Entscheidungen erschweren – insbesondere in neuen oder unklaren Situationen.
- Oft sind sich Hochsensible Personen gar nicht bewusst, was sie gerade überreizt (vor allem, wenn sie noch jünger sind) – etwa die Neuartigkeit einer Situation, Hintergrundgeräusche oder die negative Stimmung einer anderen Person. Das erschwert es, rechtzeitig vorbeugende Maßnahmen zur Regulation des Nervensystems zu ergreifen, und fördert die Tendenz, ein negatives Selbstbild in Form einer inneren „Scham-Erzählung" über das eigene Dysreguliertsein zu entwickeln.
- Hochsensible Personen sind stärker erregt durch neue oder langanhaltende Reize.
- Die körperliche Erfahrung dieser Übererregung kann von Hochsensiblen Personen leicht mit Angst, Schüchternheit oder Überempfindlichkeit verwechselt werden – was oft zu Vermeidungsverhalten führt, um die Übererregung zu reduzieren. Der bessere Weg ist, die Erregung zu verstehen und den eigenen Körper gezielt darin zu unterstützen.
- Das Nervensystem von Hochsensiblen Personen nimmt die Energie anderer Menschen besonders intensiv auf – dadurch sind sie auch stärker gefährdet, etwa Ängste oder Depressionen (und, ich würde ergänzen, auch Misophonie) zu entwickeln, wenn die vorherrschende Energie im Umfeld negativ ist.
- Dr. Elaine N. Aron schreibt: „Hochsensible Personen fürchten sich besonders vor Wut, Konfrontation, Tränen, Angst, ‚Szenen', Veränderungen, der Forderung, sich selbst zu verändern, vor Verurteilung oder Beschämung aufgrund eigener Fehler – und davor, selbst andere zu verurteilen oder zu beschämen." Um solche Situationen zu vermeiden, neigen viele Hochsensible Personen zu Perfektionismus, übermäßiger Rücksichtnahme und dem ständigen Antizipieren der Bedürfnisse anderer.
- Im Familiensystem übernehmen Hochsensible häufig bestimmte Rollen – etwa die des oder der Friedensstifter:in, des Wunderkindes oder des „kranken" Familienmitglieds. Gleichzeitig bleiben ihre

eigenen, besonderen und essentiellen Bedürfnisse (wie z. B. das Erlernen von Strategien, um sich in der Welt sicher zu fühlen) oft unbeachtet. Hochsensible Personen sind in Familienkontexten oft die Personen, die später einmal in Therapie sind.

- Hochsensible Personen vergessen manchmal, dass andere Menschen die Welt nicht auf dieselbe Weise erleben wie sie selbst – und neigen dann dazu, das Verhalten anderer als rücksichtslos, unhöflich oder bedrohlich zu interpretieren, obwohl es gar nicht so gemeint war.

Die eigene Identität als HSP anzunehmen, bedeutet, sich des eigenen inneren Werts bewusst zu werden, Gefühle von Scham hinter sich zu lassen und die besonderen Bedürfnisse des eigenen Nervensystems aktiv zu erkennen und zu versorgen – und damit den Weg zu einem erfüllten Leben zu ebnen.

Im Folgenden finden Sie eine Liste häufiger Bedürfnisse von Hochsensiblen Personen – wohl wissend, dass nicht alle für jede Person gleichermaßen zutreffen. Im letzten Abschnitt dieses Buches stelle ich Ihnen verschiedene Strategien vor, mit denen Sie diese Bedürfnisse wirksam unterstützen können:

- Mehr Schlaf als der Durchschnitt / gesunde Schlafgewohnheiten
- Täglich Zeit allein, um zur Ruhe zu kommen und aufzutanken
- Mehr Übergangszeit bei Aktivitäten; klare Grenzen setzen, um Überforderung durch zu viele Termine zu vermeiden
- Ein langsameres Lebenstempo
- Ohrstöpsel oder Kopfhörer, um Hintergrundgeräusche zu reduzieren
- Pausen in stark reizenden Umgebungen, um das Nervensystem neu zu regulieren
- Verzicht auf aktivierende Nahrungsmittel oder chemische Substanzen im persönlichen Umfeld
- Einen eigenen sicheren Rückzugsort
- Eine gute Balance zwischen Rückzug und Teilnahme am Leben „da draußen“

- Psychotherapie, um frühere Erfahrungen neu einzuordnen, alte Unsicherheiten zu verstehen und gestärkt in die Zukunft zu gehen
- Übung in Selbstakzeptanz – auch im Umgang mit den eigenen Gefühlen
- Praktiken und Strategien zur Klärung emotionaler und zeitlicher Grenzen
- Achtsamkeitstechniken und regelmäßige „transzendente Zeiten" – etwa in Form von Meditation, stiller Reflexion oder Gebet
- Heilung tiefer seelischer Wunden
- Das Umdeuten alter Zuschreibungen wie „kontrollierend", „überemotional", „lächerlich", „schüchtern" usw.
- Den eigenen Körper gut kennen – spüren, was einem guttut, was belastet und was gebraucht wird
- Beziehungspriorität: echte, positive Kontakte pflegen – denn solche Begegnungen füllen den inneren „Energie-Eimer" einer HSP, während das Gegenteil besonders auszehrend wirken kann.

Wie Sie sehen, bedeutet ein erfülltes Leben als HSP nicht, sich aus der Welt zurückzuziehen. Zwar sind Grenzen in Bezug auf Zeit und Raum essentiell, aber zu viel Alleinsein kann die eigene Empfindsamkeit sogar noch verstärken. Es geht also darum, eine gesunde Balance zu finden.

Für Eltern mit einem hochsensiblen Kind gibt es einige wichtige Überlegungen – wobei das Folgende für alle Leser:innen von Wert sein kann:
Ein sensibles Kind zu haben, ist etwas Schönes und Einzigartiges – *und* es bedeutet, dass Sie in mancher Hinsicht Ihr Elternsein weiterentwickeln dürfen.

Die beiden Wissenschaftler Thomas Boyce (Kinderarzt) und Bruce J. Ellis (Psychologe) haben das Konzept der „Orchideen-Kinder" und „Löwenzahn-Kinder" eingeführt. Orchideen-Kinder sind besonders empfindsam und brauchen besondere Fürsorge, um zu gedeihen – so wie Orchideen spezifische Bedingungen brauchen, um zu blühen. Löwenzahn-Kinder hingegen sind robuster gegenüber Umwelteinflüssen – wie der Löwenzahn, der unter verschiedensten Umweltbedingungen wachsen kann. Beide Typen haben ihre Stärken, keiner ist „besser" als der andere. Orchideen-Kinder können bei guter Unterstützung genauso gut – oder sogar besser – gedeihen wie Löwenzahn-Kinder.

Ein hochsensibles Kind zu begleiten, erfordert möglicherweise mehr Geduld, liebevolle Zuwendung, klare Grenzen, Verlässlichkeit und aktives Eintreten für die Bedürfnisse des Kindes. Es ist entscheidend, sich nicht mit Eltern von Löwenzahn-Kindern zu vergleichen, denn HSP-Kinder haben andere Bedürfnisse. Zum Beispiel kann ein lauter Tonfall oder eine scharfe Stimme bei einem Orchideen-Kind deutlich tiefer wirken und intensiver nachhallen als bei einem Löwenzahn-Kind.

Die angeborene Sensibilität Ihres Kindes anzunehmen und zu unterstützen, kann den Familienalltag spürbar harmonisieren. Und: Eine HSP in der Familie kann sogar dazu beitragen, dass ungesunde familiäre Dynamiken nicht ignoriert oder verdrängt werden.

Damit sind wir beim nächsten wichtigen Punkt: Hochsensible Personen können im Familiensystem (oder in anderen sozialen Systemen) wie ein „**Kanarienvogel im Kohlebergwerk**" wirken. Ihre erhöhte Sensibilität lässt sie frühzeitig wahrnehmen, wenn etwas im System aus dem Gleichgewicht geraten ist – was sich dann oft durch Symptome oder Beschwerden zeigt. Anders gesagt: Ihr Körper reagiert wie ein Barometer auf unausgesprochene Spannungen, unausgetragene Konflikte, unterdrückte Gefühle oder familiäre Scham.

Wichtig ist dabei: Nahezu jedes Familiensystem hat in irgendeiner Form mit ungesunden Dynamiken, unklaren Grenzen oder Wachstumspotenzial zu tun. In Familien ohne hochsensible Person werden solche Themen oft übersehen oder beiseitegeschoben. Ist jedoch

> Der Ausdruck „**Kanarienvogel im Kohlebergwerk**" stammt aus einer heute nicht mehr praktizierten Methode: Früher nahmen Bergleute einen Kanarienvogel mit unter Tage, weil dieser viel früher als Menschen oder andere Tiere auf giftige Gase in der Luft reagierte. Wenn der Vogel erkrankte oder starb, war das ein Warnsignal für die Bergleute, den Stollen rechtzeitig zu verlassen, bevor sie selbst zu Schaden kamen. Die Redewendung „Kanarienvogel im Kohlebergwerk" steht daher sinnbildlich für jemanden oder etwas, das frühzeitig vor einer Gefahr oder einem Ungleichgewicht warnt.

eine HSP Teil des Systems – sei es als Kind, Partner:in oder Geschwister –, bleibt wenig „unter dem Teppich". Das kann herausfordernd sein, fördert jedoch auf lange Sicht die Selbstreflexion und lädt sowohl die HSP als auch ihr Umfeld dazu ein, ein bewussteres, aufrichtigeres Leben zu führen und Konflikte offen und ehrlich anzugehen.

Hier sind einige zentrale Punkte, die Hochsensiblen nahestehende Personen berücksichtigen sollten:

- Vermeiden Sie es, Ihre eigene Reaktion auf Reize als Maßstab für das Empfinden der hochsensiblen Person zu nehmen. Dinge wie kratzige Etiketten in der Kleidung, starke Gerüche oder grelles Licht mögen für Sie vielleicht nur unangenehm sein – für Hochsensible können solche Reize jedoch eine echte Belastung sein oder sogar erheblichen Stress auslösen.
- Erlauben Sie der hochsensiblen Person, auf sich selbst zu achten – etwa durch Pausen in überreizenden Umgebungen. Ebenso wichtig ist es, dass auch nicht-hochsensible Personen gut für sich sorgen – zum Beispiel, indem sie erfüllenden Aktivitäten nachgehen, selbst wenn die HSP nahestehende Person in dem Moment nicht daran teilnehmen kann.
- Sich gegenseitig Raum für Selbstfürsorge zu geben und die besonderen Wahrnehmungen hochsensibler Menschen zu verstehen, kann eine tragfähige, respektvolle und unterstützende Beziehung fördern.

Denken Sie daran: Hochsensibilität ist nur ein Persönlichkeitsmerkmal unter vielen – sie macht nicht das gesamte Wesen eines Menschen aus. Andere Eigenschaften können die sensible Seite zeitweise überdecken. Ich selbst war ein hochsensibles Kind, hatte aber auch sehr leistungsorientierte, fleißige und gefällige Persönlichkeitsanteile. In der Oberstufe ließ ich vor allem diese Anteile den Ton angeben: Ich belegte anspruchsvolle Kurse, übte viel und trat regelmäßig mit drei Instrumenten auf, leitete ein eigenes Klavierstudio, nahm an Tanzkursen und Wettbewerben teil, war Cheerleaderin beim Basketball, arbeitete vor der Schule als Rettungsschwimmerin – und so weiter. Eines Morgens wachte ich auf, und meine Augen waren stark geschwollen. Meine Mutter brachte mich sofort zum Arzt – einem weisen Kinderarzt. Er bat mich, alles aufzuschreiben, woran ich beteiligt war, und verschrieb mir dann folgendes: Ich solle drei dieser Dinge aufgeben. Ich weinte und protestierte, weil ich alles entweder liebte oder für nötig hielt. Aber ich folgte seinem Rat – und konnte die verbleibenden Aktivitäten danach umso mehr genießen. Was ich damit sagen will: Man kann hochsensibel sein, ohne dass es nach außen hin auffällt – und ohne seine Bedürfnisse ernst zu nehmen, zumindest eine Zeit lang. Genauso gibt es zwar mehr introvertierte als extrovertierte Hochsensible Personen, doch auch extrovertierte Hochsensible sind keineswegs selten.

Hochsensibel zu sein und gleichzeitig die eigenen besonderen Bedürfnisse nicht erfüllt zu bekommen – gepaart mit Scham oder Verwirrung darüber, die Welt anders zu erleben als die Menschen um einen herum –, bildet für viele (wenn auch nicht alle) Menschen mit Misophonie einen Teil des „Eisbergs unter der Wasseroberfläche". Wenn das bei Ihnen der Fall ist, wird es entscheidend sein, sich diesem Thema zu widmen, um Miggies Vertrauen zu gewinnen. Ihr Leben durch die Linse der Hochsensibilität zu betrachten, hilft Ihnen dabei, Erfahrungen mit mehr Mitgefühl zu integrieren, sich selbst und die Bedürfnisse Ihres Körpers besser zu verstehen und Ihre besonderen Gaben gezielt zu nutzen – all das stärkt Ihr Nervensystem und fördert ein erfüllteres Leben.

C. GLAUBENSSÄTZE

Wenn ein Geräusch, ein Bild oder ein Verhalten zusätzlich etwas symbolisiert, das als besonders verstörend, abstoßend oder wütend machend empfunden wird, verstärkt das die innere Erregung und macht den Reiz deutlich schwerer erträglich. Ein bestimmtes Geräusch kann für eine Person zum Beispiel folgende Bedeutung haben:

- Ich werde nicht einschlafen können und mich morgen miserabel fühlen.
- Ich werde Schwierigkeiten haben, mich zu konzentrieren und bei diesem Test mein Bestes zu geben.
- Mein:e Partner:in ist gestresst (zum Beispiel, weil das Geräusch oder Verhalten etwas ist, das die Person typischerweise in aufgewühlten

Momenten zeigt) und erwartet nun, dass ich mir ihr endloses Auslassen anhöre.

- Meine Mutter / Mein Vater ist nicht gesund.

Wenn jemand wegen Misophonie eine Therapie aufsucht, ist der oder die Betroffene in der Regel bereits von den tieferliegenden Bedeutungen, die mit den eigenen Triggern verbunden sind, innerlich abgekoppelt – der Fokus liegt dann ausschließlich auf dem Trigger selbst als vermeintliches Problem. Ob es ihnen bewusst ist oder nicht: Diese Bedeutungen beeinflussen maßgeblich, wie sie das betreffende Geräusch oder Verhalten verarbeiten.

Manchmal ist das, was das Geräusch oder Verhalten symbolisiert, stark unterdrückt – aus einem oder mehreren der folgenden Gründe:

- Der Gedanke ist zu schmerzhaft, um ihm ins Gesicht zu sehen – besonders, wenn er mit einem Elternteil oder einer anderen Bezugsperson eines Kindes verbunden ist.
- Die betroffene Person schämt sich dafür, solche Gedanken überhaupt zu haben.
- Das Geräusch, Verhalten oder Erlebnis erinnert an ein vergangenes Trauma oder an emotionales Leid.
- Das Verhalten steht im Widerspruch zu etwas, das für das eigene Gefühl von Zugehörigkeit oder Sicherheit als wesentlich empfunden wird (z. B. gute Manieren zu zeigen oder nicht negativ aufzufallen).

Wofür ein Geräusch oder Verhalten symbolisch steht, kann durchaus in der Realität verwurzelt sein – es besteht jedoch eine große Wahrscheinlichkeit, dass diese Bedeutung nicht vollständig zutrifft. Je jünger ein Mensch ist und je begrenzter sein Blick auf die Welt, desto eher ist seine Wahrnehmung verzerrt oder unvollständig. Zudem fällt es Kindern (und auch vielen Erwachsenen) schwer zu verstehen, dass das bloße Auftauchen eines bestimmten Gedankens nicht bedeutet, dass dieser wahr ist oder das gesamte eigene Denken widerspiegelt. Unabhängig davon, ob ein schmerzhafter Gedanke realitätsbasiert ist oder nicht – er ruft in der Regel starke Gefühle hervor, die die emotionale Reaktion auf den auslösenden Reiz erheblich verstärken können.

Einfach nur Fragen zu stellen wie „Was bedeutet es für dich, wenn Papa so [isst]?“ oder „Gibt es etwas Bestimmtes an der Art, wie Mama [isst], das dir besonders zusetzt?“ reicht oft nicht aus, um die tiefere Bedeutung des Verhaltens zu erfassen. Solche Zusammenhänge müssen in der Regel im therapeutischen Prozess mithilfe von Methoden zur inneren Erforschung ans Licht gebracht werden – und zwar erst dann, wenn zwischen Klient:in und Therapeut:in ein Vertrauensverhältnis entstanden ist. Einige Anregungen dazu finden Sie im Kapitel „Weitere Anregungen für Therapeut:innen“.

Hier sind einige Beispiele dafür, was ein Geräusch oder Verhalten symbolisieren kann. Zwar kann die Bedeutung solcher Reize sich auch auf andere Personen als enge Bezugspersonen beziehen, doch liegt der Fokus hier auf dieser Kategorie – da sie in der Regel eine besonders starke emotionale Wirkung hat:

Wenn die Person, auf die ich angewiesen bin / die ich liebe, [X] tut, bedeutet das für mich, dass sie

- gesundheitlich abbaut
- stark gestresst ist
- ihre Umgebung nicht wahrnimmt
- egoistisch ist
- widerlich ist
- keine Selbstkontrolle hat
- keine Zeit für mich hat
- in Richtung [übermäßigen Alkoholkonsum] abgleitet
- mich nicht sieht oder nicht versteht
- sich nicht für meine Gefühle oder mein Unwohlsein interessiert
- versucht, jemand zu sein, der sie nicht ist
- sich für etwas Besseres hält / über Anstand und gutes Benehmen stellt

Hier sind einige Beispiele dafür, wie ein Geräusch, Verhalten oder Erlebnis Erinnerungen an vergangene Traumata oder emotionales Leid auslösen kann:

- Die Situation erinnert mich an Erfahrungen in meiner Kindheit, in denen ich mich unwohl fühlte, aber keinen Handlungsspielraum hatte.

- Dieses Geräusch erinnert mich daran, wie ich meiner besten Freundin sagte, dass ich es nicht mochte, wenn sie das Geräusch machte – und sie meine Gefühle als seltsam abtat und trotzdem weitermachte. Ich fühlte mich damals so beschämt und hilflos.
- Das Geräusch erinnert mich an die Zeit, als meine Mutter eine Krebsbehandlung durchlief und dieses Geräusch oft machte – besonders, wenn es ihr schlecht ging.

In ähnlicher Weise können bestimmte Geräusche oder Verhaltensweisen Unruhe oder Stress auslösen, wenn sie mit tief verankerten Überzeugungen über Zugehörigkeit oder Sicherheit in Konflikt stehen. Zur Veranschaulichung möchte ich zwei Beispiele aus meiner Praxis teilen.

Das erste betrifft eine Klientin, die in zweiter Generation aus einer Einwandererfamilie stammt. Sie hatte verinnerlicht: „Um dazuzugehören und mich sicher zu fühlen, muss ich mich anpassen." Wenn wir solche Überzeugungen verinnerlicht haben – sogenannte „emotionale Lerninhalte" (die ich in Kapitel 5 ausführlich erkläre) –, erwarten wir oft unbewusst, dass auch unsere nahestehenden Menschen sich daran halten, damit auch sie sicher sind. In der Therapie entdeckte die Klientin, dass sie durch das Essverhalten ihrer Familienmitglieder getriggert wurde – vor allem, wenn es Aufmerksamkeit auf sich zog. Denn es widersprach dieser unausgesprochenen inneren Regel.

Das zweite Beispiel ist ein Klient, der durch die Art, wie seine Mutter einen bestimmten Konsonanten aussprach, in Unruhe geriet. Als ich mit ihm erforschte, was ihn daran so störte, sagte er schlicht: „Sie spricht ihn falsch aus." Ich bat ihn, darüber nachzudenken, ob mit solchen Aussprachen emotionale Schmerzen verbunden sein könnten. Daraufhin erzählte er, dass er in der Grundschule jahrelang gehänselt wurde, weil er einen bestimmten Laut anders aussprach. Aus dieser Erfahrung entwickelte sich bei ihm ein unbewusster emotionaler Lerninhalt: „Wenn du Dinge anders aussprichst als die Mehrheit, wirst du angegriffen – also musst du dich anpassen." In der Folge wurde sein Unterbewusstsein jedes Mal alarmiert, wenn die Sprache seiner Mutter davon abwich – weil es das als „unsicher" einstufte.

Solche verstörenden Bedeutungen können manchmal auch mit dem Selbstbild in Verbindung stehen. Gedanken wie: „Ich bin dumm, weil mich dieses Geräusch nervt" oder „Ich bin ein schlechter Mensch, weil mich mein Elternteil anwidert" können aufkommen. Wie bereits erwähnt, zeigt sich die Kampf-oder-Flucht-Reaktion in verschiedenen körperlichen Empfindungen, physiologischen Veränderungen und Emotionen. Bei manchen Menschen treten dabei auch Empfindungen im Genitalbereich auf – selbst in milderen Formen der Stressreaktion (also bevor das Geräusch oder Verhalten überhaupt auf die Bedrohungsliste gesetzt wurde).

Ich habe Fälle erlebt, in denen die Bedeutung, die solchen Empfindungen zugeschrieben wurde, das Erleben des Triggers besonders belastend machte. Manche Menschen fürchten dann, solche Empfindungen könnten bedeuten, dass sie sexuell missbraucht wurden und sich nicht erinnern, während andere glauben, dass etwas grundsätzlich mit ihrem Charakter nicht stimmt. Tatsächlich sind diese Empfindungen einfach Teil der Stress- oder Bedrohungsreaktion des Körpers.

Ich schätze das, was Dr. Gregory in *Sounds Like Misophonia* dazu sagt: „Diese Empfindungen sind unerwünscht und unangenehm. Sie können Gefühle wie Kribbeln, Anschwellen oder Pulsieren beinhalten und Teil einer Angst- oder Ekelreaktion sein."

Sie fährt fort: „Wenn Sie das kennen, seien Sie versichert: Sie sind nicht allein. Es ist kein sexuelles Gefühl, und es ist nichts, wofür Sie sich schämen müssen. Es kann helfen, sich klarzumachen, dass Ihr Körper versucht, Sie vor Verunreinigung und Gefahr zu schützen."

Wenn solche belastenden Bedeutungen im Spiel sind, ist es entscheidend, sie ins Bewusstsein zu holen – damit ihre Gültigkeit hinterfragt wird und Wege gefunden werden können, mit ihnen umzugehen oder sie neu zu bewerten. Nur so kann verhindert werden, dass sie das Erleben von Geräuschen oder Verhalten weiter negativ färben. Sie können eine zusätzliche Ebene darstellen – oder sogar die Wurzel dessen sein, was die Kampf-oder-Flucht-Reaktion überhaupt auslöst.

In vielen Fällen taucht im Verlauf ein Gefühl der Hilflosigkeit auf, das mit dem Trigger verknüpft wird. Wie Sie noch genauer erfahren werden, nimmt Miggie Hilflosigkeit sehr ernst – sie gehört zu den häufigsten Gründen, warum er etwas auf seine Liste setzt.

Viele der oben genannten Beispielüberzeugungen können besonders bei Kindern zu einem Gefühl von Hilflosigkeit führen. Im nächsten Abschnitt geht es um weitere Wege, wie ein solches Hilflosigkeitserleben entstehen kann.

D. HILFLOSIGKEIT

Hilflosigkeit ist für Miggie ein großes Thema – und ein ernst zu nehmendes Warnsignal. Wie Sie in Kapitel 7 noch genauer erfahren werden, ist Hilflosigkeit derjenige physiologische Zustand, der dem Tod am nächsten kommt – und denken Sie daran: Miggies oberstes Ziel ist es, Sie am Leben zu erhalten. Deshalb bekommt dieses Gefühl sofort seine volle Aufmerksamkeit und führt fast immer dazu, dass etwas auf die Bedrohungsliste gesetzt wird.

Es gibt viele Faktoren, die insbesondere bei Kindern das Gefühl von Hilflosigkeit auslösen können – gerade wenn sie Unbehagen im Zusammenhang mit [Kaugeräuschen] erleben. Häufige Ursachen sind unter anderem:

- **Physische Fallen:** Situationen, in denen man sich körperlich nicht entziehen kann – etwa im Auto festsitzen, in engen Wohnverhältnissen mit Nachbar:innen leben oder mit der Familie während einer Pandemie auf engem Raum zusammen sein.
- **Psychologische Fallen:** Situationen, in denen das Verlassen mit negativen Konsequenzen oder Scham verbunden wäre – zum Beispiel am Esstisch sitzen bleiben müssen oder eine Prüfung schreiben, während die Person, die neben einem sitzt, Kaugummi kaut.
- **Angst vor Ausdruck:** Das Gefühl, nicht sagen zu können, was einen belastet – aus Sorge, dass die andere Person es persönlich nimmt oder mit Wut oder Scham reagiert.
- **Abgewertete Gefühle:** Die Überzeugung, dass die eigenen Gefühle nicht legitim sind (z. B. weil sonst niemand auf das Geräusch oder Verhalten zu reagieren scheint).
- **Fehlende Strategien zur Selbstregulation:** Wenn man nicht versteht, warum einen ein Geräusch so aus der Fassung bringt (etwa durch ein enges Toleranzfenster) oder keine Strategien kennt, um mit dem eigenen Nervensystem in Dialog zu treten (wie in Kapitel 11 beschrieben wird), fühlt man sich den eigenen Stressreaktionen ausgeliefert – was zu einem starken Gefühl von Hilflosigkeit führen kann.

- **Gefühl von Endlosigkeit:** Der Eindruck, dass das belastende Geräusch oder Verhalten kein Ende nehmen wird – wie etwa das dauerhafte Kauen von Kaugummi – kann das Gefühl verstärken, mit dem Unbehagen gefangen zu sein.
- **Symbolische Bedeutung:** Viele der Bedeutungen, die dem Geräusch oder Verhalten zugeschrieben werden (wie im vorherigen Abschnitt beschrieben), können ebenfalls zu einem Gefühl von Hilflosigkeit führen.

Wenn eine Kombination der zuvor genannten Risikofaktoren vorliegt – also Unterschiede in der Gehirnstruktur, ein enges Toleranzfenster, verstörende symbolische Bedeutungen und Gefühle von Hilflosigkeit – kann ein eigentlich alltägliches Gefühl von Ekel oder Genervtheit über [Papas Kauen] in ein Erleben von Überforderung oder Leid umschlagen. In diesem Fall wird Miggie das Geräusch auf seine Bedrohungsliste setzen (vor allem dann, wenn ein Gefühl von Hilflosigkeit im Spiel war). Das gibt ihm die Erlaubnis, bei der nächsten Begegnung mit [Papas Kauen] die Kampf-oder-Flucht-Reaktion auszulösen – ganz ohne Beteiligung des Verstandes. Für Miggie ist Flucht oder Angriff dem Gefühl von Hilflosigkeit eindeutig vorzuziehen – es ist seine Art, dafür zu sorgen, dass dieses Gefühl in ähnlichen Situationen künftig vermieden wird.

Sobald das Geräusch auf der Liste steht, hat Miggie außerdem die Möglichkeit, es auf andere Menschen und ähnliche Reize zu verallgemeinern. Ohne ein klares Verständnis davon, was der eigene Körper da tut – und warum –, können Verwirrung und Angst leicht zur Entstehung weiterer Trigger und zusätzlicher belastender Ebenen führen.

Einige zusätzliche Hinweise:

- Diese Liste von Risikofaktoren ist nicht vollständig – auch andere Faktoren, wie etwa ein besonders feines Gehör, können eine Rolle spielen.
- Falls Sie jetzt denken: „Mein Kind / mein:e Partner:in hat überhaupt kein Problem damit, seine/ihre Meinung zu sagen oder Wut und Ekel offen zu zeigen, wenn ein Trigger auftritt" – bedenken Sie bitte, dass ich mich auf die Zeit vor dem Moment beziehe, in dem der Reiz auf die Bedrohungsliste gesetzt wurde. Es geht also darum,

was ursprünglich zu einem Erleben von Leid und Hilflosigkeit beigetragen hat.

- Sobald der Reiz einmal auf der Liste steht, ist es tatsächlich häufig so, dass Betroffene ihre Gefühle – zumindest gegenüber den Menschen, durch die sie regelmäßig getriggert werden – sehr direkt äußern. Denn ihr Körper sendet ihnen nun starke Signale zum Kämpfen oder Fliehen.

E. UNWISSENHEIT

Die meisten Menschen haben nicht die richtigen Informationen, um zu verstehen, was mit ihnen selbst oder ihrem Kind passiert, wenn durch [Kauen] eine Kampf-oder-Flucht-Reaktion oder starke Emotionen ausgelöst werden. Dennoch haben wir als Menschen das Bedürfnis, unsere Erfahrungen – besonders belastende – irgendwie zu verstehen. Das Problem dabei: Häufig werden dabei falsche Zusammenhänge hergestellt und daraus ungünstige Überzeugungen oder sogenannte „emotionale Lerninhalte" gebildet. Diese fügen dem ursprünglichen Problem – nämlich dass Kauen als Bedrohung markiert wurde – zusätzliche Schichten aus Scham, Hilflosigkeit, Hoffnungslosigkeit und vielem mehr hinzu. Je weniger wir über die tatsächlichen Zusammenhänge wissen, desto wahrscheinlicher ist es, dass sich zahlreiche und problematische emotionale Lerninhalte entwickeln. Diese zusätzlichen Schichten verwandeln den kleinen Schneeball von [Kauen als Bedrohung] in den „Eisberg" der Misophonie. Kapitel 5 erklärt ausführlich, was emotionale Lerninhalte sind, wie sie entstehen und welche Wirkung sie entfalten. Doch an dieser Stelle möchte ich zunächst kurz darauf eingehen, warum bei Betroffenen und in ihren Familien oft so viel Verwirrung rund um die Misophonie herrscht – und einen Überblick geben, wie sich allmählich diese vielen belastenden Schichten aufbauen.

- Misophonie-Trigger werden ohne Beteiligung des bewussten Verstandes auf die Bedrohungsliste gesetzt. Deshalb ergibt es für den Verstand keinerlei logischen Sinn, warum der Körper so heftig auf [Kauen] reagiert. Wenn Sie (und Ihre Angehörigen) nicht darüber aufgeklärt sind, wie das Unterbewusstsein und das Bewusstsein funktionieren – was bei den meisten Menschen der Fall ist – entsteht zwangsläufig Verwirrung darüber, was gerade passiert. Das führt häufig zu Schamgefühlen – und dazu, dass der Verstand Miggie, den „inneren Wachhund", dafür beschimpft, dass er anschlägt oder das Sicherheitssystem aktiviert, obwohl der Verstand selbst darin keine Bedrohung erkennt. Doch diese Art, mit Miggie umzugehen, geht nach hinten los. Denn Miggie schlussfolgert daraus, dass der Verstand Sicherheit nicht ernst nimmt. Aus seiner Sicht steht alles, was auf seiner Liste gelandet ist, aus gutem Grund dort. Wenn der Verstand also sagt: „Kauen ist doch nicht schlimm – also halt die Klappe, du dummer Köter!", kommt das für Miggie dem Satz gleich: „Mit Feuer zu spielen ist harmlos – also reg dich nicht so auf, du Idiot!" Ab diesem Punkt hält Miggie den Verstand in Bezug auf dieses spezielle Thema nicht mehr für vertrauenswürdig – was die Wahrscheinlichkeit erhöht, dass er in Zukunft selbst die Kontrolle übernimmt, sobald diese „Bedrohung" auftaucht.

- In der Regel braucht es mehrere zusammenwirkende Faktoren, damit [Kauen] überhaupt als Bedrohung eingestuft wird – es gibt also selten einen einzigen konkreten Auslöser, den man dafür verantwortlich machen kann. Anders als bei einer klaren Erfahrung wie: „Ich habe etwas gegessen und wurde krank – deshalb ekelt es mich nun davor", gibt es bei den meisten Misophonie-Triggern keine eindeutige oder bewusste Begründung für die Reaktion.
- Oft dauert es eine ganze Weile, bis Menschen überhaupt herausfinden, dass sie mit ihrem Erleben nicht allein sind – denn Misophonie ist noch wenig bekannt. Solange man glaubt, „Das betrifft nur mich", und nicht versteht, warum es passiert, versucht man meist, das Problem zu verbergen – was Scham erzeugt.
- Wenn Sie erkannt haben, dass Ihre Reaktion mit Misophonie zu tun hat, war das vermutlich zunächst erleichternd. Doch als Sie versucht haben, mehr darüber zu erfahren und herauszufinden, was man dagegen tun kann, sind Sie wahrscheinlich auf viele widersprüchliche Informationen gestoßen – was Sie möglicherweise genauso ratlos zurückgelassen hat wie zuvor, wenn nicht sogar noch mehr. Diese Verwirrung führt schnell zu einem Gefühl von Hoffnungslosigkeit. Die widersprüchlichen Informationen lassen sich zum Teil so erklären:

- Misophonie ist erst seit Kurzem Gegenstand wissenschaftlicher Forschung. Ein gemeinsames Verständnis über Wesen und Behandlung eines Syndroms zu entwickeln, braucht viel Zeit und Geld.
- Misophonie liegt an der Schnittstelle mehrerer Fachgebiete – darunter Neurologie, Sensorik-/Ergotherapie, Psychotherapie und Audiologie. Das erschwert nicht nur die Suche nach passenden Fachkräften, sondern sorgt auch dafür, dass die verschiedenen Disziplinen unterschiedlich schnell auf einen gemeinsamen Nenner kommen. Dadurch haben Sie wahrscheinlich widersprüchliche Botschaften erhalten – zum Beispiel sagen manche Quellen, dass Aufklärung und Rücksichtnahme besonders wichtig sind, während andere sie als problematisch darstellen.

- Vielleicht sind Sie auch auf Aussagen gestoßen wie: „Es gibt keine Heilung" – und haben daraus geschlossen, dass es keine Lösungen gibt. Doch diese Formulierung ist irreführend und kann unbeabsichtigt ein Gefühl von Hilflosigkeit fördern.
- Anders als bei einer Phobie, bei der wiederholter Kontakt mit dem Auslöser (z. B. Spinnen) zu einer Gewöhnung führen kann, verstärkt der Kontakt mit Misophonie-Triggern ohne Gefühl von Selbstwirksamkeit meist Miggies Überzeugung, dass es sich um eine reale Bedrohung handelt. Noch problematischer: Wenn Triggererlebnisse mit einem Gefühl von Hilflosigkeit einhergehen, kann das zur Entstehung neuer Trigger führen. Teil 2 dieses Buches widmet sich deshalb der Frage, wie man im Umgang mit Triggern wieder **Selbstwirksamkeit** gewinnen kann.

> **Selbstwirksamkeit** ist das Gegenteil von Hilflosigkeit. Der Begriff beschreibt die Fähigkeit eines Menschen, gezielt zu handeln, Entscheidungen zu treffen und Einfluss auf die eigenen Lebensumstände sowie die emotionale Selbstregulation zu nehmen. Handlungsspielraum geht mit einem Gefühl von Selbstwirksamkeit und innerer Stärke einher.

> **Unabsichtliches Gaslighting** passiert, wenn jemand Sie dazu bringt, an sich selbst oder an Ihrer Wahrnehmung zu zweifeln – ohne es zu merken oder zu beabsichtigen. Das kann geschehen, indem Ihre Gefühle oder Erfahrungen abgewertet werden oder indem Ihnen gesagt wird, etwas sei möglich, obwohl es das nicht ist – oder zumindest nicht so einfach, wie es dargestellt wird.

- Die natürliche menschliche Reaktion auf Unbehagen ist Widerstand. Doch paradoxerweise verstärkt genau dieser Widerstand Miggies Einschätzung, dass es sich um eine ernste Bedrohung handelt – und hebt den Trigger in der inneren Liste weiter nach oben, was künftige Reaktionen noch intensiver machen kann. Allerdings ist es leichter gesagt als getan, „nicht in den Widerstand zu gehen". Wird das als einfache Lösung angeboten, kann es schnell zum **unbeabsichtigten Gaslighting** kommen – besonders für Kinder (aber auch für Erwachsene), wenn es tiefere Gründe für Miggies Hypervigilanz gegenüber bestimmten Menschen gibt. Mehr dazu, wie man mit Widerstand heilsam umgehen kann, finden Sie in den Kapiteln 11 und 16c.
- Die meisten Menschen verfügen nicht über das nötige Wissen oder die Mittel, um die Stressenergie aus Kampf- oder Fluchtreaktionen wieder aus dem Körper zu entlassen – und es ist oft schwer, überhaupt die Zeit und den Raum dafür zu finden, weil Misophonie-Trigger so häufig und in alltäglichen Kontexten auftreten und dabei oft als „übertrieben" oder „irrational" abgetan werden. Die Folge ist ein wachsender Berg an gebundener Stressenergie im Körper. Kapitel 12 zeigt Methoden auf, wie man diese Energie gezielt lösen kann.
- Wenn Menschen nicht wissen, wie sie mit Misophonie umgehen sollen, versuchen sie meist, Trigger entweder zu vermeiden oder zu stoppen – koste es, was es wolle. Da diese Trigger jedoch regelmäßig auftreten, ist das sehr kräftezehrend – für den Körper ebenso wie für Beziehungen.
- Da Misophonie das tägliche Leben erheblich beeinträchtigen kann, investieren viele Menschen viel Zeit und Geld in die Suche nach

möglichen Lösungen. Wenn diese nicht helfen, hinterlässt das nicht nur finanzielle, sondern auch emotionale Erschöpfung – und verstärkt das Gefühl von Hoffnungslosigkeit.

All diese Dinge heizen Miggie nur noch weiter an – und lassen ihn das innere „Haus" als zunehmend hilflos, verletzlich und dringend schutzbedürftig erscheinen. Für ihn ist das ein klares Zeichen, dass er die Kontrolle übernehmen muss. In fachlicheren Worten ausgedrückt: Wenn wir verwirrt sind und weder Wissen noch Handlungsspielraum oder geeignete Fähigkeiten im Umgang mit dem, was da passiert, haben, schaltet das Gehirn in einen Angst-Modus, beschränkt auf automatische Reaktionen. Der wirksamste Weg, um dieser Verwirrung zu begegnen, ist Bildung – für Sie selbst und Ihre Angehörigen. Allein dadurch, dass Sie dieses Buch lesen, machen Sie bereits einen großen Schritt, um diesen Risikofaktor aus dem Weg zu räumen.

4.
TRAUMA VERSTEHEN

Zu verstehen, wie Trauma entsteht – und wie es sich negativ auf das eigene „Haus“ auswirkt, wenn es nicht verarbeitet wird – ist von zentraler Bedeutung.

Trauma entsteht, wenn eine Erfahrung entweder „zu viel und zu früh“, „zu viel und zu lange“ oder „zu wenig und zu lange“ ist (Duros & Crowley, 2014, S. 238) – also in einem Ausmaß oder einer Dauer auftritt, die das Nervensystem einer Person überfordert. Die dadurch aktivierten selbstschützenden physiologischen Reaktionen, Erregungsenergie und Emotionen können dann nicht vollständig verarbeitet und abgeleitet werden. In diesem Zustand von Überwältigung und Hilflosigkeit schaltet das Nervensystem in einen Erstarrungszustand – auch als dissoziativer Zustand, dorsal-vagaler Zustand oder Shutdown bezeichnet. Die dabei ausgeschütteten Botenstoffe (wie Adrenalin, Cortisol usw.), die Abwehrreaktionen und Gefühle – im Folgenden kurz als „Energie“ zusammengefasst – bleiben im Körper gefangen. Sie versuchen, sich zu entladen, bleiben aber stecken – was häufig zu Symptomen führt. Das zugrundeliegende Ereignis muss dabei keineswegs dramatisch sein, damit dieser Prozess ausgelöst wird.

Tiere in freier Wildbahn geraten regelmäßig in lebensbedrohliche Situationen, werden aber nur selten traumatisiert. Warum? Weil sie, sobald sie in Sicherheit sind, instinktiv die im Körper verbliebene Energie *entladen* – durch Zittern, Zucken, Springen oder andere körperliche Reaktionen – und sich danach *ausruhen*. Auf diese Weise schließen sie den sogenannten „Abwehrreaktions-Zyklus“ ab. Auch Menschen besitzen diese angeborene Fähigkeit zur vollständigen Entladung. Doch unser stark entwickelter präfrontaler Cortex, der ‚denkende‘ vordere Teil des Gehirns, kommt uns dabei oft in die Quere. Sobald es wieder aktiv ist, unterbrechen wir diesen natürlichen Prozess oft unbewusst. Statt unseren Körper zittern, weinen oder zucken zu lassen, halten wir ihn zurück – aus Scham, weil uns der Raum oder die Erlaubnis fehlt, weil wir Angst vor dem haben, was das bedeuten könnte, weil wir als Kind keine ausreichende Unterstützung hatten, um das Erlebte zu verarbeiten, weil wir von medizinischem Personal festgehalten wurden – oder weil wir denken, wir müssten einfach im Alltag weitermachen. Das Ergebnis: Überschüssige Abwehrenergie bleibt in Muskeln, Faszien, Organen und im Nervensystem gespeichert – manchmal ein Leben lang. Die Ansammlung dieser gebundenen Energie kann eine Vielzahl von Symptomen und kompensatorischen Verhaltensweisen hervorrufen.

Viele Menschen gehen davon aus, in ihrem Leben kein Trauma erlebt zu haben – weil sie den Begriff „Trauma" ausschließlich mit offensichtlichen Ereignissen wie körperlichem oder sexuellem Missbrauch, Kriegserfahrungen, Autounfällen oder großen Katastrophen verbinden. Wer jedoch die Weite und Vielschichtigkeit von Trauma versteht, weiß: Ich kenne niemanden, der seine Kindheit ganz ohne traumatische Erfahrungen überstanden hat – sei es durch ein einmaliges Erlebnis wie eine schwierige Geburt, einen medizinischen Eingriff oder einen Sturz auf dem Spielplatz, oder durch wiederholte belastende Erfahrungen wie Familienkonstellationen, in denen man ständig „wie auf Eierschalen" läuft. Oder durch dauerhaft unerfüllte emotionale Grundbedürfnisse oder ein Schulumfeld, in dem man immer wieder das Gefühl bekommt, nicht dazuzugehören – etwa wegen Hautfarbe, Geschlecht, Sexualität, Aussehen, Religion oder Überzeugungen. Selbst scheinbar harmlose Erfahrungen können traumatisch sein – wenn man sich in dem Moment hilflos und überfordert fühlt und das Erlebte das eigene Nervensystem übersteigt. Das kann etwa passieren, wenn man müde, hungrig, krank, sehr jung oder emotional erschöpft ist. Viele traumatische Erlebnisse beinhalten auch eine Form von Verlust – wie der Tod eines Haustiers oder Angehörigen, ein Schulwechsel, der Verlust des Arbeitsplatzes oder ein Umzug. Wie bereits erwähnt, können Menschen sogar unverarbeitete Traumata aus vorherigen Generationen mit sich tragen. Die epigenetische Forschung zeigt, dass traumatische Ereignisse bestimmte Gene aktivieren können – und dass diese Prägungen an nachfolgende Generationen weitervererbt werden können.

Was letztlich als traumatisch empfunden wird, ist von Person zu Person – und von Nervensystem zu Nervensystem – unterschiedlich. Hochsensible Personen etwa sind anfälliger für traumatische Überwältigung als nicht-hochsensible Menschen – ebenso Menschen mit einer Vorgeschichte von Entwicklungstrauma oder komplexem Trauma. Faktoren wie die zur Verfügung stehenden inneren Ressourcen (z. B. wie erschöpft jemand in dem Moment ist), das soziale Umfeld und dessen Unterstützung, die persönliche Deutung des Geschehens sowie das Alter spielen eine entscheidende Rolle dafür, ob eine Erfahrung traumatisierend wirkt. Je jünger eine Person ist, desto wahrscheinlicher ist es, dass sie verwirrt, hilflos und überfordert auf eine Situation reagiert – und damit steigt auch das Risiko, dass sie als Trauma im Körper gespeichert wird. Kinder erleben Dinge grundsätzlich viel intensiver als Erwachsene. Und je jünger ein Kind ist, desto größer ist die Wahrscheinlichkeit, dass ein unverarbeitetes Trauma seine Entwicklung langfristig beeinflusst und tiefere Spuren hinterlässt. Selbst wenn wir uns nicht bewusst an das Ereignis erinnern, bleibt es im Körper gespeichert und beeinflusst uns weiterhin über das Nervensystem. Auch Wiederholung und Dauer der Belastung spielen eine entscheidende Rolle und erhöhen die Wahrscheinlichkeit einer Traumafolgestörung.

Wie man sich vorstellen kann, machen diese komplexen Zusammenhänge die Forschung zur Rolle von Trauma bei Erkrankungen wie Misophonie besonders herausfordernd. Häufig wird in Studien der sogenannte ACE-Test (Adverse Childhood Experiences, Belastende Kindheitserfahrungen) verwendet, um das Vorhandensein von Kindheitstraumata zu messen. Dieser Test erfasst jedoch lediglich, wie viele bestimmte negative Kindheitserfahrungen (z. B. Missbrauch, Scheidung, psychische Erkrankung in der Familie) eine Person gemacht hat. Er berücksichtigt jedoch nicht wichtige Variablen wie den Zeitpunkt, die Wiederholung und Intensität der Erlebnisse – oder das Vorhandensein von Resilienzfaktoren und genetischer Verwundbarkeit. Um den tatsächlichen Einfluss von Trauma auf eine bestimmte Störung beurteilen zu können, muss die Forschung nicht nur die erlebten Ereignisse erfassen, sondern auch untersuchen, wie diese von der betroffenen Person verarbeitet wurden – und ob sie nachhaltige Auswirkungen auf das Stressreaktionssystem hatten. Das wäre ein deutlich präziserer Maßstab als ein reiner ACE-Wert oder die Frage, ob eine Person die Kriterien für eine PTBS-Diagnose (PTBS: Posttraumatische Belastungsstörung) nach dem DSM-5-TR (Das DSM ist ein in den USA herausgegebenes Klassifikationssystem für psychische Störungen, das weltweit genutzt wird, ähnlich wie die ICD der WHO) erfüllt (welches sich auf Erlebnisse beschränkt, bei denen man direkt oder indirekt mit Tod, Lebensbedrohung, schwerer Verletzung oder sexueller Gewalt konfrontiert war). Der renommierte Psychiater, Neurowissenschaftler und Trauma-Experte Dr. Bruce D. Perry betont: Die Mehrheit der Traumasymptome äußert sich nicht in Form einer klassischen posttraumatischen Belastungsstörung (PTBS). Wie Sie sich vorstellen können, ist die Art von Studie, die ich hier vorschlage, sehr viel umfassender – und auch kostspieliger – als solche, die sich allein auf ACE-Werte oder PTBS-Diagnosen stützen.

Trauma vs. Leid:

“Wie man Trauma und traumatische Erinnerung im Gegensatz zu starkem, aber nicht „traumatischem“ Leid definiert, ist unter Psychotherapeut:innen seit Langem Gegenstand intensiver Diskussion. So begegnet man häufig der Unterscheidung zwischen „großem T-Trauma“ und „kleinem t-trauma“, doch wie genau diese Kategorien zu verstehen sind, darüber gehen die Meinungen weit auseinander. Unser pragmatischer Ansatz in der psychotherapeutischen Arbeit besteht darin, anzuerkennen, dass traumatische Erinnerungen im Spiel sind, wenn die Person drei oder mehr der folgenden Symptome beschreibt – also Symptome, die als typische posttraumatische Folgen bekannt sind:

- Angstzustände oder Panikattacken
- Ängstliche Hypervigilanz (Übererregung)
- Emotionale Abgestumpftheit
- Dissoziation, Gefühllosigkeit
- Vermeidungsverhalten
- Gefühl, zwischenmenschlich „unsichtbar“ zu sein
- Aufdringliche Bilder oder innere Szenen
- Stillsitzen *ohne Aktivität* ist kaum auszuhalten
- Wellen von quälenden Körperempfindungen
- Große Lücken im autobiografischen Gedächtnis
- Hinweise (in der Erzählung) auf extreme Belastungserfahrungen
- Fehlende kohärente Lebensgeschichte
- Situatives getriggert Werden mit starker emotionaler oder veränderter Zustandsreaktion
- Wiederkehrende Albträume oder sich hartnäckig wiederholende Trauminhalte

Manche unserer Klient:innen zeigen jedoch nicht drei oder mehr dieser Symptome – und dennoch haben sie in früheren Lebensphasen intensiv gelitten. Dieses Leid hat emotionale Lerninhalte (Schemata) hervorgebracht, die außerhalb des bewussten Erlebens wirken und Symptome verursachen. Die Tatsache, dass wir ihr früheres Leiden nicht als „Trauma" im engeren Sinn bezeichnen, schmälert in keiner Weise unsere Anerkennung dafür, wie tief dieses Leid war – und wie stark es ihr Leben geprägt hat." (Ecker, 2023, p. 71)

Die meisten Menschen mit Misophonie zeigen drei oder mehr der zuvor beschriebenen Symptome – besonders häufig treten Angst, ängstliche Hypervigilanz, Vermeidungsverhalten, starke körperliche Empfindungen und situationsabhängiges getriggert Werden in intensiven emotionalen Zuständen auf.

An diesem Punkt denken Sie vielleicht: Okay, vielleicht gab es also doch ein traumatisches Erlebnis. Aber wenn das Ereignis oder die Situation vorbei ist – warum kann ich (oder mein Kind oder meine Partnerperson) dann nicht einfach damit abschließen? Kurz gesagt: Weil Trauma nicht im Verstand, sondern im Unterbewusstsein und im Körper gespeichert wird. Genau jener Teil des Gehirns, der sagt: „Es ist vorbei, also komm darüber hinweg", ist nicht der Teil, in dem das Trauma weiterwirkt. Lassen Sie mich erklären, warum das Überlebenshirn – also Miggie – nicht einfach zur Tagesordnung übergehen kann, wenn eine traumatische Erfahrung nicht vollständig verarbeitet wurde.

Der Verstand kann sehr wohl „wissen", dass das Ereignis vorbei ist. Doch wenn der sogenannte „Abwehrreaktionszyklus" – also das Ausschütteln, Durchfühlen und Lösen der körperlichen und emotionalen Reaktionen – nicht abgeschlossen wurde, fehlt Miggie die Nachricht: „Es ist vorbei". Aus seiner Sicht war gerade ein Tiger dabei, Sie anzugreifen. Sie sind in einen Zustand von Erstarrung und Hilflosigkeit gefallen, und der Tiger hat für den Moment das Interesse verloren. Aber er könnte jederzeit zurückkommen. Also bleibt Miggie auf der Lauer, um beim kleinsten Hinweis auf die Rückkehr des Tigers blitzschnell zu reagieren – damit Sie nicht erneut hilflos sind. Sobald er auch nur eine Spur dieses Tigers (also Triggers) wittert, schleudert er Ihnen eine so starke Ladung an Wut oder Ekel ins System, dass Sie kämpfen oder fliehen – und endlich in Sicherheit sind! All das passiert unbewusst. Auf bewusster Ebene spüren Sie nur: Angst, ständiges Grübeln über die Rückkehr des Triggers, intensives Verlangen, ihn zu stoppen oder ihm zu entkommen. Kurz gesagt: Unverarbeitetes Trauma verhindert, dass wir wirklich im Hier und Jetzt ankommen können.

Vielleicht denken Sie nun: Aber ich (oder mein Kind / meine Partnerperson) kämpfe oder fliehe ja bei jedem Trigger – heißt das nicht, dass der Zyklus damit abgeschlossen ist? Wahrscheinlich nicht. Wie ich später noch anschaulicher erklären werde, bedeutet die vollständige Verarbeitung des Abwehrzyklus, dass man die damit verbundenen Emotionen, Körperempfindungen und Impulse in einem sicheren, verkörperten Zustand durchläuft – bis zur natürlichen Beruhigung. Darüber hinaus müssen auch die emotionalen Lerninhalte, die aus der traumatischen Erfahrung entstanden sind, mit einbezogen und neu bewertet werden.

Wenn man Trauma durch diese Linse betrachtet, dann können viele Symptome wie Angst, Depression, Perfektionismus – und auch Misophonie – als der Versuch des Körpers verstanden werden, Sie zu beschützen. Doch wenn uns die zugrunde liegenden Gründe nicht bewusst sind und keine Traumabearbeitung erfolgt, dann kippt der Schutzmechanismus mit der Zeit in eine Belastung. Die Reaktion ist nicht mehr adaptiv (an die gegenwärtige Situation angepasst), sondern mehr und mehr maladaptiv (mal: schlecht). Der Körper bleibt in diesem Muster – solange, bis er die Information bekommt: „Es ist wirklich vorbei." Für manche ist es tatsächlich noch nicht vorbei – zum Beispiel, weil Überforderung und Hilflosigkeit im Alltag weiterhin auftreten, etwa durch ständige Trigger. In solchen Fällen müssen zuerst die äußeren Bedingungen verändert oder bearbeitet werden. Für andere aber ist das Umfeld mittlerweile sicherer – sie haben z. B. ein besseres Selbstfürsorgeverhalten, mehr Handlungsspielraum oder ein tieferes Verständnis für sich selbst entwickelt. Hier geht es darum, dass Miggie endlich die Botschaft bekommt: „Es ist vorbei. Du kannst dich entspannen." Dieses Buch soll Ihnen genau dabei helfen – nämlich zu verstehen, wie Sie beide Wege beschreiten können: entweder die realen Ursachen von Hilflosigkeit anzugehen oder Miggie zu informieren, dass sie nicht mehr bestehen.

Wenn Sie zusätzlich viel unverarbeitetes Trauma aus anderen Lebensbereichen mitbringen, lohnt es sich oft, zuerst dort anzusetzen – vorausgesetzt, diese Erfahrungen liegen in der Vergangenheit. Wie bereits erläutert, verengt unverarbeitetes Trauma das „Toleranzfenster" Ihres Nervensystems – und macht Sie dadurch anfälliger für Überforderung und Hilflosigkeit im Umgang mit Misophonie-Triggern.

Stellen Sie sich das Leben wie eine Fahrt mit einem Floß auf einem Fluss vor. Solange Sie sich im Flussbett bewegen, befinden Sie sich in einem regulierten Zustand – also innerhalb Ihres Toleranzfensters. Jedes Trauma verengt diesen Fluss.

Je mehr traumatische Erfahrungen sich angesammelt haben, desto schmaler wird das Flussbett. Die alltäglichen Belastungen und Reize – wie störende oder ekelerregende Geräusche – sind dabei wie Steine und Felsen im Fluss, mal klein, mal groß. Je enger der Fluss ist, desto schneller strömt das Wasser – und desto weniger Raum bleibt, um auszuweichen. Die Wahrscheinlichkeit, dass Sie mit einem Felsen kollidieren und ans Ufer geschleudert werden (also aus Ihrem Toleranzfenster fallen), steigt – und ruft sofort Miggie auf den Plan.

Zusätzlich bringt fast jedes Trauma ein oder mehrere emotionale Lerninhalte mit sich, die das eigene Weltbild und die Strategien zur Bewältigung nachhaltig prägen. Der nächste zentrale Punkt in diesem Buch ist deshalb: Was sind emotionale Lerninhalte, wie wirken sie – und welche Rolle spielen sie bei Misophonie?

5. EMOTIONALE LERNINHALTE

Mit **emotionalen Lerninhalten** meint man das, was entsteht, wenn wir in einem Moment starker Emotionen – etwa Hilflosigkeit, intensiver Wut oder Ekel – lernen. Traumatische Erlebnisse führen in der Regel zu solchen emotionalen Lerninhalten, aber sie können auch aus nicht-traumatischen Erfahrungen entstehen – etwa durch wiederholte, kleinere Erlebnisse emotionaler Belastung.

Wenn man Symptome im Zusammenhang mit dem zugrunde liegenden emotionalen Lerninhalt betrachtet, wird klar, dass Symptom und Lerninhalt zusammengehören. Mit anderen Worten: Sie sind kohärent, also folgerichtig. Uns ist diese Verbindung jedoch oft nicht bewusst, weil emotionale Lerninhalte typischerweise in einem niedrigeren, nicht-kognitiven Hirnzustand entstehen – also in Momenten, in denen der bewusste Verstand teilweise „offline" ist.

> In der Psychotherapie werden **emotionale Lerninhalte** auch als „implizite Schemata/Erinnerungen", „mentale Modelle", „Lasten, die von Persönlichkeitsanteilen getragen werden", „Schutzaufgaben, die solchen Anteilen übertragen wurden" und „Kernüberzeugungen" bezeichnet.

Je weniger wir über die wahren Ursachen unseres emotionalen Leidens wissen, desto mehr und problematischer werden die daraus entstehenden emotionalen Lerninhalte.

Beim Entstehen solcher Lerninhalte in einer belastenden Situation ist es, als würden wir innerlich Sätze vervollständigen wie:

Ich leide, weil …
Dieser Schmerz passiert, weil …
Das Erlebnis war so furchtbar, weil …
Man hat mich so behandelt, weil …
Um nie wieder so zu fühlen, muss ich …
Um zu verhindern, dass das wieder passiert, muss ich …

Beachten Sie, dass solche Schlussfolgerungen und Interpretationen sehr schnell und in einem nicht-integrierten Gehirnzustand gebildet werden. Deshalb ist das bewusste Erleben dieser Gedanken oft schon im Moment ihrer Entstehung gering – und kurz danach meist gar nicht mehr vorhanden. Je jünger jemand ist, desto wahrscheinlicher ist es, dass diese Schlussfolgerungen unrichtig sind (aufgrund einer noch begrenzten Sicht auf die Welt) und stark auf die eigene Person bezogen werden.

In der folgenden Tabelle finden sich Beispiele für emotionales Leiden, die daraus entstandenen emotionalen Lerninhalte (also wie die Person ihr Leiden interpretiert und was sie glaubt, künftig tun zu müssen, um es zu vermeiden) und das kohärente bzw. funktionale Symptom, das daraus resultiert. Manchmal können funktionale Symptome zu zusätzlichen Symptomen führen, die als Folgesymptome bezeichnet werden. Bitte beachten Sie: Dies sind lediglich Beispiele. Die emotionalen Lerninhalte und Symptome, die sich aus einer bestimmten leidvollen Erfahrung ergeben, können sich von Person zu Person erheblich unterscheiden.

Ausgangserfahrung	Resultierender emotionaler Lerninhalt	Resultierende funktionale Symptome	Resultierende Folgesymptome
Wechsel der Mittelschule und Schwierigkeiten, Freund:innen zu finden. Einsamkeit und Traurigkeit, insbesondere beim täglichen Alleinessen in der Mittagspause.	Ich muss alles tun, um dazuzugehören, um die schrecklichen Gefühle der Isolation zu vermeiden.	People-Pleasing, einschließlich Nachgeben gegenüber negativem Gruppenzwang und Unauthentisch-Sein, um als Teil der Gruppe gesehen zu werden.	Mit der Zeit führen diese funktionalen Symptome zu Ärger in der Schule und mit den Eltern, zu Schamgefühlen und schließlich zu Depressionen.
Wenn du deinem Vater sagst, dass du etwas Abstand brauchst (oder ihm in irgendeiner Weise widersprichst), stürzt er in eine Spirale aus Scham und Verteidigung. Er hört nicht auf, bedrückt herumzulaufen oder auf seinem Standpunkt zu beharren, bis du es so drehst, dass du im Unrecht warst, dies überhaupt gesagt zu haben. Es erfolgt keine Klärung, und Ähnliches passiert noch einige Male. Jedes Mal fühlst du dich danach elend.	Ich darf keine Unzufriedenheit oder keinen Widerspruch gegenüber meinem Vater äußern, sonst fühle ich mich erschöpft, besiegt und elend.	Vermeidung und emotionales Verschließen im Umgang mit dem Vater, um Auseinandersetzungen zu minimieren.	Mit der Zeit führen diese funktionalen Symptome zu regelmäßiger Reizbarkeit (unterdrückte Gefühle brechen seitlich heraus) und zunehmender Belastung der Beziehung zum Vater. Er sieht dich als „launisch“, und du nimmst diese Identität an.

Vor der ganzen Klasse aufzustehen und zu sprechen fühlte sich verletzlicher an als erwartet. Auf dem Rückweg zu deinem Platz bist du gestolpert. Mehrere Kinder lachten, und du fühltest dich gedemütigt.	Ich bin nicht gut im öffentlichen Sprechen, und es führt zu Überforderung und Demütigung.	Vermeidung des öffentlichen Sprechens, wann immer möglich, und starke Angst, wenn öffentliches Sprechen nötig ist.	Mit der Zeit führen diese funktionalen Symptome zu verpassten Chancen und geringem Selbstwertgefühl.

Wie Sie aus diesen Beispielen sehen können, existieren problematische Muster oder „Symptome" ausschließlich deshalb, weil sie nach mindestens einem der impliziten emotionalen Lernmuster einer Person unbedingt und zwingend notwendig sind, um Leiden zu vermeiden und Sicherheit, Wohlbefinden oder Gerechtigkeit zu erlangen (Ecker, 2023, S. 49). Wenn Sie jedoch nicht verstehen, warum der Körper tut, was er tut, und wie Sie dies angehen können, entwickeln sich immer mehr Folgesymptome bzw. -probleme, die Sie noch tiefer in den Kampf hineinziehen.

> „Die traumatische Erinnerung an das eigentliche Belastungsereignis – also die Erinnerung an die sinnliche, körperliche und emotionale Erfahrung bzw. an die *episodische Erinnerung* – ist nur eine der beiden Hauptformen traumatischer Erinnerung, auch wenn dies nach unserer Beobachtung meist die Form ist, an die Therapeut:innen denken, wenn von ‚traumatischer Erinnerung' die Rede ist. Die andere, weniger beachtete Form traumatischer Erinnerung besteht aus den Schemata oder mentalen Modellen, die als Reaktion auf die traumatische Erfahrung gebildet wurden – also aus dem, was aus dem erlebten Leiden gelernt wurde. Dies ist die posttraumatische Erinnerung an spezifische, erlernte Muster von Gefahr und Leiden sowie an die eigene Verletzlichkeit gegenüber diesem Leiden (das Problem) und an die Taktiken, die dringend notwendig sind, um dieses Leiden zu vermeiden (die Lösung). Dies ist semantisches Gedächtnis." (Ecker, 2023, S. 72–73)

Zur Klarstellung: Wenn ich davon spreche, einen Misophonie-Trigger von Miggies Bedrohungsliste zu entfernen, meine ich in fachlicheren Begriffen, dass dabei sowohl eingeschlossene Emotionen aus der ursprünglichen Erlebnissituation (z. B. episodische Erinnerung) gelöst als auch emotionale Lernprägungen bearbeitet werden, die den Kampf-oder-Flucht-Modus als Reaktion erforderlich machen. Wie lässt sich das erreichen, wenn all dies im unbewussten Teil des Gehirns gespeichert ist? Glücklicherweise haben die Neurowissenschaften und die Psychologie den Prozess dafür entdeckt. Dieser Prozess nennt sich „Gedächtnisrekonsolidierung". Halten Sie durch – gleich werde ich ihn genauer beschreiben!

6.
DER KONTEXT IST WICHTIG

Wir sind nun endlich bei der brennenden Frage angekommen, die die meisten Menschen mit Misophonie und ihre Angehörigen haben: Wenn das alles wirklich so ist, warum bellt Miggie dann nicht oder aktiviert das Sicherheitssystem jedes Mal, wenn er auf Kaugeräusche stößt? An diesem Punkt im Buch haben Sie vielleicht schon begonnen, sich die Antwort darauf zusammenzureimen.

Die kurze Antwort lautet: Der Kontext ist wichtig! Der Kontext beeinflusst, als wie verwundbar Miggie das Haus einschätzt und folglich, wie sehr er sich in einem bestimmten Moment einbringen muss – oder eben nicht.

Denken Sie auch daran, dass die Bedrohung auf Miggies Liste für manche Menschen sehr spezifisch ist, zum Beispiel „das Geräusch, wenn meine Schwester isst“. Bei anderen hat sie sich verallgemeinert zu „das Geräusch, wenn irgendjemand isst“.

In der ersten Sitzung frage ich Klient:innen, ob sie manchmal nur eine leichte Aktivierung empfinden, wenn sie mit ihren Triggern konfrontiert sind – oder sogar gar keine. Ich erkundige mich auch, ob bestimmte Personen sie triggern, andere dagegen nicht. Dieser Aspekt der Misophonie (manchmal getriggert zu werden, manchmal nicht – oder von manchen Menschen, aber nicht von anderen) hat mich viele Jahre lang verwirrt, so wie viele andere auch. Die entscheidende Information, die mir fehlte, ist, dass wir Geräusche im Kontext verarbeiten. Für diese Erkenntnis danke ich der Audiologin und Misophonie-Expertin Marsha Johnson.

Wir verarbeiten nicht nur Geräusche im Kontext, sondern alle Sinnesreize. Die auditive Verarbeitung ist jedoch besonders stark vom Kontext beeinflusst. Nehmen Sie sich einmal einen Moment Zeit und schauen Sie sich online ein oder zwei Videos über den sogenannten „McGurk-Effekt“ an. Dieser Effekt verdeutlicht, wie der visuelle Eindruck (also der Kontext) beim Hören eines Geräuschs die Interpretation dieses Geräuschs durch das Gehirn beeinflusst.

In ihrem Artikel „Role of Social Relationships in the Experiences of Misophonia“ stellen Singh und John fest, dass der Kontext ebenso relevant ist wie das Geräusch selbst, wenn es darum geht, wie sich Misophonie zeigt. Auch Marta Siepsiak et al. fanden dies in ihrer 2023 veröffentlichten Studie „Does Context Matter in Misophonia? A Multi-Method Experimental Investigation“ heraus.

Bevor wir tiefer in dieses Thema einsteigen, machen Sie bitte die folgende Übung (Anmerkung: Falls nicht Sie, sondern Ihr Kind unter Misophonie leidet, können Sie diese Übung natürlich auch stellvertretend für ihr Kind machen):

Notieren Sie eine kürzlich erlebte Situation, in der es für Sie schwierig war, mit Ihrem Trigger umzugehen. Wir nennen dies die „Herausfordernde Situation“ (HS).

Notieren Sie eine kürzlich erlebte Situation, in der Ihr Trigger zwar vorhanden war, Sie dieser jedoch gar nicht oder nur wenig gestört hat. Wir nennen dies die „Leichtere Situation“ (LS).

Prüfen Sie bei beiden Situationen, welche Kontextfaktoren zusätzlich zu Ihrem Trigger (oder Ihren Triggern) vorhanden waren:

HS	LS	Kontext
❑	❑	Ich fühlte mich gefangen (körperlich oder psychisch).
❑	❑	Ich befand mich an einem Ort, an dem Trigger typischerweise auftreten.
❑	❑	Ich war dem Trigger räumlich nahe.
❑	❑	Der Trigger wurde in einer verstärkten Form ausgeführt.

- ❑ ❑ Es war kein Ende des Triggers in Sicht.
- ❑ ❑ Ich war schon vor dem Auftreten des Triggers schlecht gelaunt.
- ❑ ❑ Ich war schon vor dem Auftreten des Triggers angespannt.
- ❑ ❑ Ich hatte schon vor dem Auftreten des Triggers körperliche Schmerzen, wie Kopf- oder Muskel- bzw. Gelenkschmerzen.
- ❑ ❑ Es war gegen Ende des Tages.
- ❑ ❑ Ich fand die Aktivität oder das Gesprächsthema in diesem Moment unangenehm.
- ❑ ❑ Die allgemeine Stimmung war angespannt.
- ❑ ❑ Ich war hungrig.
- ❑ ❑ Ich war müde.
- ❑ ❑ Ich „ging wie auf Eierschalen", um eine andere Person nicht zu verärgern.
- ❑ ❑ Ich hatte das Gefühl, Teile von mir verbergen oder streng kontrollieren zu müssen.
- ❑ ❑ Eine oder mehrere anwesende Personen waren schlecht gelaunt, und ich fühlte mich (ob fremd- oder selbstauferlegt) unter Druck, ihre Stimmung zu verbessern – noch bevor der Trigger auftrat.
- ❑ ❑ Es gab keine oder nur wenige Ablenkungen.
- ❑ ❑ Ich bewegte mich nur sehr wenig oder gar nicht.
- ❑ ❑ Ich verurteilte die Person, die den Trigger verursachte, oder verurteilte mich selbst.
- ❑ ❑ Ich fühlte mich frei, kommen und gehen zu dürfen oder zu sagen, was ich brauchte.
- ❑ ❑ Ich befand mich an einem neuen oder einem Lieblingsort.
- ❑ ❑ Ich hatte ausreichend persönlichen Raum.
- ❑ ❑ Ich war gut gelaunt.
- ❑ ❑ Ich war ausgeruht.
- ❑ ❑ Ich war nicht angespannt oder weniger angespannt als sonst.

- ☐ ☐ Es war morgens oder mittags.
- ☐ ☐ Ich fand die Aktivität oder das Gespräch angenehm.
- ☐ ☐ Ich lachte zwischendurch.
- ☐ ☐ Ich konnte ganz ich selbst sein.
- ☐ ☐ Die anderen Anwesenden waren gut gelaunt.
- ☐ ☐ Es gab positive Ablenkungen.
- ☐ ☐ Ich bewegte mich.
- ☐ ☐ Ich fühlte mich von den Menschen, mit denen ich zusammen war, vollkommen angenommen.
- ☐ ☐ Ich empfand Mitgefühl gegenüber der Person, die den Trigger auslöste, oder fühlte mich zumindest in keiner Weise von ihr bedroht.

(Hinweis: Die oben genannten Faktoren beziehen sich in erster Linie auf den unmittelbaren Kontext, zum Beispiel darauf, wie frei oder gefangen Sie sich gefühlt haben. Es gibt jedoch auch „größere" Kontextfaktoren, die ebenfalls Einfluss haben, wie zum Beispiel Ihre Selbstfürsorge und der allgemeine Gesundheitszustand Ihres Nervensystems.)

Das Bewusstsein für die Kontextfaktoren, die maßgeblich beeinflussen, wie Ihr Miggie mit Triggern umgeht, kann Ihnen helfen, die Elemente zu nutzen, die zu positiven Ergebnissen beitragen, und gleichzeitig diejenigen abzumildern, die zu negativen führen. Ein Gefühl des Gefangenseins ist dabei meist der einflussreichste Kontextfaktor, weil Miggie weiß, dass dies Ihr Risiko erhöht, letztlich hilflos zu werden. Ich habe Familien erlebt, die hier kreativ wurden und diesen Faktor ausschalteten, indem sie zum Beispiel sicherstellten, dass ihr Kind bei einem Besuch bei der Großmutter ein fest zugewiesenes, triggerfreies Zimmer hatte, oder dass es im Familienurlaub einen festen Rückzugsort hatte, um allein zu sein. Kreativität kann hier auch bedeuten, dass man beim Gespräch mit dem Kind oder Partner spazieren geht, anstatt dies beim Essen oder im Sitzen zu tun. Auch schulische und berufliche Anpassungen sind entscheidend, um diesen Kontextfaktor anzugehen.

Darüber hinaus können diese kontextbezogenen Erkenntnisse wertvolle Hinweise darauf geben, welche Arbeit „am unteren Ende Ihres Eisbergs" nötig ist. Wenn Sie zum Beispiel regelmäßig von einer bestimmten Person getriggert

> Ihr **physiologischer Zustand** beschreibt einfach, wie es Ihrem Körper im gegenwärtigen Moment geht. Es ist, als würden Sie eine Momentaufnahme von verschiedenen Vorgängen in Ihrem Inneren machen – von Herzfrequenz, Atmung, dem chemischen Gleichgewicht und anderen Faktoren, die zeigen, wie gut Ihr Körper in diesem Augenblick funktioniert. Er wird von einer Reihe innerer und äußerer Faktoren beeinflusst.

werden, könnte dies darauf hinweisen, dass Sie gesündere emotionale Grenzen zu dieser Person brauchen.

Letztlich hängt alles vom aktuellen **physiologischen Zustand** der von Misophonie betroffenen Person ab – und dieser wird von allen Faktoren beeinflusst, die in der Übung genannt wurden.

Eine Kombination aus inneren und äußeren Faktoren wirkt sich auf den physiologischen Zustand aus. Zu den inneren Faktoren gehören Muskelanspannung, Hormonbalance, die Art und Weise, wie eine Situation interpretiert wird, sowie die allgemeine Gesundheit. Äußere Faktoren sind zum Beispiel das Umfeld, Lebensstilentscheidungen (etwa sich zu isolieren) und Stressoren.

Wenn Sie zu den Menschen gehören, die mehr über die wissenschaftlichen Hintergründe des Einflusses von Kontext und die physiologische Verbindung zwischen Kampf-Flucht und Hilflosigkeit erfahren möchten, ist das nächste Kapitel genau das Richtige für Sie. Falls nicht, möchte ich Sie dennoch ermutigen, es zu lesen, da es Ihr Verständnis der bisher besprochenen Konzepte vertiefen wird.

Ich werde oft gefragt, warum Eltern so häufig die Personen sind, die Trigger auslösen. Im Folgenden sind einige mögliche Kontextfaktoren aufgeführt, die zu diesem Ergebnis beitragen können:

- Ein Gefühl des Gefangenseins ist einer der größten Kontextfaktoren, der eine misophonische Reaktion auslöst. Solange Kinder noch bei ihren Eltern wohnen, sind sie in gewisser Weise „mit ihnen gefangen". Das ist einer der Gründe, warum die Misophonie in vielen Familien während der Pandemie entstanden ist oder sich verstärkt hat. Ein weiteres Beispiel: Häufig nimmt die Intensität der Misophonie ab, wenn das Kind den Führerschein macht. Die

Möglichkeit, wegzufahren, schafft ein größeres Gefühl von Freiheit und Selbstwirksamkeit.

- Je mehr Zeit man mit einer Person verbringt, desto größer ist die Wahrscheinlichkeit, dass die Bedrohung spezifisch mit dieser Person verknüpft wird – einfach, weil es mehr Gelegenheiten zur Wiederholung gibt. Es ist zwar vorzuziehen, wenn der Trigger des Kindes spezifisch ist, zum Beispiel „das Geräusch von Mamas Kauen" statt „Kaugeräusche von allen", doch kann es dann besonders schwerfallen, dies nicht persönlich zu nehmen.
- Es ist etwas Positives, dass sich Ihr Kind bei Ihnen so wohlfühlt, dass es Ihnen seine Trigger mitteilt. Gleichzeitig ist es so, dass, wenn eine nahestehende Person von einem Trigger weiß und ihn dennoch versehentlich auslöst, das Kind dies eher als Vertrauensbruch empfinden kann. Das kann zu einer weiteren Ebene werden, die bearbeitet werden muss. Das bedeutet jedoch nicht, dass ich Eltern davon abraten würde, die Trigger ihres Kindes zu kennen. Zu verstehen, wie sich Misophonie für Ihr Kind zeigt und anfühlt, ist äußerst wichtig, um ihm das geben zu können, was es braucht.
- Als Kinder (und sogar als Erwachsene) sind wir in der Regel am wenigsten von den Emotionen und Stimmungen unserer Eltern abgegrenzt – und daher am ehesten geneigt, deren Verhalten oder Entscheidungen zu bewerten und persönlich zu nehmen.

7. DIE ROLLE DES NERVENSYSTEMS UND DES PHYSIOLOGISCHEN ZUSTANDS

Der Psychiater und Neurowissenschaftler Stephen Porges entwickelte die Polyvagal-Theorie und identifizierte darin drei grundlegende physiologische Zustände, zwischen denen sich der Körper hierarchisch bewegt. In welchem Zustand wir uns befinden, wird nicht willentlich gewählt. Unser Nervensystem trifft diese Entscheidung automatisch – hauptsächlich auf Basis sozialer Interaktionen und äußerer Reize aus der Umgebung. Die drei grundlegenden physiologischen Zustände sind:

Zustand der Sicherheit und Verbundenheit (auch ventral-vagaler Zustand oder Zustand der sozialen Zugewandtheit genannt): In diesem Zustand fühlen wir uns sicher und verbunden und können uns sozial einlassen. Unser Nervensystem unterstützt positive Interaktionen, wir sind ruhig und aufnahmebereit. Technisch gesehen nutzen wir den ventralen Vagusnerv und das **System der sozialen Zugewandtheit**. Weniger technisch ausgedrückt: In diesem Zustand legt sich Miggie hin und macht vielleicht sogar ein Nickerchen, weil drinnen und draußen im Haus alles in Sicherheit ist.

Zustand der defensiven Mobilisierung (auch sympathische Mobilisierung oder Kampf-Flucht genannt): Wenn unser Körper eine Bedrohung wahrnimmt, wechselt er in diesen Zustand.

> Das **System der sozialen Zugewandtheit** entsteht aus einer Verbindung zwischen dem Herzen und den Muskeln in unserem Gesicht und Kopf. Seine ursprüngliche Aufgabe ist es, Handlungen wie Saugen, Schlucken, Atmen und Lautäußerungen zu koordinieren. Wenn diese Koordination in der frühen Kindheit nicht wie erwartet verläuft, kann das später zu Schwierigkeiten in der sozialen und emotionalen Regulation führen.

Das ist ein Mobilisierungszustand, in dem sich unser Körper darauf vorbereitet, der Gefahr zu begegnen oder zu fliehen. Er geht mit erhöhter Herzfrequenz, gesteigerter Wachsamkeit und Handlungsbereitschaft einher. Dies ist einer von zwei „Defensivzuständen". In diesem Zustand sind wir vom ventral-vagalen Kreislauf abgekoppelt, und unsere Aufmerksamkeit richtet sich verstärkt auf die Erkennung akustischer Bedrohungen.

> Es ist möglich, dass Mobilisierungs- und Immobilisierungs*verhalten* mit der Nutzung des ventral-vagalen Kreislaufs und des Systems der sozialen Zugewandtheit einhergehen. In diesem Fall tritt keine Abwehrreaktion auf.

Zustand der defensiven Immobilisierung (auch dorsaler-vagaler Zustand, Dissoziation oder Shutdown genannt): Wenn die Bedrohung anhält oder überwältigend wird, kann der Körper in einen Abschaltzustand wechseln. Dies ist ein Schutzmechanismus – vergleichbar mit „Totstellen" –, um von einem Raubtier nicht entdeckt zu werden. In diesem Zustand fühlen sich Menschen möglicherweise festgefahren, überfordert oder innerlich abgekoppelt. Auch dies ist ein „Defensivzustand".

Meine Erfahrung zeigt: Befindet sich jemand in einem Zustand der Sicherheit und Verbundenheit, ist es sehr viel unwahrscheinlicher, dass Miggie Trigger wahrnimmt und das Sicherheitssystem aktiviert. In diesem Zustand kann eine Person soziale Verbindung herstellen, sich nach einer Aktivierung schnell wieder beruhigen und bei Bedarf selbstbewusst handeln.

Befindet man sich hingegen in einem Zustand der defensiven Mobilisierung, spannen sich die Muskeln an, die Sinne werden schärfer, die Herzfrequenz steigt, und Miggie sucht aktiv nach „der" Bedrohung. Bei Menschen mit Misophonie wird jede Triggeraktivität im Umfeld wahrscheinlich sofort zu Miggies Ziel. Viele Betroffene berichten, dass, wenn sie einen Trigger zum Beispiel mit Kopfhörern ausblenden, sie dennoch im Zustand der defensiven Mobilisierung bleiben – und Miggie sich schließlich auf ein anderes Geräusch oder einen anderen Reiz im Raum „einschießt" und diesen als Bedrohung behandelt. Das ist dann der Punkt, auf den das Unbehagen im Körper projiziert wird.

Oft entsteht Verwirrung, wenn ein Zustand der Sicherheit und Verbundenheit mit einem äußerlich ruhigen Auftreten gleichgesetzt wird. Jemand kann nach außen hin ruhig erscheinen oder sich „ruhig fühlen" und sich dennoch in einem

Zustand der defensiven Mobilisierung befinden. Den tatsächlichen Zustand erkennen wir daran, wie der Körper reagiert, wenn ein Trigger auftritt: Geht die Person sofort in eine Abwehrreaktion und hat Mühe, wieder in den „Ruhemodus" zu kommen, oder bleibt sie sozial verbunden und innerhalb ihres Toleranzfensters? Im ersten Fall befand sie sich vermutlich schon vorher in einem Zustand der defensiven Mobilisierung. Anders gesagt: Miggie stand schon bellbereit auf der Veranda, bellte nur gerade noch nicht – aber unter der Oberfläche war er sprungbereit.

Im Folgenden sind einige Faktoren aufgeführt, die den ventral-vagalen Kreislauf überlasten und dazu führen können, dass eine Person von einem Zustand der Sicherheit und Verbundenheit in einen Zustand der defensiven Mobilisierung wechselt:

- Zurückweisung, Ausgrenzung oder das Gefühl, allein zu sein
- Kritik
- Bloßgestellt oder von jemand anderem verurteilt werden
- Kritisches Selbstgespräch
- Das eigene authentische Selbst verbergen
- An belastende Ereignisse aus der Vergangenheit denken oder sich Sorgen über die Zukunft machen
- Bewusste oder unbewusste Erinnerungen an traumatische Erfahrungen
- Verlust eines geliebten Menschen oder Haustiers
- Unzureichende Bewältigungsstrategien im Umgang mit Stress
- Familiäre Konflikte
- In einer belastenden Beziehung sein
- Stress, zum Beispiel durch Fristen in Arbeit oder Schule
- Zu viele Verpflichtungen
- Umzug
- Eine Person spricht mit monotoner Stimme
- Eine Person spricht in kurzen, abgehackten Sätzen

- Überflutung mit Sinneseindrücken (insbesondere durch neue Menschen und Reize) in einer modernen oder städtischen Umgebung
- Erwartung, durch Misophonie getriggert zu werden

Es gibt Situationen, in denen wir keine Bedrohung in unserer Umgebung bewusst wahrnehmen und dennoch eine Bauchreaktion oder eine körperliche, innere Reaktion erleben, die das Vorhandensein einer Gefahr signalisiert. Je jünger wir sind, desto größer ist die Wahrscheinlichkeit, dass wir uns nicht bewusst sind, was den Körper aktiviert. So kann es beispielsweise sein, dass das Nervensystem eines Kindes die erhöhte Erregung des Nervensystems seiner Eltern widerspiegelt, obwohl das Kind den Grund für seine körperliche Erregung weder bewusst benennen noch verstehen kann.

Wenn ein Zustand der defensiven Mobilisierung aktiviert wird, werden nicht nur Stresshormone in den Körper ausgeschüttet und die Physiologie verändert (z. B. Herzfrequenz, Blutdruck, Atmung, Muskeltonus usw.), sondern es werden auch Emotionen wie Angst, Wut, Anspannung und Ekel aktiviert, die dazu dienen, uns zu motivieren, uns zu schützen. Ein Nervensystem, das sich regelmäßig in diesem Zustand befindet, stuft auch kleine Dinge in der Umgebung als Bedrohung ein – selbst wenn keine lebensbedrohliche Gefahr besteht.

Diese Reaktion (defensive Mobilisierung) ist eigentlich dafür gedacht, kurzzeitig zur Sicherung des Überlebens beizutragen – nicht in langanhaltender oder chronischer Form. Werden Stresshormone jedoch dauerhaft ausgeschüttet, belastet das den Körper auf verschiedene Weise und kann zu einem dysregulierten **autonomen Nervensystem** führen (im Folgenden kurz Nervensystem genannt) – insbesondere, wenn es an zwischenmenschlicher Verbundenheit fehlt. Ein dysreguliertes Nervensystem gerät leicht in Zustände defensiver Mobilisierung oder Immobilisierung – und bleibt dort stecken. Im Grunde wird die betroffene Person zu einer „Abwehrmaschine“.

Um die unangenehmen Gefühle in diesen festgefahrenen Zuständen zu erklären, entwickelt man komplexe Geschichten darüber, warum man so wütend ist oder den Kontakt zu anderen meidet (also emotionale Lerninhalte!). Diese Geschichten werden dann zu einer Rechtfertigung oder unbewussten Begründung dafür, dass man sich nicht spontan auf andere einlässt und sich von Geben oder Empfangen von Zuneigung abkapselt – was wiederum weniger Gelegenheiten bedeutet, einen Zustand von Sicherheit und Verbundenheit zu erleben. Sehen Sie, wie leicht das zu einem Teufelskreis werden kann?

> **Autonomes Nervensystem:** Dieser Teil des Nervensystems verändert automatisch unsere Physiologie, um unser Überleben zu sichern. Es steuert zum Beispiel, ob sich unsere Herzfrequenz beschleunigt oder verlangsamt, ob unsere Körpertemperatur steigt oder sinkt, und ob sich unsere Pupillen erweitern oder verengen. Das sind Vorgänge, die Sie nicht bewusst steuern – Sie geben Ihrem Körper also nicht den Befehl, die Pupillen zu erweitern, zu schwitzen oder Tränen zu produzieren. Vielmehr löst das Nervensystem diese Vorgänge automatisch aus.

Wie Porges anmerkt, hilft es nicht, dass „unsere Kultur nicht darauf ausgerichtet ist, persönliche Sicherheit zu fördern. Es ist eine Kultur, die unmissverständlich vermittelt, dass wir nie hart genug arbeiten, nie erfolgreich genug sein und nie genug anhäufen können – und dass alles verletzlich ist."

Manche Menschen leben schon so lange mit einem dysregulierten Nervensystem, dass sie vergessen haben – oder sich gar nicht bewusst daran erinnern können (weil die Dysregulation sehr früh im Leben einsetzte) –, wie es sich anfühlt, Sicherheit im eigenen Körper zu erleben. Manche sind trotz eines dysregulierten Nervensystems so leistungsfähig, dass sie sich selbst vorgemacht haben, es gäbe nichts Ungesundes an der Funktionsweise ihres Nervensystems.

Die wenigen Klient:innen, die mir sagten, der Kontext spiele keine Rolle (also dass sie getriggert würden, egal, wer den Trigger auslöst oder wann bzw. wie es geschieht), stellten schließlich fest, dass sie sich dauerhaft in einem Defensivzustand befanden. Sie hatten keinen Vergleichswert. Trigger in einem Defensivzustand zu verarbeiten, war alles, was sie kannten – bis eine entscheidende positive Lebensveränderung eintrat (zum Beispiel der Beginn eines Studiums, das Ende einer toxischen Beziehung oder das Annehmen des eigenen authentischen Selbst). Erst dann konnten sie

> Ein gut ausbalanciertes Nervensystem ermöglicht es uns, im Moment präsent zu sein und auf die Erfahrungen des Lebens entsprechend zu reagieren – statt übermäßig zu reagieren oder innerlich abgestumpft zu sein.

den Unterschied erleben, den es macht, Trigger in einem Zustand von Sicherheit und Verbundenheit zu verarbeiten.

> Wenn wir in Familien aufwachsen, in denen Eltern oder Betreuungspersonen depressiv sind oder in denen es chaotisch zugeht, passen wir uns oft dadurch an, dass wir uns nicht zu sehr auf sie einlassen. Im Grunde dämpfen wir damit unser System der sozialen Zugewandtheit. Das ist die unbewusste Art unseres Körpers, sich an die Situation anzupassen.
>
> Frühe Traumata können ebenfalls den Zugang zum ventral-vagalen Kreislauf und zum System der sozialen Zugewandtheit beeinträchtigen. Auch wenn wir diese später im Leben wieder aktivieren können, geschieht das wahrscheinlich nicht ohne vorherige Folgen.
>
> Porges betont, dass die Grundlage für Glück und Erfolg in der Fähigkeit liegt, offen auf andere zuzugehen und sich gemeinsam mit ihnen zu regulieren.

Eine messbare Möglichkeit, eine Dysregulation des Nervensystems festzustellen, ist die Herzfrequenzvariabilität (HRV, Heart Rate Variability). Die HRV misst die zeitlichen Abstände zwischen aufeinanderfolgenden Herzschlägen. Es geht dabei nicht um die Herzfrequenz an sich, sondern um die Unterschiede in den Zeitintervallen zwischen den einzelnen Herzschlägen. Bei einem gesunden Nervensystem variieren diese Abstände auf natürliche Weise. Traditionell wird die HRV mithilfe eines Elektrokardiogramms (EKG) gemessen, mittlerweile können aber auch einige Apps diese Messung über die Kamera eines Smartphones oder den Photoplethysmografie-Sensor (PPG) einer Smartwatch durchführen. Bei diesen neueren Methoden ist jedoch zu beachten, dass die Genauigkeit variieren kann.

Eine Dysregulation des Nervensystems kann zwar auch durch Umweltgifte (in Nahrung, Wasser, Luft, Produkten) oder körperliche Erkrankungen (wie Epilepsie, eine Hirnverletzung, Schlaganfall, Infektionen, Autoimmunerkrankungen, Tumoren, Dysautonomie usw.) verursacht werden, sie ist jedoch häufiger die Folge von nicht verarbeiteten Traumata und/oder chronischem Stress. Falls Sie größere gesundheitliche Probleme haben oder vermuten, müssen diese zuerst mit einer medizinischen Fachkraft abgeklärt werden. Wenn Sie die Möglichkeit haben, eine ärztliche Fachkraft für Funktionelle Medizin aufzusuchen, die beispielsweise Gleichgewichts- oder Augenbewegungsstörungen überprüfen kann – beides kann zu einer Überbeanspruchung der Kampf-oder-Flucht-Reaktion beitragen –, würde ich Ihnen empfehlen, sich auch daraufhin untersuchen zu lassen.

Im Licht der Polyvagal-Theorie basieren die in diesem Buch gegebenen Empfehlungen darauf,

- psychologische, soziale und umweltbedingte Faktoren anzugehen, die den Zugang zu einem Zustand von Sicherheit und Verbundenheit *einschränken*, und
- Praktiken und Bedingungen zu fördern, die einen Zustand von Sicherheit und Verbundenheit begünstigen und helfen, ihn aufrechtzuerhalten.

Diese Dinge sind entscheidend, um Miggies Vertrauen zu gewinnen und ihn dafür zu gewinnen, Misophonie-Trigger von seiner Liste zu streichen. Gleichzeitig optimieren sie auch Ihre Gesundheit!

Einen Zustand von Sicherheit und Verbundenheit herzustellen bedeutet, ein Umfeld zu schaffen, das Gefühle von Sicherheit und sozialer Verbindung unterstützt. Die bloße Entfernung von Bedrohungen reicht dafür nicht aus. Im Folgenden finden Sie einige konkrete Beispiele für Dinge, die helfen, einen Zustand von Sicherheit und Verbundenheit zu aktivieren und die Abwehrschaltkreise aktiv zu hemmen:

- Positive Gesichtsausdrücke
- Zuwendung empfangen
- Zuwendung geben
- Soziale Bindungen
- Sanfte Lautäußerungen (z. B. leises Murmeln, beruhigende Stimmlagen)
- Zuneigung empfangen
- Unterstützung erhalten
- Co-Regulation (wie z. B. Bestätigung, aktives Zuhören und körperliche Berührung)
- Menschen/Umgebungen, die einladend wirken
- Großzügigkeit

- Lächeln
- Warmer Blickkontakt
- Spielen
- Dankbarkeit
- Sich in der Umarmung einer anderen Person oder eines Haustiers sicher fühlen
- Mitgefühl für sich selbst oder andere
- Vertrauen
- Beruhigende Aktivitäten (wie tiefes Atmen, Achtsamkeit, Schaukeln)
- Vorhersehbarkeit
- Gegenseitige Interaktion
- Pranayama-Yoga - Porges nennt es „Yoga des sozialen Zugewandtheitssystems"
- Gruppenaktivitäten wie Singen im Chor, Musizieren in einer Band oder im Orchester, Spielen in der Pause, Tanzen mit anderen

Nun wollen wir alles, was Sie bisher gelernt haben, auf Beispiele für die vier Hauptwege anwenden, über die [Kauen] auf Miggies Bedrohungsliste landen kann.

8.
BEISPIELE FÜR DIE VIER WEGE

Im Folgenden finden Sie Beispiele für die vier Hauptwege, auf denen etwas wie Kauen auf die persönliche Bedrohungsliste gelangen kann:

1) **Direkte Assoziation – durch ein einzelnes Erlebnis**
2) **Direkte Assoziation – durch wiederholte Erlebnisse**
3) **Indirekte Assoziation – durch ein einzelnes Erlebnis**
4) **Indirekte Assoziation – durch wiederholte Erlebnisse**

Jedem Beispiel folgt eine Aufschlüsselung der Risikofaktoren, die dazu beigetragen haben, dass [Kauen] auf die Bedrohungsliste gesetzt wurde. Einige dieser Faktoren sind objektiv, andere subjektiv.

Der Unterschied zwischen direkter und indirekter Assoziation liegt darin, ob der daraus resultierende Trigger (also das Geräusch des Kauens) eine zentrale Rolle in der leidvollen Erfahrung der Person gespielt hat.

Als Metapher für den Unterschied zwischen einzelnen und wiederholten Erlebnissen: Ein einzelnes Erlebnis ist vergleichbar mit einem Haus, das von einem Blitz getroffen und beschädigt wird, während wiederholte Erlebnisse wie Termiten sind, die still und leise das Fundament zerfressen. Letzteres ist subtil und fällt anfangs oft nicht auf, kann jedoch im Laufe der Zeit ebenso großen Schaden anrichten wie der Blitzeinschlag.

Bedenken Sie, dass die Bestandteile jedes Entstehungstyps je nach Person und konkreter Situation variieren. Die folgenden Beispiele sollen lediglich dazu dienen, den Prozess und die zuvor besprochenen Konzepte noch besser zu verstehen.

DIREKTE ASSOZIATION *– durch ein einzelnes Erlebnis*

Ein Dreizehnjähriger schläft am Ende eines ereignisreichen Tages auf dem Sofa im Wohnzimmer ein. Eine Stunde später kommt sein Vater nach einem langen Arbeitstag nach Hause, setzt sich neben ihn und beginnt, einen Feierabendsnack zu essen: eine Schüssel Chips. Das Geräusch des Essens, verbunden mit der räumlichen Nähe, schreckt den Jungen auf, und sein Körper schaltet instinktiv in einen Zustand defensiver Mobilisierung. Der Junge fühlt sich genervt und wütend. Er denkt: „Papa interessiert sich nicht für mich, sonst würde er nicht direkt neben mir Lärm machen und mich wecken. Ihm ist es wichtiger, in seinem Lieblingsplatz zu sitzen, als auf mich Rücksicht zu nehmen.“ Nun mischt sich Ekel in seine Wut, was seine innere Aufruhr noch verstärkt.

Er sagt seinem Vater weder, dass er mehr Abstand braucht, noch steht er auf, weil er – basierend auf anderen Erlebnissen – glaubt, dass sein Vater das persönlich nehmen und wütend reagieren würde. Außerdem hat der Junge durch ein traumatisches Erlebnis früher im Schuljahr unbewusst die emotionale Lernerfahrung verinnerlicht: „Wut zu zeigen bringt dich in große Schwierigkeiten, sie muss deshalb unterdrückt werden.“

Er geht außerdem davon aus, dass das Knabbern und das damit verbundene, als eindringlich empfundene Geräusch bald aufhören wird. Er weiß nicht, dass die Schüssel Chips ziemlich groß ist, weil er unter einer dünnen Decke liegt. Mit jedem Kaugeräusch fühlt er sich mehr verletzt und innerlich aus dem Gleichgewicht gebracht. Da Kämpfen oder Fliehen für ihn keine Optionen sind, rutscht er in der physiologischen Hierarchie nach unten in einen hilflosen Erstarrungszustand. (Jahre später erinnert er sich in der Therapie daran, wie furchtbar sich diese innere Erfahrung angefühlt hat.)

Der Moment geht schließlich vorbei, doch die ausgeschütteten Kampf-oder-Flucht-Chemikalien und die Abwehrgefühle werden nicht entladen. Daher bekommt Miggie nicht die innere Nachricht: „Es ist vorbei.“ Sein Unterbewusstsein zieht den Schluss: „Papas Kaugeräusche bedeuten, dass wir in Richtung Überforderung und Hilflosigkeit steuern.“ Das daraus entstehende funktionale Symptom (das man auch als „Überlebensstrategie“ des Unterbewusstseins bezeichnen könnte) besteht darin, dass Miggie bei jedem Anzeichen von Papas Kauen die Kampf-oder-Flucht-Reaktion aktiviert, um sich selbst zu motivieren, das Geräusch zu stoppen oder den Ort schnell zu verlassen, damit er nicht wieder in Überforderung und Hilflosigkeit gerät.

Mitwirkende Faktoren:

- In einem verletzlichen Zustand sein (z. B. schlafend) und überrascht werden, versetzt den Jungen in einen Zustand defensiver Mobilisierung.
- Er empfindet das direkte Danebensitzen des Vaters aufgrund seiner Hochsensibilität und der räumlichen Nähe als Grenzverletzung. Da die Erfahrung seinen Schlaf – ein biologisches Grundbedürfnis – stört, wiegt die Grenzverletzung für Miggie noch schwerer.
- Der Gedanke „Papa kümmert sich nicht …" steigert seinen Ekel und seine Wut zusätzlich. Es ist für ihn schmerzhaft, seinen Vater als jemanden zu sehen, dem seine Gefühle egal sind.
- Er hat nur ein schmales Toleranzfenster für Wut/Ekel, bedingt durch:
    - problematische Familiendynamiken,
    - das unerkannte Hochsensibel-Sein, dessen Bedürfnisse nicht erfüllt werden, und
    - ein unverarbeitetes Trauma aus dem früheren Jahr.
- Hormonelle Veränderungen in der Pubertät verstärken seine Emotionen und erschweren es ihm, im Toleranzfenster zu bleiben.
- Er verfügt nicht über Fähigkeiten, um sein Nervensystem zu beruhigen.
- Weder etwas zu sagen noch zu gehen erscheinen ihm als umsetzbare Optionen.

Später im Buch werden Sie erfahren, wie das Abspeichern von „Papas Kaugeräuschen" als Bedrohung sich zu dem Syndrom Misophonie auswächst.

DIREKTE ASSOZIATION *– durch wiederholte Erlebnisse*

Diese Jugendliche steht unter großem Stress. Sie ist Perfektionistin, belegt anspruchsvolle Kurse an der Schule, engagiert sich in vielen außerschulischen Aktivitäten und bekommt weder genügend Schlaf noch ausreichend Zeit zur Erholung. Sie ist außerdem eine HSP, was jedoch nicht erkannt wurde. Besonders angespannt ist sie auf der wöchentlichen Autofahrt (jeweils eine Stunde pro Strecke) zu ihrem Geigenunterricht, weil ihre Lehrerin ihr regelmäßig vorwirft, nicht genug geübt zu haben. Als sensible Person nimmt sie sich das sehr zu Herzen.

Während der Fahrt erwartet sie bereits die bevorstehende Beschämung und versucht gleichzeitig, schwierige Mathe- und Naturwissenschaftsaufgaben zu erledigen. Da sie noch nicht alt genug ist, um selbst zu fahren, übernimmt ihre Mutter das Steuer. Ihre Mutter kaut und knallt während der gesamten Fahrten hörbar Kaugummi. Das Mädchen empfindet dies als Zeichen dafür, dass ihre Mutter ihre Anspannung nicht wahrnimmt oder nicht ernst nimmt, unterdrückt diesen Gedanken jedoch schnell. Da Fleiß und harte Arbeit in der Familie oberste Werte sind, fällt es ihr schwer zuzugeben, dass sie mit all ihren Verpflichtungen überfordert ist.

Sie fühlt sich von den Kaugummigeräuschen angeekelt und genervt, möchte gegenüber ihrer Mutter aber nicht undankbar erscheinen oder ihre Gefühle verletzen, und sagt deshalb nichts. Im Laufe der Wochen belastet sie das Geräusch jedoch immer mehr. Mit genügend Wiederholungen der Erfahrung, sich vom Geräusch gestresst und hilflos zu fühlen, setzt Miggie das Kaugummikauen der Mutter auf die Bedrohungsliste. Nun ist es wahrscheinlich, dass er den Kampf-oder-Flucht-Modus aktiviert, sobald sie dem Kaugummikauen der Mutter begegnet.

Mitwirkende Faktoren:

- Ein schmales Toleranzfenster aufgrund von:
    - Perfektionismus
    - übermäßigem Stress
    - unerfüllten Bedürfnissen als unerkannte HSP
- Regelmäßig in einem defensiven physiologischen Zustand sein durch übermäßigen Stress und das Antizipieren bzw. Erleben von Beschämung durch die Geigenlehrerin

- Der Glaube, dass das Kaugummikauen bedeutet, dass ihre Mutter ihre Anspannung nicht sieht oder nicht ernst nimmt, verstärkt ihre emotionale Belastung.
- In einem Auto „gefangen“ zu sein und zu glauben, dass ihre Gefühle nicht gültig sind oder es nicht erlaubt ist, sie zu äußern.
- Längere und wiederholte Erfahrungen dieser Dynamik.

INDIREKTE ASSOZIATION *– durch ein einzelnes Erlebnis*

Eine Frau Ende dreißig steht unter enormem Stress, da sie gerade ihren Job verloren hat und ihr drittes Kind zur Welt gekommen ist. (Hinweis: In Zeiten hohen Stresses können unterdrückte Traumata wieder an die Oberfläche kommen.) Miggie nimmt an, dass die Kaugeräusche ihres ältesten Sohnes den Geräuschen entsprechen, die zu hören waren, als sie in ihren Zwanzigern Opfer eines Übergriffs wurde. Er schließt daraus, dass sie sich erneut in der ursprünglichen traumatischen Situation befindet, und aktiviert daher bei dem Geräusch seines Kauens den Kampf-oder-Flucht-Modus.

Mitwirkende Faktoren:

- Übermäßiger Stress und deutliche hormonelle Veränderungen versetzen sie regelmäßig in einen defensiven Zustand, verstärken ihre Emotionen und verengen ihr Toleranzfenster.
- Unverarbeitetes Trauma, das Geräusche beinhaltete, die dem Kauen ihres Sohnes ähneln.

(Hinweis: Sie stellt diese Verbindung erst her, als sie in der Therapie tiefergehende Selbsterkundungsarbeit macht.)

INDIREKTE ASSOZIATION *– durch wiederholte Erlebnisse*

Ein achtjähriger Junge, der eine unerkannte Hochsensible Person (HSP) ist, gibt sich selbst die Hauptschuld am ehelichen Streit seiner Eltern. Er glaubt, er hätte diese Wutanfälle – beim Anziehen der (unbequemen) Schuluniform und Schuhe – nicht haben dürfen, und ist überzeugt, dass genau dies die Eltern gegeneinander aufgebracht hat. Infolgedessen bemüht er sich, sich so perfekt wie möglich zu verhalten, in dem Glauben, er könne so verhindern, dass sich seine Eltern trennen.

Das Abendessen ist für ihn eine große Herausforderung. Er fühlt sich in seinem Körper sehr unwohl – sowohl wegen des Drucks, perfekt zu sein, als auch, weil seine sensible Natur die Spannungen zwischen den Eltern deutlich wahrnimmt. Er spricht seine Gefühle nicht an, aus Angst, dadurch weitere Probleme zu verursachen. Außerdem ist ihm nicht klar, warum er sich überhaupt so fühlt. Beim Abendessen wird nicht viel gesprochen, sodass der auffälligste Sinneseindruck für Miggie das Geräusch des Kauens seines Bruders ist (der dazu neigt, mehr als andere mit offenem Mund zu kauen). Dies wiederholt sich Abend für Abend: Der Junge fühlt sich stark belastet und hilflos, während er das Kauen seines Bruders hört. Mit genügend Wiederholungen setzt Miggie „Kaugeräusche des Bruders" auf die Bedrohungsliste. In der Folge aktiviert er bei diesem Geräusch den Kampf-oder-Flucht-Modus.

Mitwirkende Faktoren:

- Die Kombination aus unerkanntem HSP-Sein, Perfektionismus, anhaltender elterlicher Spannung, Scham, Hilflosigkeit und einem schmalen Toleranzfenster bringt Miggie in einen Modus, in dem er während des Abendessens neue Einträge auf die Bedrohungsliste setzt.
- Da es kaum andere Geräusche gibt, zieht das hörbare Kauen des Bruders Miggies Aufmerksamkeit leicht auf sich.
- Wiederholung dieser Komponenten.

(Hinweis: Was dies zu einer „indirekten Assoziation" macht, ist, dass das Kauen des Bruders vor der Entstehung des Triggers nicht als negativ erlebt wurde.)

Wie diese Beispiele zeigen, entsteht die Kampf-oder-Flucht-Reaktion, weil das Unterbewusstsein [Kauen] als bedeutende Bedrohung einstuft. Da [Kauen] jedoch an sich keine direkte Gefahr für das Überleben darstellt und der Prozess, durch den es auf die Bedrohungsliste gelangte, recht komplex ist, ist dem Verstand nicht sofort klar, warum der Körper so reagiert.

Wenn eine Person und ihre Familienmitglieder die heftige Reaktion auf [Kauen] nicht verstehen, können zusätzliche Schichten emotionaler Lerninhalte entstehen, wie etwa: „Diese Reaktion passiert, weil ich schlecht, schwach oder dumm bin", während die Person versucht, die Situation zu begreifen. Dies kann zu „Nebensymptomen" wie Scham und Vermeidungsverhalten führen. Diese zusätzlichen emotionalen Lernerfahrungen, kombiniert mit häufigen Triggern, für die es oft kein Ventil gibt, verstärken Miggie noch weiter. Dadurch steigt die Wahrscheinlichkeit, dass die Person leichter getriggert wird und mehr Alltagsreize auf der Bedrohungsliste landen. Auf diese Weise beginnt der Eisberg der Misophonie zu entstehen. Ein detailliertes Beispiel dazu finden Sie in Kapitel 17.

Kommen wir nun zu einer optimistischen Schlüsselinformation: dem Prozess der Gedächtnisrekonsolidierung. Dieser wissenschaftlich nachgewiesene Prozess ermöglicht es, unnötige Einträge aus Miggies Bedrohungsliste zu entfernen.

9.
GEDÄCHTNISREKONSOLIDIERUNG

Zur kurzen Erinnerung: Ein „emotionaler Lerninhalt“ ist das, was man aus einer Erfahrung mit intensiven Emotionen gelernt hat oder wie man diese Erfahrung für sich gedeutet hat. Da emotionale Lerninhalte typischerweise in einem tieferen Gehirnzustand entstehen und in unserem **impliziten** statt in unserem expliziten **Gedächtnis** gespeichert werden, sind wir uns ihrer nicht bewusst. Dennoch beeinflussen sie, was wir vom Leben erwarten, wie wir das, was geschieht, interpretieren, und was wir für notwendig halten, um uns selbst und unsere Liebsten in Sicherheit zu wissen.

> Ein weiteres Beispiel für **implizites Gedächtnis** ist die Fähigkeit zu schwimmen. Sobald Sie die Bewegungsabläufe und Techniken gemeistert haben, behalten Sie das implizite Wissen darüber, wie man schwimmt. Das ermöglicht Ihnen, die Aktivität automatisch auszuführen (ohne sich bewusst an alle einzelnen Schritte zu erinnern) – selbst nach einer längeren Zeit ohne Übung.

Wenn wir emotionale Lerninhalte haben wie …

Ich muss perfekt sein, um akzeptiert zu werden.

Ich kann bloßgestellt werden, wenn ich Traurigkeit zeige, also muss ich dieses Gefühl unterdrücken.

Wenn das Geräusch/Verhalten eines anderen für mich unangenehm ist, von meinen Eltern/der Allgemeinheit jedoch nicht als problematisch angesehen wird, sind meine Gefühle ungültig und ich muss mich zusammenreißen und sie möglichst unbemerkt aushalten.

… wird dies zu größeren Problemen in unserem Leben führen. Die Psychologin Dr. Tori Olds hat mehrere ausgezeichnete Videos auf YouTube, in denen sie implizite Erinnerungen sowie den Prozess ihrer Aktualisierung – die Gedächtnisrekonsolidierung – erklärt. Sie sagt: „Wenn wir Schwierigkeiten haben, liegt es in der Regel daran, dass sich in unserem impliziten Gedächtnis etwas eigentlich Gesundes mit einem Gefühl von Gefahr oder Scham verknüpft hat." Die Wurzel des Problems liegt im erlernten Schema (zum Beispiel: „Ich muss perfekt sein, um akzeptiert zu werden") und nicht in den Gefühlen oder körperlichen Reaktionen, die es auslöst (wie Angst, Anspannung oder Schwitzen). Die meisten ungewollten Muster oder Symptome, mit denen Menschen in eine Therapie kommen, stammen aus Erinnerungen, die mit starken Emotionen verbunden sind. Diese Erfahrungen bilden neuronale Schaltkreise in unserem impliziten Gedächtnis, die ein Leben lang bestehen bleiben können. Das emotionale Gedächtnissystem ist ein zweischneidiges Schwert: Einerseits hilft es uns, Situationen effizient zu meistern, indem es sofort auf vergangene Erfahrungen zurückgreift, andererseits kann es uns auch in den emotionalen Schwierigkeiten unserer Vergangenheit festhalten.

Bis etwa zum Beginn des 21. Jahrhunderts war in der Wissenschaft weitgehend die Auffassung verbreitet, dass implizite Erinnerungen und die damit verbundenen emotionalen Lerninhalte unveränderlich sind. Daher konzentrierte sich die Psychotherapie darauf, Menschen dabei zu helfen, mit den durch diese Erinnerungen ausgelösten Gefühlsreaktionen und Handlungstendenzen umzugehen oder diese zu bewältigen – statt zu versuchen, den zugrunde liegenden emotionalen Lerninhalt selbst zu verändern. Solche Ansätze können im Laufe der Zeit zu schrittweisen positiven Veränderungen führen, erfordern jedoch eine kontinuierliche, anhaltende Anstrengung. Außerdem besteht immer die Möglichkeit, dass die Erinnerung und der emotionale Lerninhalt – insbesondere in Stressphasen – erneut aktiviert werden und die Person in alte Muster „zurückfällt".

> **Neuroplastizität** ist die Fähigkeit des Gehirns, sich neu zu organisieren und neue neuronale Verbindungen zu bilden.

Der Prozess der Gedächtnisrekonsolidierung bewirkt eine „transformierende Veränderung" statt einer „schrittweisen Veränderung", weil er den ursprünglichen emotionalen Lerninhalt so verändert, dass es nicht mehr existiert; dadurch wird das Symptom überflüssig und verschwindet. Es handelt sich um einen Prozess des Verlernens und ist – Stand 2025 – die einzige von der Neurowissenschaft identifizierte Form der **Neuroplastizität**, die in der Lage ist, spezifische emotionale Lerninhalte zu löschen.

Ein hilfreiches Bild, um den Unterschied zwischen diesen beiden Veränderungsarten (schrittweise und transformierend) und die Funktionsweise der Gedächtnisrekonsolidierung zu verstehen, ist das eines Computers mit seinen Dateien und Ordnern.

Man kann sich jeden emotionalen Lerninhalt wie eine Datei auf einem Computer vorstellen. Fertigkeitsbasierte oder auf Bewältigung fokussierte Therapieformen legen zusätzliche Dateien an (d. h. Nervenbahnen), zum Beispiel: „Wenn ich Angst verspüre, habe ich Werkzeuge, um meinen Körper zu beruhigen, und muss keine Panikattacke fürchten" – anstatt die ursprüngliche Datei oder Dateien zu aktualisieren, die dazu führen, dass die Person Panikattacken hat. Wenn Therapie nach dem Prozess der Gedächtnisrekonsolidierung abläuft, wird die ursprüngliche Datei mit dem emotionalen Lerninhalt geöffnet und mit neuen, wahreren und gesünderen Informationen aktualisiert. Das neue Lernen existiert nicht als separate Datei (wie bei Bewältigungsmethoden), sondern ersetzt die alte Datei – damit entfällt die Möglichkeit, dass die alte problematische Nervenbahn genutzt wird.

So läuft die Aktualisierung eines emotionalen Lerninhalts ab:

Der erste Schritt ist das Abrufen der Erinnerung, bei dem wir die Datei der Zielerinnerung öffnen. Das geschieht, indem wir uns mit den Gefühlen und körperlichen Empfindungen verbinden, die mit der Erinnerung verknüpft sind, zum

Beispielhafte Symptome, die durch Gedächtnisrekonsolidierung aufgelöst werden können:

Aggressives Verhalten

Alkoholkonsumstörung

Angst

Bindungsprobleme

Aufmerksamkeitsprobleme

Co-Abhängigkeit

Zwanghaftes Verhalten

Partnerschaftskonflikte

Depression

Gestörtes Essverhalten

Familienprobleme

Zappeligkeit

Probleme mit Trauerverarbeitung

Unentschlossenheit

Geringes Selbstwertgefühl

Panikattacken

Perfektionismus

Aufschiebeverhalten

Psychosomatische Schmerzen

PTBS-Symptome

Sexuelle Probleme

Scham

Sprechprobleme

Beispiel Traurigkeit oder Enge im Hals. Dies gemeinsam mit einer erfahrenen therapeutischen Fachkraft zu tun, sorgt für Sicherheit und beugt einer Retraumatisierung vor. In diesem Schritt identifizieren wir außerdem den Glaubenssatz, der sich darüber gebildet hat, was das Leiden verursacht hat, und was helfen kann, es künftig zu verhindern – also den emotionalen Lerninhalt aus dieser Erfahrung.

Der nächste Schritt besteht darin, die Erinnerung in den „Bearbeitungsmodus" zu versetzen. Das geschieht, indem man neue Informationen oder Erfahrungen einbringt, die belegen, dass der ursprüngliche emotionale Lerninhalt falsch ist. Dadurch entsteht eine „Vorhersage-Fehler-Erfahrung", die die Erinnerung für etwa fünf Stunden in einen labilen/veränderbaren Zustand versetzt.

In diesem Zeitfenster kann der ursprüngliche emotionale Lerninhalt verlernt werden. Erfahrungsorientierte Therapieformen, die Gedächtnisrekonsolidierung beinhalten, haben jeweils ihre eigene Art, diesen Schritt und den gesamten Prozess zu gestalten. Ich lasse meine Klient:innen oft abwechselnd spüren, wie es sich im Körper anfühlt, wenn sie von der ursprünglichen Situation erzählen, und dann wahrnehmen, wie es sich anfühlt, wenn sie an die neue, widersprechende Erfahrung denken. Entscheidend ist, beide Lerninhalte (den alten und den neuen) im gleichen Zeitfenster des labilen Zustands zusammenzubringen. Der widersprechende Lerninhalt muss von der betreffenden Person als wahr erlebt werden, damit der ursprüngliche emotionale Lerninhalt sich tatsächlich verändern kann. Manchmal beginnt dieser Prozess damit, dass erkannt wird, dass der neue Lerninhalt für andere wahr ist (zum Beispiel das Gefühl der Wahrheit von „Mein Cousin ist liebenswert, auch wenn er Fehler macht und nicht perfekt ist") und dann darauf hingearbeitet wird, es auch für sich selbst als wahr zu sehen. Oder es gibt einen tieferliegenden Lerninhalt, das es unsicher macht, dies für sich selbst zu glauben. Dann muss dieser tiefere Lerninhalt zuerst bearbeitet werden. Wie Sie in Abschnitt 3 genauer erfahren werden, kann unterstützende Arbeit nötig sein – zum Beispiel Selbstfürsorge verbessern, Selbstmitgefühl und Strategien zur Regulation des Nervensystems üben und lernen, wie man die eigenen Gefühle ausdrückt –, um die nötigen Belege zu sammeln.

Die Erinnerungsdatei schließt sich nach etwa fünf Stunden von selbst. Wenn der Prozess korrekt durchgeführt wurde, hat der neue Lerninhalt den alten emotionalen Lerninhalt ersetzt – die Erinnerung ist „rekonsolidiert". Das bedeutet nicht, dass Sie vergessen, dass das Ereignis oder die Schwierigkeit stattgefunden hat, wohl aber, dass die emotionale Ladung und den problematischen emotionalen Lerninhalt, die daran geknüpft waren, verschwunden sind. Eine einfache Möglichkeit, zu überprüfen, ob der Prozess funktioniert hat, ist, nochmal an den ursprünglichen emotionalen Lerninhalt zu denken und zu beobachten, wie es sich im Körper anfühlt, wenn Sie es laut aussprechen. Wenn es wirksam war, sagen Klient:innen oft Sätze wie „Das fühlt sich nicht mehr wahr an" oder „Das erscheint mir einfach nicht mehr richtig" – oft selbst überrascht, wie anders es sich jetzt anfühlt. Auch das Wiederaufrufen der Erinnerung löst dann keine belastende emotionale oder körperliche Reaktion mehr aus.

Wenn das Symptom bestehen bleibt, bedeutet dies in der Regel eines der folgenden Dinge (wobei die ersten beiden am häufigsten vorkommen):

1. Der Prozess war nicht ausreichend erfahrungsorientiert. Er wurde zu kognitiv durchgeführt, mit zu wenig Verbindung zu den dazugehörigen Gefühlen und somatischen Empfindungen; daher wurde die ursprüngliche „Datei" nicht vollständig geöffnet und/oder die neuen Informationen haben sich nicht verankert.

2. Das Symptom wird von mehreren emotionalen Lerninhalten getragen. Mit anderen Worten: Mehrere „Dateien" oder emotionale Lerninhalte tragen zu diesem Symptom bei. In diesem Fall ist das Symptom eigentlich ein „Ordner" auf dem Computer, der mehrere Dateien enthält – und alle müssen aktualisiert werden, damit das Symptom verschwindet. Wenn zum Beispiel jemand unter starker Angst leidet und den emotionalen Lerninhalt „Ich muss die Bedürfnisse meines Partners vorausahnen, um zu verhindern, dass er schlechte Laune bekommt, in die ich mich unweigerlich hineinziehen lasse" bearbeitet, ist das ein wichtiger Schritt. Wenn jedoch gleichzeitig ein weiterer emotionaler Lerninhalt vorhanden ist, wie „Mein Wert hängt davon ab, sehr produktiv zu sein, also muss ich jede Minute des Tages optimal nutzen", trägt auch dieser zusätzliche Lerninhalt zum Angstsymptom bei. Um das Symptom übermäßiger Angst vollständig zu lindern, müssen alle emotionalen Lerninhalte, die es auslösen, bearbeitet werden.

3. Die neuen Informationen oder Erfahrungen waren zu schwach oder zu stark, um eine Vorhersage-Fehler-Erfahrung zu erzeugen, die notwendig ist, um die Erinnerung in den Bearbeitungsmodus zu versetzen.

4. Wenn der emotionale Lerninhalt mit mehreren Kontexten verknüpft ist (z. B. Familie, Arbeit, Freundschaften), muss die Gedächtnisrekonsolidierung möglicherweise für jeden Kontext einzeln durchgeführt werden. Zum Beispiel könnte es nötig sein, Belege zu finden, die den Lerninhalt anhand einer Arbeitserfahrung widerlegen, und dann den Prozess noch einmal mit einer Familienerfahrung zu wiederholen. Das wird deutlich, wenn das Symptom in einem Bereich verschwunden ist, in einem anderen jedoch nicht.

Wie bereits erwähnt, haben die meisten Menschen mehrere Schichten (emotionale Lerninhalte), die mit ihrer Misophonie verknüpft sind. Mit anderen Worten: Die meisten haben mehrere „Dateien", die eine starke Reaktion auf Misophonie-Trigger unterstützen – was ich in Teil 3 noch ausführlicher bespreche.

Ich stelle diese Schritte nicht vor, um zur eigenständigen Anwendung bei sich selbst oder den eigenen Kindern zu ermutigen, sondern teile sie, weil ich gesehen habe, dass das Verständnis der allgemeinen Schritte helfen kann, sich auf diese Art von Arbeit einzulassen und in Therapiesitzungen fokussiert zu bleiben.

Therapieformen, von denen bekannt ist, dass sie die Gedächtnisrekonsolidierung erleichtern, sind unter anderem, aber nicht ausschließlich: Accelerated Experiential Dynamic Psychotherapy (AEDP), Alexander-Technik, Kohärenztherapie, Emotionsfokussierte Therapie (EFT), Eye Movement Desensitization and Reprocessing (EMDR), Internal Family Systems Therapy (IFS), Interpersonelle Neurobiologie (IPNB), Intensive Short-Term Dynamic Psychotherapy (ISTDP), Neurolinguistisches Programmieren (NLP), Psychedelic-Assisted Therapy sowie Somatic Experiencing (SE).

Um eine transformierende Veränderung zu erreichen, ist es entscheidend, dass die wesentlichen Bestandteile der Gedächtnisrekonsolidierung in der Umsetzung des Therapiekonzepts enthalten sind. Allein die Anwendung einer dieser Therapieformen garantiert nicht automatisch, dass Gedächtnisrekonsolidierung stattfindet.

Als jemand, der in verschiedenen Methoden der Gedächtnisrekonsolidierung ausgebildet ist, habe ich beobachtet, dass unterschiedliche Ansätze bei verschiedenen Personen unterschiedlich gut ankommen. Es scheint, dass manche Methoden das Unterbewusstsein bestimmter Menschen besser erreichen, während andere bei anderen Menschen wirksamer sind. Allerdings habe ich bislang nicht genug Erfahrung und Daten, um zum Beispiel mit Sicherheit sagen zu können, dass kreative Menschen besser auf Internal Family Systems (IFS) ansprechen, während eher wörtlich denkende Personen eher mit der Kohärenztherapie in Verbindung gehen.

Ein wichtigerer Wirkfaktor als die gewählte Methode ist die therapierende Person selbst. Die Arbeit mit einer erfahrenen, kreativen, authentischen und intuitiven therapeutischen Fachkraft ist ideal. Sie muss sehr präsent sein, vermeiden, eigene Erfahrungen oder Unsicherheiten zu projizieren, und die abgestimmte Präsenz bieten, die für emotionale Sicherheit und Offenheit notwendig ist. Dies stellt auch sicher, dass das Ziel des emotionalen Lerninhalts präzise identifiziert wird – ebenso wie die spezifische gegensätzliche Information oder Erfahrung, die nötig ist, um ihn aufzulösen.

„Schemata entstehen, um das Überleben zu sichern, und sind daher darauf ausgelegt, zu bestehen. Das Gehirn hat hochgradig konservative, strenge Kriterien, um seinen Mechanismus des Verlernens und Aufhebens zu nutzen – konkret erfordert das Gehirn eine hochspezifische, eindeutige, unausweichliche, entscheidende Widerlegung des Zielschemas, sodass keinerlei Spielraum bleibt, damit das Schema noch in irgendeiner Weise wahr ist.“ Außerdem gilt: „Die therapeutische Fachkraft muss genau wissen, *welche* emotionalen Lerninhalte verlernt werden sollen, um den Prozess gezielt zu begleiten und Wissen oder Erfahrungen zu finden, die die notwendige Spezifität besitzen, um *genau diese* Konstrukte zu widerlegen“ (Ecker, S. 80).

Die Wurzeln der Misophonie: Neurologisch oder im Gedächtnis verankert?

Bruce Ecker, Mitbegründer der Kohärenztherapie, betont: „Jedes Symptom, das durch Inhalte des Gedächtnisses (also durch eine Erfahrung und den damit verbundenen emotionalen Lerninhalt) entsteht, kann durch den therapeutischen Rekonsolidierungsprozess beendet werden." Symptome, die nicht auf emotionalen Lerninhalten beruhen – wie z. B. sensorische Verarbeitungsprobleme mit neurologischer Ursache – können zwar nicht durch Gedächtnisrekonsolidierung aufgelöst werden, jedoch können emotionale Lerninhalte aus anderen Lebenserfahrungen – etwa, wegen sensorischer Verarbeitungsprobleme gehänselt worden zu sein – diese Schwierigkeiten erheblich verstärken. Deshalb können Betroffene dennoch von der Arbeit mit Gedächtnisrekonsolidierung profitieren.

Während einige Menschen mit Misophonie möglicherweise genetische oder neurologische Besonderheiten haben, die sie anfälliger dafür machen, auf Reize wie Kauen mit einer Bedrohungsreaktion zu reagieren, glaube ich, dass diese Unterschiede allein nicht das Syndrom Misophonie verursachen.

Hier einige wichtige Überlegungen zu diesem Thema:

- **Hirnstudien:** Um herauszufinden, ob es Hirnunterschiede gibt, die Misophonie verursachen oder begünstigen, brauchen wir Langzeitstudien, die die Gehirnaktivität sowohl vor als auch nach dem Auftreten der Misophonie erfassen. Ohne solche Daten, so merkt Dr. Jane Gregory an, „wissen wir nicht, ob diese Unterschiede die *Ursache* der Misophonie sind oder ob die Unterschiede in den Gehirnmustern erst *durch* die Misophonie entstehen" (S. 34). So waren z. B. alle Teilnehmenden der „Motor Basis"-Studie Erwachsene mit einem Durchschnittsalter von 38 Jahren. Die Studie gibt nicht an, wie lange sie bereits unter Misophonie litten. Da diese meist in der Jugend beginnt, hatten die meisten vermutlich schon seit zehn oder zwanzig Jahren

Symptome, was wahrscheinlich zu gewissen Veränderungen im Gehirn geführt hat.

- **Erfahrung und Gehirnstruktur:** Erfahrungen spielen eine entscheidende Rolle bei der Gestaltung sowohl der Struktur als auch der Funktionsweise des Gehirns.
- **Neurologische Basis psychischer Erkrankungen:** Viele psychische Erkrankungen – wie Depression, Angststörungen, Zwangsstörungen oder posttraumatische Belastungsstörung – haben eine neurologische Grundlage, die auf Auffälligkeiten oder Funktionsstörungen in der Gehirnstruktur oder -funktion hinweist. Dennoch können diese Erkrankungen mithilfe von Gedächtnisrekonsolidierung bearbeitet und gelindert werden.
- **Das Zusammenspiel von Genetik und Umwelt:** Dr. Jennifer Brout, Gründerin des Misophonia Research Network, sagt: „Die Epigenetik hat gezeigt, dass nicht allein unsere Gene bestimmen, wie es um unsere Gesundheit und Persönlichkeit steht; ebenso wichtig ist, wie diese Gene mit der Umwelt interagieren. Ist Misophonie genetisch oder umweltbedingt? Sie ist beides."
- **Menschen mit Misophonie finden Heilung:** Immer mehr Betroffene, die früher stark unter Misophonie litten, haben durch die Arbeit mit Gedächtnisrekonsolidierung und die Bearbeitung der zugrunde liegenden Ursachen Heilung und Freiheit gefunden.
- **Aus dem Mund eines Misophonie-Forschers:** In einem Interview zu seinen Forschungsartikeln „The Brain Basis for Misophonia" und „Motor Basis for Misophonia" stellt Kumar fest: „Wenn wir den ganzheitlichen Blick einnehmen, kann Misophonie nicht vom sozialen Aspekt getrennt werden. Der soziale Blickwinkel verändert, wie das Geräusch verarbeitet wird." Er merkt außerdem an, dass die Art, wie Spiegeln abläuft, veränderbar ist.
- **Aus Sicht von Traumatherapeut:innen:** Traumatherapeut:innen unterscheiden, ob ein Symptom im Gedächtnis verankert oder rein biologisch ist, indem sie prüfen, ob seine Entstehung vom Kontext abhängt. Symptome mit biologischer Grundlage treten

typischerweise in allen Kontexten gleich auf und sprechen besser auf medizinische Behandlungen an, während im Gedächtnis verankerte Symptome stärker kontextabhängig sind und sich oft durch mitfühlende Zuwendung abschwächen.

10.

EIN ZWEISTUFIGER TEAMORIENTIERTER ANSATZ MIT EINER SOWOHL-ALS-AUCH-HALTUNG

Es ist an der Zeit, das bisher Gelernte in die Anwendung zu bringen. Aufbauend auf der Eisberg-Analogie verfolgen wir einen zweistufigen Ansatz zur Bearbeitung von Misophonie. Strategien der ersten Stufe konzentrieren sich darauf, das sichtbar an der Oberfläche Liegende zu bewältigen. Diese Methoden wirken als vorübergehende Bewältigungsmechanismen, während wir auf der zweiten Stufe an der Basis Ihres Eisbergs arbeiten. Wenn ein hypervigilanter Miggie ein Teil dieser Basis ist, müssen die Hauptursachen dafür angegangen werden: Miggie zu beruhigen, indem grundlegende Bedürfnisse erfüllt, Traumata geheilt und gesunde Praktiken entwickelt werden, erhöht seine Bereitschaft, etwas Neues zu lernen und etwas von der Liste zu streichen. Die genannte Arbeit ist in der Regel auch notwendig, um die erforderlichen Belege zu sammeln, die für eine Aktualisierung der misophoniebezogenen emotionalen Lerninhalte nötig sind.

Arbeit auf beiden Ebenen des Eisbergs macht es unerlässlich, einen teamorientierten Ansatz zu verfolgen und eine Sowohl-als-auch-Haltung einzunehmen. Auf diese Konzepte gehe ich als Nächstes näher ein, bevor wir mit der praktischen Anwendung des Gelernten starten!

EIN TEAMORIENTIERTER ANSATZ

Wir brauchen die Nachbarhäuser der von Misophonie betroffenen Person (d. h. die enge Familie und das Arbeits- oder Schulumfeld), die zusammen als Team arbeiten. Ohne gemeinsames Engagement sind die Möglichkeiten, mit Misophonie an einen besseren Punkt zu gelangen (insbesondere wenn es sich um ein Kind handelt), begrenzt und/oder es dauert deutlich länger. Inmitten der Verwirrung rund um Misophonie ist es leicht, in Schuldzuweisungen zu verfallen, doch das verschärft die Situation nur, da es Miggie noch stärker aufdreht.

Wenn Sie Elternteil eines Kindes mit Misophonie sind und Geschwisterkinder haben, die Schwierigkeiten haben, zusammenzuarbeiten, ziehen Sie die Unterstützung einer therapeutischen Fachkraft hinzu, um zugrunde liegende Ursachen anzugehen und ihnen das Ziel und die Bedeutung der Teamarbeit zu verdeutlichen. Ich werde Ihnen gleich ein Beispiel geben, das das veranschaulicht.

Wie die Misophonie-Therapeutin Samantha Bookman es ausdrückt, besteht das Ziel des Teams darin, Schaden in beide Richtungen zu verringern. Familienmitglieder und Partner:innen sollten zum Beispiel bemüht sein, Trigger zu berücksichtigen und versuchen, triggernde Verhaltensweisen zu minimieren. Gleichzeitig sollten Menschen mit Misophonie darauf hinarbeiten, bei Auslösungen nicht aggressiv (weder verbal noch körperlich) zu reagieren und ihre Gefühle und Bedürfnisse respektvoll zu äußern. Wenn das nicht gelingt, ist es wichtig, einen Reparaturprozess einzuleiten, um Verständnis und Verbindung wiederherzustellen. Wenn eine Person mit Misophonie getriggert wird, sollten Familienmitglieder versuchen, es nicht persönlich zu nehmen und nicht reaktiv zu handeln. In der folgenden Übersicht gebe ich weitere Beispiele, die diese wechselseitige Beziehung und die angestrebte Teamarbeit verdeutlichen. Auch wenn sich diese Beispiele in erster Linie auf Eltern-Kind-Beziehungen beziehen, lassen sie sich ebenso auf Partnerschaften übertragen.

Aufgabe der Eltern **(und, wo sinnvoll, auch der Geschwister)**	**Aufgabe der betroffenen Person** **(im Rahmen des Alters und der Entwicklung)**
Informieren Sie sich über Misophonie und über mögliche Wege im Umgang damit.	Informiere dich über Misophonie und über mögliche Wege im Umgang damit.
Erlauben Sie Ihrem Kind, in Momenten der Misophonie gesunde Bewältigungsstrategien zu nutzen. Helfen Sie dabei, visuelle Erinnerungen an diese Strategien zu gestalten.	Nutze in Misophonie-Momenten gesunde Bewältigungsstrategien. Gestalte dir bei Bedarf visuelle Erinnerungen daran.
Achten Sie auf die Regulation Ihres eigenen Nervensystems und fördern Sie das auch bei Ihrem Kind. (Vorleben ist der beste Weg!)	Arbeite an Fähigkeiten und Gewohnheiten zur Regulation deines Nervensystems.
Sorgen Sie für Zugang zu Therapie oder Unterstützung. Beteiligen Sie sich an der Familientherapie und arbeiten Sie an den gemeinsamen Zielen. Falls Ihre Familientherapeut:in es empfiehlt, kann auch eine begleitende Einzeltherapie hilfreich sein.	Nimm an der Familientherapie teil und arbeite an den vereinbarten Zielen (und auch an einer Einzeltherapie, falls die Familientherapeut:in das empfiehlt).
Achten Sie aktiv auf gute Selbstfürsorge und geben Sie Ihrem Kind die nötige Struktur, damit es gut für sich sorgen kann.	Achte aktiv auf gute Selbstfürsorge.
Beschämen Sie Ihr Kind nicht wegen der Misophonie oder weil es getriggert wurde – und beschämen Sie auch sich selbst nicht.	Sprich mit einer Therapeut:in über mögliche Schamgefühle, die du wegen deiner Misophonie trägst.

Lassen Sie Ihr Kind seine Gefühle auf gesunde Weise ausdrücken und machen Sie das selbst vor.	Lerne, deine Gefühle gesund auszudrücken, und eigne dir passende Strategien an.
Halten Sie sich an die gemeinsam vereinbarten Misophonie-Hausregeln (darauf gehen wir gleich noch ein).	Halte dich an die gemeinsam vereinbarten Misophonie-Hausregeln. Sei nachsichtig, wenn sie versehentlich gebrochen werden.
Setzen Sie sich für Ihr Kind ein – bei Schule, Ärzt:innen, erweiterter Familie usw. – so wie es Ihr Kind sich wünscht.	Nutze die Unterstützungen, die dir zugestanden werden, so wie du sie brauchst. Lerne, dich selbst zu vertreten und für dich einzutreten.
Verwenden Sie eine neutrale Sprache und einen ruhigen Ton, wenn Sie auf die Bitte Ihres Kindes reagieren, ein Triggerverhalten zu beenden, zum Beispiel: • Okay. • Danke, dass du mir Bescheid sagst. • Gerade nicht. Bitte such dir einen anderen Platz. • Ups, tut mir leid. Ermutigen Sie auch Geschwister, so zu reagieren.	Bitte *respektvoll* darum, dass ein Triggerverhalten aufhört, und entschuldige dich, wenn dir das einmal nicht gelingt (du entschuldigst dich nicht für deine Misophonie, sondern z. B. für Schreien oder einen scharfen Tonfall). Verstehe, dass es Situationen gibt, in denen die andere Person ihr Verhalten stoppt – und andere, in denen du selbst den Ort wechseln oder eine andere Strategie anwenden musst.
Machen Sie Trigger oder Nicht-Trigger nicht zum Thema, auch nicht als vermeintliches Kompliment, dass Ihr Kind nicht reagiert hat.	Sag klar, was du brauchst und wie dir deine Angehörigen am besten helfen können.

Die Verantwortung für den Umgang mit Misophonie kann nicht allein bei den Menschen im Umfeld der betroffenen Person liegen – besonders dann nicht, wenn die Trigger lebensnotwendige Funktionen betreffen. Gleichzeitig brauchen Menschen mit Misophonie Pausen von ihren Triggern, um sich zu erholen, wieder ins Gleichgewicht zu kommen und ihre Strategien zu üben. Misophonie-Hausregeln können dazu beitragen, mehr Raum dafür zu schaffen. Außerdem helfen solche Regeln, die Entstehung neuer Trigger zu verhindern, weil sie die Zeit in einem Zustand von Hypervigilanz (also wenn Miggie in Listen-Schreib-Laune ist) verringern. Im nächsten Abschnitt gehe ich noch genauer darauf ein, wie sich eine gesunde Balance beim Thema Rücksichtnahme finden lässt.

Hier einige bewährte Misophonie-Hausregeln:

- Einen festen triggerfreien Raum für die betroffene Person einrichten – und diesen respektieren.
- Nicht unangekündigt in Räume gehen, in denen die betroffene Person sich aufhält, während Sie essen (oder eine vermeidbare Triggeraktivität ausführen).
- Kein Kaugummikauen in der Nähe der betroffenen Person (falls das ein Trigger ist), weil es „endlos“ wirkt.
- Im Auto auf Essen und andere leicht vermeidbare Trigger verzichten (weil es ein enger Raum ist und Nähe unvermeidbar ist). Falls bei längeren Fahrten doch gegessen werden muss, auf eine feste Zeit beschränken. Die betroffene Person vorher darauf vorbereiten und gemeinsam passende Bewältigungsstrategien überlegen.
- Hintergrundgeräusche nutzen, wenn Trigger nicht vermeidbar sind.
- Stressbeladene Gesprächsthemen am Esstisch oder in engen Räumen vermeiden.
- „Küche geschlossen“-Zeiten einführen, zum Beispiel im Sommer oder an Wochenenden (z. B. von 13:00 bis 15:00 Uhr).
- Die Grundhaltung pflegen: „Es ist niemandes Schuld, dass Misophonie Teil unserer Familie ist – aber wir können gemeinsam daran arbeiten, dass es uns besser geht.“

Visuelle Erinnerungen und regelmäßige Wiederholungen der Hausregeln sind anfangs meist nötig, damit sie sich wirklich als Gewohnheiten einprägen.

Wenn es um Psychotherapie für Kinder mit Misophonie geht – und angesichts ihrer Abhängigkeit von Eltern oder Bezugspersonen –, empfehle ich sehr, zunächst mit einer Familientherapie zu beginnen. So können familiäre Dynamiken, die die Misophonie möglicherweise verstärken, zuerst geklärt oder bearbeitet werden. Andernfalls läuft man Gefahr, das Kind unabsichtlich zu „gaslighten", indem man ihm vermittelt, es müsse das Problem allein lösen – während es vielleicht eher wie ein „Frühwarnsystem" für tieferliegende familiäre Themen fungiert. Oft braucht es deshalb Heilung und Reparatur im Familiensystem – etwas, das durch Familientherapie gut unterstützt werden kann.

Bewahren Sie die Haltung: „Es ist niemandes Schuld." Ich habe noch keine Familie erlebt, die mit Absicht Misophonie verursacht hätte – und ich bezweifle sehr, dass es das überhaupt gibt. Wohl aber habe ich viele wunderbare Familien kennengelernt, mit engagierten, liebevollen und klugen Eltern, die trotz bester Absichten in ähnliche Muster geraten sind – einfach, weil rund um Misophonie so viel Verwirrung herrscht. Hätte ich nicht mit Hunderten von Familien gearbeitet, hätte ich selbst den größeren Zusammenhang nicht erkannt. Auch ich hätte nicht sofort gewusst, wie man verhindert, dass eine Bedrohungsassoziation entsteht, als mein jüngster Sohn im Alter von neun Jahren anfing, sich über Kaugeräusche zu beschweren. Ich erzähle das nicht, um anzugeben (und bin mir völlig bewusst, dass ich die Dinge nicht immer so im Griff haben werde), sondern um zu verdeutlichen: Wenn man das größere Ganze von Anfang an im Blick hat, kann sich die Entwicklung der Therapie ganz anders entfalten.

Ich lege Eltern von Kindern mit Misophonie sehr ans Herz, auch selbst eine Therapie zu beginnen und am eigenen Nervensystem zu arbeiten. Jede Anstrengung, die Sie in Ihre eigene Regulation investieren – ob Traumabewältigung, den Umgang mit Scham, das Setzen gesunder Grenzen oder Stressmanagement –, wirkt sich positiv auf das Nervensystem Ihres Kindes aus. Das geschieht sowohl durch den energetischen Austausch als auch durch Ihr Vorbild. Bedenken Sie: Manchmal ist einem die eigene Dysregulation gar nicht bewusst. Mir selbst war das viele Jahre lang nicht klar, bis ich im Rahmen einer spezialisierten Trauma-Weiterbildung als Therapeutin davon erfuhr. Suchen Sie sich daher Unterstützung und seien Sie offen für Rückmeldungen. Vergessen Sie nicht: Jeder Mensch hat Bereiche, an denen er arbeiten kann! Sehen Sie Therapie auch als zusätzliche Stütze, um ein Kind mit Misophonie zu begleiten. Elternsein ist ohnehin herausfordernd. Ein von Misophonie betroffenes Kind zu begleiten, ist noch einmal besonders anspruchsvoll und kräftezehrend.

Sehr bereichernd finde ich die Haltung der Psychotherapeutin und Eltern-Expertin Dr. Becky Kennedy. Sie betont, dass gute Eltern nicht perfekt sein müssen, sondern vor allem bereit zur Selbstreflexion, zum ständigen Lernen und persönlichen Wachstum. Sie weist auch darauf hin, dass keine Elterngeneration sämtliche familiären Probleme vollständig lösen kann. Aber schon kleine positive Veränderungen können den Weg kommender Generationen deutlich beeinflussen – und darauf darf man stolz sein.

Dr. Lisa Damour, Psychotherapeutin und Autorin zahlreicher Bücher über das Elternsein von Teen-

Vorleben ist eines der wirksamsten Werkzeuge, die Eltern haben. Wenn Sie Ihrem Kind vormachen, wie Sie Ihr Nervensystem regulieren, vermitteln Sie: Es ist völlig normal, dafür Hilfsmittel zu nutzen. So vermeiden Sie, dass Ihr Kind mit Misophonie denkt, es sei „die einzige Person", die so etwas machen müsse – und die Strategien aus Scham oder Verlegenheit ablehnt.

Hier einige Beispiele, wie Sie das vorleben können:

„Ich merke, dass mein Körper immer angespannter wird. Ich gehe kurz nach draußen und atme ein paar Mal langsam durch."

„Ich bin ein bisschen traurig, weil ich [x] heute nicht machen konnte. Es ist schwer, wenn Pläne sich ändern. Kann ich eine Umarmung haben?" (Falls die Antwort „nein" ist, zeigen Sie, wie man das akzeptiert und eine andere Strategie nutzt.)

„Heute war ein wirklich stressiger Tag auf der Arbeit. Ich mache jetzt ein paar sanfte Dehnübungen, damit mein Körper wieder zur Ruhe kommt."

Solche Dinge können – je nach Alter – auch spielerisch mit Stofftieren, Puppen oder ähnlichem vorgemacht werden.

agern, betont, dass die stärkste Kraft für die psychische Gesundheit von Jugendlichen stabile Beziehungen zu fürsorglichen Erwachsenen sind. Entscheidend ist, dass die Erwachsenen verstehen, was gerade passiert und warum, dass sie sich kompetent fühlen und das Verhalten von Teenagern nicht persönlich nehmen. Damour macht deutlich, wie herausfordernd es sein kann, die Gefühle und das Verhalten von Jugendlichen zu verstehen und damit umzugehen. Sie betont, dass Eltern sich zwar Wissen aneignen sollten, dies aber nicht zu der Erwartung führen darf, dass die Erziehung von Teenagern ohne Schwierigkeiten verläuft, nur weil man die „richtigen" Methoden kennt.

Ich selbst habe eine spezielle Ausbildung im Bereich Elternschaft – so wie viele meiner engen Kolleg:innen auch. Und trotzdem empfinden wir Elternsein als hoch herausfordernd! Deshalb habe ich selbst eine Therapeutin, die mich in meinen Gefühlen rund ums Elternsein unterstützt. Ich hoffe, es wird deutlich, worauf ich hinauswill: Es gibt keinen Grund, sich zu schämen, wenn man Unterstützung und Begleitung braucht.

Hier ein Beispiel für den Ablauf einer Geschwister-Sitzung mit einem Kind im Alter von acht bis zehn Jahren, das sich für Sport interessiert. Falls eine Familientherapeut:in nicht zur Verfügung steht, können Eltern diese allgemeinen Ideen nutzen, um Geschwistern Anerkennung zu geben, ihnen Misophonie zu erklären und sie für eine gemeinsame Team-Haltung zu gewinnen.

- Beginnen Sie mit einem kleinen Gesprächseinstieg. Sagen Sie, dass Sie gehört haben, dass das Kind sich für [Sportart X] interessiert. Fragen Sie, was es daran besonders mag usw.
- Bedanken Sie sich dafür, dass es bereit ist, mit Ihnen über die Misophonie des Geschwisterkindes zu sprechen.
- Erklären Sie, dass die Misophonie die ganze Familie betrifft. Fragen Sie, wie es das für sich erlebt und was es daran schwierig findet. Bestätigen Sie sein Erleben (z. B.: „Das klingt wirklich anstrengend").

- Bestätigen Sie auch, dass Misophonie sehr verwirrend sein kann. Erklären Sie, dass manche Gehirne Kaugeräusche (oder andere Trigger) mit einer echten Gefahr verwechseln und den Körper in Angriffsmodus versetzen, noch bevor der Kopf Zeit hat, darüber nachzudenken. Das „untere Überlebensgehirn" behandelt [Kauen] genauso, als stünde ein Tiger vor der Tür. Erst kurz darauf versucht das „obere Denkgehirn" einzugreifen, damit die Person nicht angreift – was mit der Zeit besser gelingt. Aber die Kampf-Flucht-Energie, die schon im Körper gelandet ist, bleibt erst einmal und fühlt sich sehr unangenehm an. (Es gibt Videos, die diesen Unterschied zwischen Überlebens- und Denkgehirn kindgerecht erklären.)
- Machen Sie klar: Das von Misophonie betroffene Geschwisterkind möchte diesen Kampf mit Kaugeräuschen gar nicht haben. Vielleicht kennt das Kind selbst ein Geräusch wie Kreide an der Tafel oder etwas anderes, das es kaum erträgt. Bitten Sie es, sich vorzustellen, dieses Geräusch jeden Tag immer wieder hören zu müssen – und niemand sonst reagiert darauf, außerdem bekommt man Ärger, wenn man wegläuft oder schreit, es solle aufhören.
- Erklären Sie, dass es für Familien anfangs oft so ist, als müssten sie plötzlich einen neuen Sport gegen ein anderes Team spielen – ganz ohne Trainer oder Anleitung. Dann treten sich alle gegenseitig auf die Füße und spielen sogar gegeneinander. Das gegnerische Team heißt „Misophonie" – und gewinnt immer wieder.
- Machen Sie Mut: Es ist möglich, Misophonie zu besiegen. Dafür muss aber die ganze Familie das „Spiel" verstehen und zusammenhalten. Die gute Nachricht: Sie (Therapeut:in

oder Eltern) haben inzwischen Zugang zu den Regeln und Strategien dieses Spiels. Benennen Sie einige Punkte:

- Wenn Teammitglieder gegeneinander streiten oder sich die Schuld zuschieben, gewinnt die Misophonie leichter.
- Wenn man heftig auf die Reaktion des Geschwisterkindes reagiert, stärkt das die Misophonie (z. B. durch Sätze wie: „So laut kaue ich doch gar nicht!"). Neutrale Reaktionen wie „Ups" oder „Okay" sind schwer, aber sie nehmen der Misophonie die Punkte weg.
- Wenn man das Geschwisterkind wegen seiner Schwierigkeiten aufzieht oder daran zweifelt, ob das echt ist, macht man es der Misophonie leichter. (Fragen dürfen sie die Eltern aber gerne, um gemeinsam alles in Ruhe zu besprechen.)
- Die Haltung „Es ist niemandes Schuld, dass die Misophonie da ist – aber wir können sie gemeinsam in den Griff bekommen" ist die beste Grundlage, um zu gewinnen.
- Die Eltern sind die Kapitän:innen des Familienteams – und gute Kapitän:innen lassen nicht zu, dass sich Teammitglieder gegenseitig fertig machen. Klare Grenzen und gegenseitige Verantwortung helfen beim Gewinnen.
- Je respektvoller alle im Haus miteinander umgehen, desto eher verliert die Misophonie.

- Fragen Sie das Kind, ob es noch Fragen hat, und gehen Sie darauf ein.
- Machen Sie dann ein Rollenspiel mit vertauschten Rollen: Das Kind spielt sein misophoniebetroffenes Geschwister, und Sie zeigen, wie man reagieren kann, wenn es getriggert wird. Demonstrieren Sie, wie eine kurze, neutrale Antwort klingt. Machen Sie daraus ein kleines Spiel: „Ich wette,

du schaffst es nicht, mich aus der Ruhe zu bringen!" – das Kind gewinnt, wenn Sie doch gereizt reagieren. Wenn Sie es schaffen, neutral zu bleiben, gewinnen Sie. (Hier können Sie auch gesunde Grenzen vorleben, z. B. in neutralem Ton: „Sprich bitte nicht so mit mir.") Dann wechseln Sie die Rollen: Nun versuchen Sie, das Kind aus der Ruhe zu bringen, etwa mit einem Satz wie „Uff! Dein Kauen!" Das Kind übt, neutral zu bleiben. Bestätigen Sie, wie viel Stärke es braucht, ruhig zu reagieren, und fordern Sie es spielerisch heraus: „Schaffst du das nochmal?" So bekommt es Lust, diese Fähigkeit einzusetzen. Betonen Sie, dass diese Haltung – ruhig und bestimmt zu bleiben – nicht nur bei Misophonie hilfreich ist, sondern auch in vielen anderen Situationen im Leben eine große Stärke sein kann.

EINE SOWOHL-ALS-AUCH-HALTUNG BEWAHREN

Wenn Sie auf der ersten und zweiten Ebene arbeiten, ist es wichtig, eine „Sowohl-als-auch"- statt einer „Entweder-oder"-Haltung einzunehmen. Hier einige Beispiele, um den Unterschied deutlich zu machen.

Entweder-oder (wenig hilfreiche Haltung)	Sowohl-als-auch (hilfreiche Haltung)
Rücksichtnahme ist *entweder* gut *oder* schlecht.	Rücksichtnahme kann *sowohl* manchmal problematisch *als auch* manchmal hilfreich sein.

Entweder Ihr Erziehungsstil (oder der Ihrer Eltern) hat die Misophonie verursacht – *oder* er hatte gar keinen Einfluss.	Unsere Erziehung prägt uns als Menschen – und doch ist sie nicht die ganze Geschichte.
Entweder man muss genau wissen, wie die Trigger ursprünglich entstanden sind – *oder* es bringt nichts, das zu erforschen.	Zu wissen, wie die Trigger ursprünglich entstanden sind, kann *sowohl* hilfreich für den Heilungsweg sein *als auch* nicht zwingend notwendig.
Misophonie ist *entweder* neurologisch *oder* psychologisch. Sie ist *entweder* im Körper *oder* im Kopf.	Misophonie ist *sowohl* neurologisch *als auch* psychologisch. Körper und Geist sind verbunden, daher spielt sich das Ganze in beiden Bereichen ab. (Hinweis: Dass neurologische Prozesse beteiligt sind, bedeutet nicht automatisch, dass etwas unveränderbar ist.)

Schwarz-weiß-Denken (also Entweder-oder-Denken) ist einer der Gründe, warum wir mit Misophonie oft in unserem Leiden steckenbleiben. Die westliche Kultur – besonders das Medizin- und Krankenversicherungssystem – fördert dieses Denken. So wird zum Beispiel Geist und Körper voneinander getrennt oder das Individuum von seiner Umwelt losgelöst betrachtet. Doch, wie Gabor Maté sagt: „Die Wissenschaft weist auf das Ganze hin."

Die Misophonie-Therapeutin und -Expertin Dr. Jennifer Jo Brout bringt es treffend auf den Punkt: „Sowohl-als-auch-Denken hilft uns zu verstehen, dass vieles gleichzeitig wahr sein kann: Misophonie ist sowohl genetisch als auch durch Umweltfaktoren geprägt. Misophonie ist sowohl im Geist als auch im Körper. Misophonie ist sowohl neurologisch als auch verhaltensbezogen."

TEIL 2

STRATEGIEN FÜR DIE EISBERGSPITZE

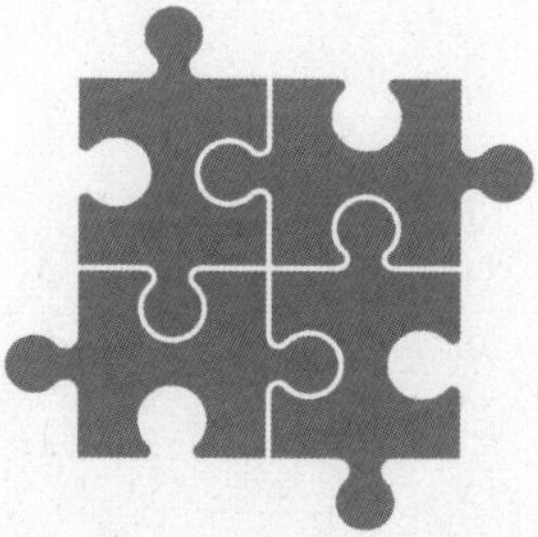

Miggie wird bellen oder die Alarmanlage aktivieren, solange die grundlegenden Ursachen am unteren Ende Ihres Misophonie-Eisbergs nicht bearbeitet werden. Diese Arbeit braucht Zeit, und sie wird leichter, wenn Sie Selbstwirksamkeit entwickeln und Unterstützung dabei haben, belastende Umgebungen und Situationen abzumildern. Deshalb finden Sie in diesem Abschnitt des Buches Strategien, die Ihre Selbstwirksamkeit stärken und die Zusammenarbeit mit wichtigen Menschen in Ihrem familiären, schulischen oder beruflichen Umfeld fördern.

11. BEWÄLTIGUNGSSTRATEGIEN

Wenn es um Bewältigungsstrategien geht, brauchen wir eine ganze Reihe von Möglichkeiten, denn keine einzelne Strategie ist für jede Triggersituation gleichermaßen geeignet oder umsetzbar. Mit diesen Strategien wollen wir Miggie – also Ihrem Nervensystem – das Signal geben, dass Sie sicher sind und Handlungsspielraum haben. Deshalb gilt: Wenn Ihr Körper negativ auf etwas aus der folgenden Liste reagiert (zum Beispiel auf den Geschmack von Pfefferminz), dann nutzen Sie diese Strategie nicht. Die Sprache des Nervensystems ist sinnlich. Alles, was Ihnen an Geschmäckern, Gerüchen, Texturen, Geräuschen oder Bildern guttut und gesund ist, gehört also ebenfalls auf Ihre Liste.

Wenn Sie getriggert werden, stellen Sie sich bitte zwei Fragen:

1. Welche Möglichkeiten habe ich, meinen Körper zu unterstützen?
2. Und: Was kostet mich jede dieser Möglichkeiten?

Vielleicht möchten Sie Ohrstöpsel oder Kopfhörer benutzen, um das Triggergeräusch zu blockieren. Befinden Sie sich jedoch im Klassenzimmer oder in einer Besprechung und würden dadurch wichtige Informationen verpassen, dann ist der Preis für den Einsatz von Kopfhörern in diesem Moment vermutlich zu hoch. Stattdessen könnten Sie Alternativen wählen, zum Beispiel das Problem ansprechen, den Platz wechseln, Muskeln anspannen und wieder lösen oder eiskaltes Wasser trinken, um Ihren Körper zu beruhigen. In einer anderen Situation, in der Kopfhörer keinen Nachteil bringen, sind sie hingegen eine gute Option.

Im Allgemeinen gilt: Wenn die Folgen einer Option Ihr Nervensystem auf andere Weise zusätzlich belasten (also Miggie weiter hochfahren), weil Sie dadurch beispielsweise zurückfallen, finanziellen Druck spüren, Macht abgeben oder sich isoliert fühlen, ist es wahrscheinlich in diesem Moment keine geeignete Strategie. Dr. Jane Gregory rät, sich bei jeder Strategie zu fragen: Hilft sie mir, am Leben teilzunehmen? Hilft sie mir, meine Ziele zu erreichen? Hilft sie mir, mit Belastung umzugehen? Wenn Sie alle drei Fragen mit Ja beantworten, ist sie vermutlich hilfreich.

Manchmal liegt der ungewollte Preis einer Option darin, dass sie Miggies Überzeugung bestärkt, Sie seien hilflos und könnten [Kaugeräusche] nicht aushalten. In *Sounds Like Misophonia* schreibt Dr. Gregory:

> **Manchmal können die Dinge, die wir tun, um mit einem Problem umzugehen, dieses Problem unbeabsichtigt verschlimmern.**
>
> **Wenn Sie Dinge tun, um Unangenehmes zu verhindern, zu neutralisieren oder zu stoppen, richten Sie mehr Aufmerksamkeit auf das Problem, machen sich mehr Sorgen darüber und verstärken das Gefühl, dass es eine Bedrohung darstellt.**

Zum Beispiel kann der Preis darin bestehen, dass Sie in Panik *hektisch* eine Trigger-Situation verlassen. Oder dass Sie *hastig* nach Ihren Kopfhörern greifen und sie sich schnell aufsetzen. Wenn Sie eine der folgenden Strategien anwenden, tun Sie es möglichst aus einer Haltung von Selbstwirksamkeit und Stärke – nicht aus Angst oder Panik. Wenn Sie also den Raum verlassen, gehen Sie aufrecht und selbstbewusst und spüren Sie bewusst, wie sich Ihre Beine und Füße bewegen. Damit signalisieren Sie Miggie: „Ich habe die Kontrolle", statt „Ich bin hilflos". Wenn Sie zu den Kopfhörern greifen, entspannen Sie Ihren Körper absichtlich, statt die Muskeln anzuspannen. Denken Sie: „So unterstütze ich meinen Körper", anstatt: „Ich halte dieses Geräusch nicht aus! Die Leute sind so rücksichtslos und unhöflich!" Das braucht Übung – wir tun so, als ob, bis es sich etabliert. Indem Sie das tun, beginnen Sie, Miggies Überzeugung aufzubrechen, dass Sie hilflos seien und er die Kontrolle übernehmen müsse, wenn es um [Kaugeräusche] geht. Statt den alten emotionalen Lerninhalt zu verstärken – „Wenn [Trigger X] auftaucht, bin ich hilflos und werde überwältigt" – sammeln Sie Erfahrungen, die sich in der Gedächtnisrekonsolidierung nutzen lassen. So entsteht ein neuer Lerninhalt: „Wenn [Trigger X] auftaucht, gibt es Dinge, die ich tun kann, um meinen Körper zu unterstützen und Überwältigung zu verhindern. Ich bin nicht hilflos."

Mir ist bewusst, dass das Verlassen einer Trigger-Umgebung oder der Einsatz von geräuschdämpfenden Hilfsmitteln die stärksten und deshalb meistgenutzten

Strategien sind. Da es aber viele Situationen gibt, in denen sie nicht möglich sind oder auf lange Sicht Probleme verursachen, ist es ungesund, sich ausschließlich darauf zu verlassen. Wir brauchen weitere Strategien. Im Folgenden stelle ich Ihnen mehrere vor. Die meisten von ihnen erfordern Übung. Am besten probieren Sie sie in Momenten kleinerer Aktivierung aus, nicht in akuten Misophonie-Situationen. Wer im „tiefen Becken" schwimmen lernt, riskiert, unterzugehen. Üben Sie also lieber im „flachen Wasser": Geräusche, die nerven, aber keine Trigger sind, eignen sich gut dafür. Wenn Sie in solchen Momenten üben, länger auszuatmen, die Gedanken umzulenken oder mit kräftigem Druck Ihre Arme zu massieren und sich dabei auf die Empfindung zu konzentrieren, gewöhnen Sie Miggie Schritt für Schritt daran, sich zu beruhigen. Gelingt es in leichten Situationen, wird er Ihnen auch in schweren eher folgen.

Wichtig ist, die richtige Erwartung zu haben: Auch mit einer guten Strategie wird es Unbehagen geben. Miggie ist schließlich überzeugt, Ihr Leben sei bedroht. Ziel ist nicht Schmerzfreiheit, sondern das Erleben von Selbstwirksamkeit statt Ohnmacht. Sie fordern damit Miggies Überzeugung, dass Fight-or-Flight nötig ist, heraus. Erwarten Sie, dass er diese Reaktion dennoch zeigen wird – bis er Ihnen vertraut, dass Sie nicht in Gefahr sind, überwältigt und hilflos zu enden. Wenn Sie keine Strategien haben, um in Trigger-Situationen Handlungsspielraum zu zeigen und Ihr Nervensystem zu unterstützen, kann die Erfahrung tatsächlich retraumatisierend wirken und sich noch stärker als Bedrohung einprägen. Darum ist **klassische Expositionstherapie** bei Misophonie-Triggern nicht geeignet.

Diese Strategien sind außerdem hilfreich, um neue Trigger gar nicht erst entstehen zu lassen. Oft gibt es ein kleines Zeitfenster, in dem Miggie etwas Neues bemerkt und sich unsicher fühlt, es aber noch nicht auf seine Liste gesetzt hat. Viele Menschen verstärken in solchen Momenten unbewusst die Entwicklung eines neuen Triggers, indem sie sich im Körper anspan-

> **Die klassische Expositionstherapie** (ohne unterstützende Ressourcen) unterscheidet sich von Reconditioning-Therapie, Desensibilisierungstherapie und Gedächtnisrekonsolidierung. Dennoch kommt es manchmal vor, dass Menschen diese Verfahren fälschlicherweise gleichsetzen oder so darüber sprechen, als seien sie dasselbe.

nen und düstere Gedanken zulassen. Hier ist es entscheidend, dass Ihr Verstand die Führung übernimmt und Sie Dinge tun, die Selbstwirksamkeit ausdrücken. So merkt Miggie: „Ich bin nicht hilflos, das gehört nicht auf die Liste."

Ein weiterer wertvoller Einsatzbereich dieser Strategien: Eltern oder Partner:innen von Menschen mit Misophonie können damit ihr eigenes Nervensystem regulieren, wenn ihr Kind oder Partner getriggert ist. So vermeiden sie negative Reaktionen, die den Fortschritt nur behindern.

Im Folgenden finden Sie eine Liste von Strategien. Da Misophonie-Belastungen oft unsere Kreativität anregen, entwickeln viele Betroffene zusätzlich eigene Möglichkeiten. Wahrscheinlich haben auch Sie schon ein paar, die Sie ergänzen können! Auf meiner Website finden Sie außerdem eine Liste und Links zu verschiedenen Misophonie-Hilfsmitteln.

(Hinweis: Wenn Ihr Kind mit Misophonie dauerhaft unter starkem Stress steht, wird es solche Bewältigungsstrategien kaum anwenden können. Es ist dann entscheidend, zunächst die Hauptquellen dieses Stresses anzugehen – zum Beispiel Überforderung, belastende Familiendynamik, Mobbing usw. – möglichst mit Unterstützung durch eine Familientherapie. Mehr dazu in Teil 3.)

Hintergrundgeräu-sche hinzufügen	Gedanken neutral halten	Aufmerksamkeit auf eine Ressource im Raum lenken	Schützende Grenzen vorstellen
Ohrstöpsel oder Kopfhörer nutzen	Kälte anwenden	Fenster für frische Luft öffnen	Sich vorstellen, durchsichtig zu sein
Sich strecken / bewegen / zappeln	Atemtechniken einsetzen	Bequeme Kleidung tragen	Bilaterale Stimulation schaffen
Sich abreagieren	Massage-Roller oder angenehme Berührung nutzen	Etwas Saures oder Pfefferminz lutschen	Bei der Empfindung bleiben und sie wahrnehmen
„Sinnes-Neustart"	Sich dort hinsetzen, wo man sich am sichersten fühlt	Pausen machen	Freundlich für sich eintreten

Hintergrundgeräusche hinzufügen: Das Hinzufügen von Hintergrundgeräuschen kann dabei helfen, Triggergeräusche zu überdecken. So fällt es Miggie schwerer, sich darauf zu fixieren, und das Triggern tritt seltener oder weniger intensiv auf. Empfehlenswert sind Geräte wie White- oder Brown-Noise-Maschinen, Luftreiniger oder Ventilatoren (auch Dunstabzugshauben), da sie gleichmäßige Geräuschkulissen erzeugen. Musik kann ebenfalls hilfreich sein – besonders dann, wenn sie die Stimmung der Person mit Misophonie (und der anderen Anwesenden) hebt. Oft ist eine Kombination aus beidem ideal. Wenn alle im Raum die Hintergrundgeräusche hören – zum Beispiel während der Mahlzeiten – neigen die Anwesenden dazu, ihre Stimmen zu erheben (nicht jedoch ihre Kaugeräusche). Das macht es für die Person mit Misophonie leichter, sich am Gespräch zu beteiligen. Hört dagegen nur sie allein über Kopfhörer ein Störgeräusch, fehlt dieser Effekt.

Falls Sie befürchten, dass Gäste die Nutzung eines White-Noise-Geräts hinterfragen oder Ihr Kind es mit Misophonie verknüpft und sich dafür schämt, ist ein

Luftreiniger eine unauffälligere Möglichkeit, für gleichmäßige Hintergrundgeräusche zu sorgen.

Kopfhörer und Gehörschutz: Es ist hilfreich, verschiedene Möglichkeiten zur Verfügung zu haben, da manche in bestimmten Situationen besser wirken als andere. Achten Sie jedoch darauf, Musik oder Geräusche nicht über längere Zeit in hoher Lautstärke über Kopfhörer abzuspielen. Das mag zwar kurzfristig Triggergeräusche überdecken, kann jedoch auf Dauer Tinnitus (Ohrgeräusche) fördern und Miggie zusätzlich belasten. Auch Schaumstoffstöpsel oder Gehörschutz, die Geräusche *vollständig* blockieren, sollten nur sparsam eingesetzt werden. Längere und wiederholte Hörentzüge können dazu führen, dass das Gehirn die „Hörlücke" durch eine verstärkte Empfindlichkeit ausgleicht. Das bedeutet: Nach Entfernen des Schutzes – und langfristig generell – reagieren Sie empfindlicher auf Geräusche. Wenn Ihr Kind Interesse daran hat, können Sie gemeinsam Rollenspiele machen, um zu üben, wie es in der Öffentlichkeit auf Fragen reagiert, wenn es Kopfhörer trägt. Darüber hinaus möchte ich Sie darauf hinweisen, dass es spezielle Rauschgeneratoren für das Innenohr gibt, die von manchen Audiolog:innen angeboten werden. Sie sehen Hörgeräten ähnlich und geben White Noise, Brown Noise oder andere ausgewählte Geräusche direkt in den Gehörgang ab, gesteuert über das Smartphone. Diese Geräte sind zwar recht kostspielig (werden aber manchmal von der Krankenkasse übernommen), und manche Menschen empfinden die sensorische Erfahrung anfangs als unangenehm – das kann sich mit der Zeit jedoch bessern. Erkundigen Sie sich am besten, ob es eine kostenlose Probephase gibt. Da es sich um medizinische Geräte handelt, haben sie zudem den Vorteil, dass sie in bestimmten Situationen akzeptabler sind als Kopfhörer oder Ohrstöpsel, die möglicherweise als unhöflich oder regelwidrig angesehen werden.

Sich strecken / sich bewegen / zappeln: Wenn Trigger erwartet oder erlebt werden, ist die automatische Tendenz, den Körper anzuspannen – zum Beispiel den Kiefer zusammenzupressen, die Schultern hochzuziehen, die Zehen zu krümmen oder den Bauch festzuhalten. Solche Reaktionen signalisieren Miggie Gefahr und verstärken einen ungünstigen Rückkopplungskreislauf. Bewegung ist eine der wirksamsten Möglichkeiten, diesen Kreislauf zu unterbrechen. Dehnen, Zappeln (auch nur mit Fingern oder Zehen) oder jede frei gewählte Bewegung – besonders wenn sie bewusst ausgeführt wird – hilft, mit dem eigenen Körper verbunden zu bleiben, statt sich in den Körper oder das Verhalten der triggernden Person hineinziehen zu lassen. Außerdem vermittelt Bewegung Miggie ein Gefühl von

Erfahrungsübung zum Ausprobieren mit Ihrer Therapeut:in:

Stellen Sie sich eine Person vor, die etwas tut, was für Sie ein Trigger ist – so lange, bis Sie eine Reaktion in Ihrem Körper spüren. Was bemerken Sie? Wie zeigt sich die Wut oder der Ekel?
Teilen Sie Ihre Beobachtungen mit Ihrer Therapeut:in.

Stellen Sie es sich nun noch einmal vor – aber dieses Mal bewegen und „schütteln" Sie Ihren Körper dabei frei herum (Ihre Therapeut:in kann gerne mitmachen). Nach etwa zehn Sekunden halten Sie inne und reflektieren, wie sich das in Ihrem Körper angefühlt hat (währenddessen und/oder danach). War es ähnlich oder anders als beim ersten Mal?

Freiheit und Sicherheit und kann überschüssige Fight-or-Flight-Energie ableiten. Wenn möglich, achten Sie beim Bewegen auf die Empfindungen, die dabei entstehen, etwa das Spüren von Muskeln oder Gelenken in Bewegung oder das sanfte Ziehen einer Dehnung. Das verstärkt die gewünschte Botschaft an Miggie.

Ich ermutige Eltern, Bewegung am Esstisch zu erlauben. Dem Kind Stillhalten aufzuzwingen, kann das Gefühl verstärken, gefangen zu sein – und wirkt den Bemühungen entgegen, die Misophonie einzudämmen. Bewegung unterstützt die Regulation und stärkt das Gefühl von Selbstwirksamkeit. Hilfreich sein können auch ein Wackelkissen oder ein Hocker. Falls nötig, kann Bewegung auch unauffällig erfolgen, wenn Gäste anwesend sind. So kann Ihr Kind zum Beispiel Wasser nachfüllen, fehlende Dinge vom Tisch holen oder zur Toilette gehen, ohne viel Aufmerksamkeit auf sich zu ziehen. Wichtig ist auch, das Kind nicht dazu zu zwingen, mit dem Aufstehen zu warten, bis alle fertig gegessen haben – Kaugeräusche zu ertragen, während man selbst nicht isst, ist besonders schwer. Erlauben Sie Ihrem Kind stattdessen, mit dem Abwasch zu beginnen oder sich in sein Zimmer zurückzuziehen, um runterzukommen. (Hinweis: Wenn Ihr Kind nicht mehr an Familienmahlzeiten teilnimmt, führen Sie diese schrittweise wieder ein – natürlich nur, wenn Ihr Kind selbst dieses Ziel unterstützt. Beginnen Sie mit kürzeren Zeiträumen und gewähren Sie ihm mehr körperlichen Freiraum. So kann es nach und nach mit Bewältigungsstrategien Selbstwirksamkeit aufbauen, während die Familie gleichzeitig daran arbeitet, die Ursachen für die Dysregulation des Nervensystems anzugehen.)

Sich abreagieren: Etwas fest zusammenzudrücken – zum Beispiel einen Handtrainer oder einen stabilen Stressball – kann helfen, ein Stück der Fight-or-Flight-Aktivierung abzubauen. Andere Möglichkeiten sind: die Handflächen fest gegeneinanderdrücken, die Handflächen im Sitzen gegen die Oberschenkel pressen, einzelne Körperteile bewusst anspannen und wieder loslassen oder die Füße im Sitzen kräftig gegen den Boden drücken. Am wirksamsten ist es, wenn Sie Ihre Aufmerksamkeit jeweils etwa zehn Sekunden lang bewusst auf die Körperstelle richten, die gerade greift/drückt/anspannt – und weitere zehn Sekunden danach auf die Empfindung beim Loslassen. Das bewusste Wahrnehmen des Kontrasts unterstützt die Entspannung. Eine Klientin von mir erlebt Entlastung, indem sie ihre Fingerknöchel knacken lässt oder unauffällig an ihrem Haar zieht. Auch das wirkt vermutlich wie ein „Sinnes-Neustart".

Sinnes-Neustart: Bei dieser Strategie geben Sie Ihrem Nervensystem einen neuen Sinnesreiz – etwas, das Sie selbst steuern können – um nach einem Trigger sozusagen die Luft zu klären und den Fokus neu auszurichten. Mögliche Sinnes-Neustarts sind: einen Schluck eiskaltes Wasser trinken oder eine kalte Wasserflasche an die Wange halten, den Duft eines Lieblings-Öls (z. B. reines Lavendelöl) einatmen oder ein Gummiband bzw. ein Schnapp-Armband am Handgelenk schnippen lassen. Auch kleine Gesten der Mitmenschlichkeit vonseiten der triggernden Person können als Sinnes-Neustart wirken, etwa ein kurzes „Ups, tut mir leid". Solche Signale der Fürsorge oder des Friedens helfen, die Wahrnehmung von Bedrohung zu entschärfen. Eine Mutter und ihre Tochter hatten sich beispielsweise das Codewort „Banane!" angewöhnt, um die Stimmung nach einem schwer kontrollierbaren Trigger aufzulockern. Das führte oft zu einem Lachen – und Lachen stimuliert den **Vagusnerv** und beruhigt so das Nervensystem. Wichtig ist jedoch, nicht davon abhängig zu werden, dass andere diesen Ausgleich leisten.

> Der **Vagusnerv** ist der längste Hirnnerv im Körper und kann, wenn er stimuliert wird, die Entspannungsreaktion des Körpers auslösen.

Gedanken neutral halten: Wenn sich der Körper so anfühlt, als stünde er unter Angriff, ist es ganz natürlich, dass die Gedanken dazu neigen, die triggernde Person zu beschuldigen oder zu verurteilen. Versuchen Sie, solche Gedanken so schnell wie möglich umzulenken. Denn wenn Sie daran festhalten, verstärkt das nur Miggies Wahrnehmung, dass der Reiz eine Bedrohung darstellt. Das steigert die aktuelle Aktivierung und macht es wahrscheinlicher, dass Miggie auch in Zukunft darauf anspringt. Ziel sind neutrale, sachliche oder mitfühlende Gedanken – sowohl der triggernden Person als auch sich selbst gegenüber. Positiv zu denken ist oft schwer, besonders wenn Ihre Misophonie viele Schichten hat. Doch je mehr Sie Ihr Nervensystem ins Gleichgewicht bringen, desto deutlicher werden Sie im Laufe der Zeit den Unterschied durch diese Strategie spüren. Gerade wenn Sie ein neues, lästiges Geräusch zum ersten Mal bemerken, ist diese Vorgehensweise wichtig, um zu verhindern, dass Miggie es auf seine Liste setzt.

Beispiele für Gedanken, die die Aktivierung verstärken und für Miggie die Bedrohung bestätigen:

- Das ist eklig/schlimm, was diese Person macht.
- Sie sollte das nicht tun.
- Sie weiß, dass mich dieses Geräusch belastet, macht es aber trotzdem, ihr ist es also egal.
- Das ist widerlich.
- Was für ein unhöflicher/rücksichtsloser Mensch.
- Ich bin dumm, weil ich dieses Problem habe.

Beispiele für neutrale, sachliche oder mitfühlende Gedanken:

- Es ist niemandes Schuld.
- Keine Bedrohung.
- Ich habe die Kontrolle.
- Sie wollen mir nicht wehtun.
- Welche Möglichkeiten habe ich, meinen Körper zu unterstützen?

- Für Menschen ohne Misophonie ist es schwer, sich dieses Verhaltens/Triggers so bewusst zu sein wie ich. Mein Gehirn ist darauf programmiert, es wahrzunehmen – für andere läuft es automatisch ab.*
- Es ist nur vorübergehend. Ich halte das aus. Fünf Minuten noch.
- Danke, Miggie, dass du versuchst, mich zu schützen. Wir sind sicher, mein Lieber.
- Angst wird wahrgenommen.
- Fight-or-Flight wird wahrgenommen.
- Unbehagen wird wahrgenommen.
- Wer weiß, was im Leben dieser (triggernden) Person los ist? Vielleicht hat sie gerade einen großen Verlust erlitten oder steht unter Stress und beruhigt sich so.
- Sie machen nichts falsch. Es ist die Interpretation meines Gehirns, ihr Verhalten sei eine Bedrohung und es müsse mich schützen, indem es dieses Unbehagen in mir erzeugt.

*Die Misophonie-Therapeutin Shadee Hardy gibt ihren Klient:innen die Aufgabe, sich eine Stunde lang jedes Mal bewusst zu machen, wenn sie blinzeln – und das Blinzeln sogar absichtlich auszulösen, bevor es geschieht. Damit verdeutlicht sie, wie schwierig es ist, ständig bei Automatismen des Körpers aufmerksam zu sein!

Kälte nutzen: Kältereize stimulieren den Vagusnerv und helfen, im eigenen Körper geerdet zu bleiben, statt in das Verhalten der triggernden Person hineingezogen zu werden. Stellen Sie sich vor, Sie streichen mit einem Eiswürfel über Ihren Arm oder halten ihn in der Hand – es wäre schwer, sich auf etwas anderes zu konzentrieren. Weniger extreme Möglichkeiten sind: eiskaltes Wasser trinken, ein Glas mit Eiswasser in der Hand halten, eine kalte Wasserflasche in den Nacken legen, ein Kühlkissen (auch Reis- oder Maiskissen eignen sich gut) auf den Schoß legen, an einem kalten Wintertag kurz nach draußen gehen (Minnesota-Winter haben ihre Vorteile!) oder kaltes Wasser über die Hände laufen lassen bzw. sich ins Gesicht spritzen. Eine Klientin von mir hat für die Schule eine clevere Lösung gefunden: Sie friert über Nacht eine Wasserflasche ein und nimmt sie am nächsten Tag mit. Vormittags kann sie ihre Hand darum legen oder sie gelegentlich unauffällig an die Wange drücken – und wenn sie auftaut, hat sie ein erfrischend kaltes Getränk.

Atemtechniken nutzen: Bestimmte Atemweisen stimulieren den Vagusnerv, zum Beispiel das sogenannte „**Quadratatmen**". Eine andere wirksame Methode besteht darin, länger auszuatmen als einzuatmen – etwa vier Takte einatmen, sechs Takte ausatmen. So wird das Verhältnis von Kohlendioxid und Sauerstoff im Körper regelmäßig angepasst, was die Entspannung fördert. Vom Neurowissenschaftler Dr. Andrew Huberman habe ich die Technik des „physiologischen Seufzers" gelernt: Atmen Sie sanft durch die Nase (oder falls nötig durch den Mund) ein, machen Sie eine kurze Pause und nehmen Sie dann noch einen kleinen zusätzlichen Atemzug. Atmen Sie anschließend langsam durch den Mund aus. Dieser zweite Atemzug hilft, zusammengefallene Lungenbläschen wieder zu entfalten und überschüssiges CO_2 auszuscheiden, wodurch sich der Körper entspannt. Wichtig ist bei allen Atemtechniken, in das Zwerchfell (den Bauchraum) zu atmen.

> Ich lade Sie ein, jetzt ein paar Runden **Quadratatmen** auszuprobieren:
>
> Atmen Sie vier Zählzeiten lang ein.
>
> Halten Sie den Atem vier Zählzeiten lang an.
>
> Atmen Sie vier Zählzeiten lang aus.
>
> Halten Sie den Atem erneut vier Zählzeiten lang an.
>
> Wiederholen Sie dies einige Male.

Massage-Roller oder positive Berührungsreize nutzen: Auf meiner Website finden Sie Beispiele für günstige Massage-Roller und Therapiebürsten. Ähnliche Effekte lassen sich aber auch ohne Hilfsmittel erreichen: durch das Massieren von Armen und Händen, sanftes Zusammendrücken von Beinen oder Armen oder das Eincremen der Hände mit einer wohlriechenden Lotion unter festem Druck. Eine jugendliche Klientin von mir stellte fest, dass sie nicht getriggert wurde, solange sie und ihre Mutter sich abwechselnd beim Fernsehen die Haare bürsteten.

Ein anderer Klient empfindet es als angenehm, etwas Seidiges zwischen den Fingern zu reiben. Dr. Gregorys Buch schlägt die Strategie vor: „Drücken Sie mit der einen Hand die Finger der anderen Hand einzeln zuerst an der Basis, dann in der Mitte, dann an der Spitze. Dann tauschen die Hände."

Sitzen, wo Sie sich am sichersten fühlen: Wenn Sie die Wahl haben, setzen Sie sich an den Platz, an dem Sie sich am meisten geschützt fühlen. Für manche ist das hinten im Raum, andere fühlen sich vorne sicherer. In der Nähe einer Wand zu sitzen, schafft auf einer Seite eine klare Grenze. Ein Platz in der Nähe von Tür oder Fenster oder am Ende einer Reihe bzw. eines Tisches kann ebenfalls hilfreich sein.

Die Aufmerksamkeit auf eine Ressource im Raum lenken: Blickkontakt mit einer vertrauten oder freundlichen Person kann die Aktivität des Vagusnervs steigern. Ist ein Haustier in der Nähe, richten Sie Ihre Aufmerksamkeit auf das Gefühl seines Fells und seine Wärme oder darauf, was es so liebenswert macht. Sie können auch etwas optisch Angenehmes im Raum oder draußen vor dem Fenster fixieren.

Frische Luft in den Raum lassen: Besonders im Auto ist das hilfreich. Ein geöffnetes Fenster bringt Hintergrundgeräusche und vermittelt ein Gefühl von Freiheit. Noch besser, wenn es draußen kühl ist – die kalte Luft stimuliert zusätzlich den Vagusnerv.

Bequeme Kleidung tragen: Wenn einschnürende Kleidung über längere Zeit Ihre Stimmung belastet, entscheiden Sie sich für Komfort statt Mode. Bestimmte Kleidung – wie Kapuzenpullover – kann sogar helfen, visuelle Trigger bei Klassenarbeiten abzuschirmen. Eltern sollten bedenken: Ist es wirklich sinnvoll, das Kind zu Feiertagen in unbequeme Kleidung zu zwingen?

Etwas Saures oder Pfefferminz lutschen: Minze oder saure Geschmäcker helfen, im eigenen Körper geerdet zu bleiben. Geeignet sind zum Beispiel Zitronendrops (gerne drei auf einmal für mehr Intensität) oder Fisherman's Friends.

Pausen machen: Rechtzeitig Pausen von einer Trigger-Umgebung zu machen, ist besser, als sich bis zum Zusammenbruch zu zwingen (was Miggie nur bestätigt, dass der Trigger eine Bedrohung sei). So können Sie meist länger an einer Feier teilnehmen und verhindern Eskalationen oder Beziehungsbelastungen. Wichtig: Wenn Ihr Kind oder Ihre Partner:in wegen seiner Misophonie eine Pause macht, schenken Sie dem keine Aufmerksamkeit. Vermeiden Sie Fragen wie: „Was hat dich jetzt getriggert? War ich das?" Besser ist ein gemeinsames Codewort oder Signal, um mitzuteilen, wenn Unterstützung gebraucht wird. Nutzen Sie Pausen für Dinge wie Schütteln, Dehnen, bewusstes Atmen, sich kaltes Wasser über die Hände laufen lassen, sich gegen eine Wand drücken, um Energie abzuführen oder sich Wasser ins Gesicht spritzen. Allein das Wissen, jederzeit eine Pause vom Klassenraum, Tisch, Meeting oder Familientreffen machen zu können, senkt die Erwartungsangst erheblich und verhindert, dass Miggie die Alarmanlage aktiviert. Planen Sie bei längeren Autofahrten bewusst Bewegungs- und Dehnpausen ein.

Sich schützende Grenzen vorstellen: Therapeut:innen empfehlen oft, sich eine schützende Barriere vorzustellen – etwa eine Blase oder ein Kraftfeld – um sich in herausfordernden Situationen sicherer zu fühlen. Eine Nachbarin beschrieb mir ein Bild von Spiegeln, die rund zwei Meter um den Körper herum stehen, nach außen zeigen und störende Geräusche zurückwerfen, bevor sie einen selbst erreichen. Nutzen Sie jede Vorstellung, die für Sie stimmig ist: Eine Klientin stellt sich im Klassenzimmer eine Wand aus Kuscheltieren zwischen sich und der triggernden Person vor. Andere erinnern sich an das Gefühl, in einer aufblasbaren Kugel auf dem Jahrmarkt zu sein. Mit solchen Bildern nehmen wir den Reiz weniger in uns auf.

Sich vorstellen, durchsichtig zu sein: In *Jetzt! Die Kraft der Gegenwart* empfiehlt Eckhart Tolle, sich selbst als durchsichtig und nicht als feste Materie zu sehen. So können Geräusche oder andere Auslöser „einfach durch einen hindurchgehen". Sie treffen dann nicht mehr auf eine feste „Wand" im Inneren, wie es beim Widerstand passiert. Widerstand verstärkt nämlich Schmerz und Unbehagen. Denken Sie an ein Kind, das sich gegen eine Impfung wehrt: Es muss womöglich festgehalten werden, die Muskeln sind angespannt, und der Einstich wird dadurch körperlich und seelisch schmerzhafter. Eine Teilnehmerin aus Gregorys und Ahmads

Buch sagte dazu: „Das Gefühl vergeht schneller, wenn ich nicht innerlich dagegen ankämpfe."

Bilaterale Stimulation schaffen: Bilaterale Stimulation ist eine therapeutische Technik, bei der beide Körper- und Gehirnhälften gleichzeitig angeregt werden. Sie kann helfen, die Energie im Körper auszubalancieren und Entspannung einzuleiten. Es gibt verschiedene Möglichkeiten:

- Musik mit bilateraler Stimulation über Kopfhörer hören. Dabei wechselt der Beat zwischen dem linken und rechten Ohr. Solche Musik finden Sie auf YouTube oder anderen Plattformen.
- Arme überkreuzen und abwechselnd auf die Schultern klopfen.
- „Luftschläge" über die Körpermitte hinweg ausführen, z. B. mit der rechten Faust nach links schlagen und mit der linken Faust nach rechts.

Bei der Empfindung bleiben und sie wahrnehmen: Dieser Ansatz, den Joey Lott in seinem Buch *How I Solved My Sound Sensitivity Problem* beschreibt, besteht darin, das Gehirn umzuschulen, damit es den Reiz nicht mehr als Bedrohung wahrnimmt. Dazu bleibt die bewusste, nicht wertende Aufmerksamkeit bei den Körperempfindungen, die der Trigger auslöst – bis sie wieder abklingen. Manche Menschen, vor allem erfahrene Meditierende oder solche mit weniger Schichten von Misophonie, können diese Strategie leichter anwenden. Andere riskieren, dass ihr Nervensystem überfordert wird und der Reiz noch stärker als Bedrohung abgespeichert wird. Wenn Sie unsicher sind, ob Sie bereit dafür sind, üben Sie diese Technik besser unter Begleitung einer ausgebildeten Fachperson. Sie können Ihre Fähigkeit dazu auch langsam aufbauen, indem Sie zunächst mit kleineren Aktivierungen üben, zum Beispiel bei etwas nur leicht Nervigem oder bei einer Trigger-Vorstellung. In Kapitel 12 finden Sie eine genauere Anleitung und Möglichkeiten, sich bei dieser Übung zu unterstützen.

Freundlich für sich eintreten: Wenn Sie die auslösende Person bitten möchten, ihr Verhalten zu stoppen oder anzupassen, ist es entscheidend, dies mit Freundlichkeit zu tun. So erhöhen Sie die Chance auf Kooperation und verringern das Risiko, die Beziehung zu belasten. Ich weiß, dass es durch die Fight-or-Flight-

Energie im Körper sehr verlockend sein kann, die Person anzustarren oder in scharfem Ton zu sprechen. Doch das bringt sie wahrscheinlich in eine Verteidigungshaltung – besonders im Familienumfeld – und wirkt gegen Sie. Überlegen Sie stattdessen, ob Sie der Person fürsorglich eine Ressource anbieten können, die den Trigger verringert, wie ein Taschentuch, ein Glas Wasser oder ein Bonbon. Kapitel 13 gibt dazu weitere Hinweise.

Neben den oben genannten Strategien achten Sie bitte auch auf Rahmenbedingungen, die den Erfolg erleichtern, und nutzen Sie diese, wann immer es möglich ist. Bedingungen wie: draußen sein, Bewegung in ein Treffen einbauen, ein Haustier dabeihaben, belebte Restaurants wählen oder den Sitzplatz gezielt auswählen, können die Fähigkeit stärken, mit Triggern umzugehen. Denn sie vermitteln Miggie eher, dass Sie nicht hilflos sind.

Üben Sie solche Strategien – wie sich vorzustellen, durchsichtig zu sein, die Aufmerksamkeit umlenken, Quadratatmen oder Kälte anwenden – zunächst bei kleineren Nerv-Faktoren. So bekommen Sie gewissermaßen „Stützräder" für schwierigere Situationen.

Weitere Strategien zur Regulierung des Nervensystems, die bei Erwartungsangst oder beim Zurückfinden in einen ausgeglichenen Zustand nach Trigger-Situationen helfen können:

- Augen schließen, den Kopf ablegen und beruhigende Musik hören.
- Sich auf den Boden legen, die Beine an die Wand hochlegen. Spüren, wie Wand und Boden Sie tragen.
- Die Zunge weich werden und „in den Mundboden schmelzen" lassen. Auch dem Kiefer die Erlaubnis geben, locker zu werden. Ebenso weitere Körperbereiche einladen, weich zu werden: Stirn, Schultern, Bauch usw.
- Gewicht nutzen – im Sitzen oder Stehen die Arme seitlich hängen lassen und in beiden Händen etwas Schweres halten.
- Sich bewegen – tanzen, zappeln, schütteln, Yoga machen usw.
- Die Aufmerksamkeit für mindestens zwanzig Sekunden auf einen ruhigen, neutralen oder weniger aktivierten Körperbereich richten.

- Mit einer vertrauten Person sprechen, Tagebuch schreiben oder malen.
- Mit den Händen gegen eine Wand oder die Hände eines Familienmitglieds drücken, etwa zwanzig Sekunden lang. Spüren Sie dabei Ihre Kraft und die Empfindungen in den Armen. Danach die Arme fallen lassen und weitere zwanzig Sekunden nachspüren, wie es sich in den Armen anfühlt.
- Havening Touch anwenden – dazu finden Sie Online-Videos, wenn Sie nach „Self Havening" suchen.
- Und wenn Sie noch mehr brauchen: Duschen Sie! Richten Sie die Aufmerksamkeit immer wieder auf das Gefühl des Wassers auf Ihrer Haut. Noch wirksamer: eine kalte Dusche.

Im Folgenden finden Sie Listen mit Bewältigungsstrategien, die speziell für den Esstisch, die Schule und den Arbeitsplatz geeignet sind:

STRATEGIEN FÜR DEN ESSTISCH

- Sorgen Sie für Hintergrundgeräusche, die alle hören – zum Beispiel durch einen Ventilator oder ein White-Noise-Gerät. So sprechen alle lauter (aber kauen nicht lauter).
- Erlauben Sie der Person mit Misophonie, Kopfhörer zu tragen. Wenn die Familie keine Musik laufen lässt, können bilaterale Musikstücke hilfreich sein. Hört die Familie Musik, kann die betroffene Person über ihre Kopfhörer Brown Noise abspielen.
- Erlauben Sie Pausen – und ziehen Sie keine Aufmerksamkeit darauf, wenn jemand eine Pause macht. Während der Pause: Gehen Sie an einen Ort, wo Sie sich frei bewegen oder tanzen können, oder lassen Sie kaltes Wasser über Ihre Hände laufen.
- Falls möglich, schaffen Sie mehr räumliche Distanz. In manchen Familien sitzt die von Misophonie betroffene Person zum Beispiel an der Kücheninsel, während der Rest am Esstisch sitzt.

- Halten Sie ein kaltes Getränk bereit, das Sie in der Hand spüren können, oder legen Sie sich ein Kühlkissen auf den Schoß.
- Dehnen und bewegen Sie sich ab und zu auf dem Stuhl. Erlauben Sie jüngeren Kindern, die ohnehin viel Bewegung brauchen, aufzustehen und im Essbereich herumzulaufen. „Sitzenbleiben“ kann zu einem späteren Zeitpunkt geübt werden.
- Eltern: Wählen Sie Ihre Kämpfe. Wenn das gemeinsame Essen mit anderen schon eine Herausforderung ist, zwingen Sie Ihr Kind nicht zusätzlich dazu, jedes Gericht zu probieren.
- Wenn die von Misophonie betroffene Person früher mit dem Essen fertig ist, erwarten Sie nicht, dass sie am Tisch bleibt. Am schwierigsten ist es, beim Essen zuzuschauen, wenn man selbst nichts isst – und wir wollen nicht, dass Betroffene weiteressen, nur um damit zurechtzukommen.
- Vermeiden Sie belastende Themen. Halten Sie stattdessen lustige Gesprächsfragen bereit, die als positive Ablenkung dienen. Regeln Sie, dass jede:r antworten (oder passen) darf und dass niemand auf Antworten reagiert, es sei denn, die Person wünscht es. So bleibt das Gespräch so sicher wie möglich.
- Wenn Ihr Kind längere Zeit nicht mit der Familie gegessen hat und bereit ist, es wieder zu versuchen, bereiten Sie die Situation so vor, dass sie gelingen kann. Wählen Sie Essenssituationen im Freien oder in lebhafter Umgebung, stellen Sie Lieblingsspeisen auf den Tisch und gehen Sie schrittweise vor. Ihr Kind könnte z. B. drei bis fünf Minuten mit am Tisch sitzen, länger, wenn es gut läuft. Beginnen Sie mit ein oder zwei Abenden pro Woche – am besten, wenn Ihr Kind in guter Stimmung ist. Machen Sie klar, dass etwas Unbehagen dazugehört, aber dass es immer Möglichkeiten gibt, sich zu unterstützen und nicht hilflos zu sein. Ziel ist, Erfahrungen zu sammeln, die zeigen: „Ich kann in Gegenwart meiner Trigger sein und habe die Kontrolle darüber, wie ich mit der Situation umgehe.“ Diese Erfahrungen lassen sich später in der Gedächtnisrekonsolidierung nutzen.

STRATEGIEN FÜR DIE SCHULE ODER DEN ARBEITSPLATZ

- Nutzen Sie Kopfhörer oder Gehörschutz. Manchmal ist dafür einen genehmigter Nachteilsausgleich erforderlich.
- Halten Sie ein kaltes Getränk in der Hand (nehmen Sie z. B. eine eingefrorene Wasserflasche mit).
- Bewegen Sie sich, wenn möglich – auch kleine Bewegungen wie das Bewegen der Finger oder Zehen sind hilfreich – oder dehnen Sie sich zwischendurch bewusst (besonders den Nacken, da hier der Vagusnerv verläuft).
- Blockieren Sie visuelle Trigger durch Haare, Kapuze (falls erlaubt), Rucksack usw.
- Halten Sie etwas zum Drücken bereit (z. B. Knetmasse oder einen festen Stressball).
- Tragen Sie bequeme Kleidung.
- Machen Sie Atemübungen, bei denen das Ausatmen länger ist als das Einatmen (z. B. vier Takte einatmen, sechs Takte ausatmen).
- Spannen Sie einzelne Körperteile bewusst an und lassen Sie sie wieder los (Zehen, Hände, Beine fallen am wenigsten auf).
- Richten Sie den Blick auf etwas, das Ihnen Freude bereitet (z. B. Sonnenlicht, ein Bild im Raum).
- Machen Sie Pausen. Lassen Sie kaltes Wasser über Ihre Hände laufen oder schütteln Sie sich im Toilettenraum, wenn Sie eine „Toilettenpause“ machen.
- Versuchen Sie, negative Gedanken zu vermeiden. Erinnern Sie sich stattdessen daran, dass andere nicht absichtlich wollen, dass Sie sich unwohl fühlen, dass die Situation vorübergeht usw. Versuchen Sie, mitfühlend über die triggernden Person zu denken, oder machen Sie sich bewusst, dass es Sie nichts angeht, was in deren Körper geschieht.
- Lutschen Sie ein Pfefferminz oder etwas Saures (falls erlaubt).

- Verwenden Sie wohlriechende Handcreme und massieren Sie diese mit festem Druck in die Hände ein.
- Setzen Sie sich, wenn möglich, neben eine vertraute Person, in die Nähe der Tür oder ans Ende einer Reihe – dort, wo Sie sich am sichersten fühlen.
- Ziehen Sie in Betracht, zusätzliche Nachteilsausgleiche oder Unterstützungsmöglichkeiten zu beantragen (ausführlicher in Kapitel 15 beschrieben).

12. DEN ABWEHR- BZW. STRESSREAKTIONSZYKLUS ABSCHLIESSEN

Auch wenn die Triggersituation vorbei ist, erleben Menschen mit Misophonie häufig noch länger Anspannung im Körper, kreisende Gedanken oder hören das Triggergeräusch innerlich immer wieder. Um im Bild mit dem Haus zu bleiben: Die Alarmanlage ist ausgeschaltet oder Miggie hat aufgehört zu bellen – aber es dauert noch eine Weile, bis im Haus wieder Ruhe einkehrt. Unser Ziel ist es, diese Phase zu verkürzen – erstens, weil sie unangenehm ist, und zweitens, weil es Miggie weniger bedrohlich und weniger mächtig erscheinen lässt, wenn sie kürzer anhält. Die zuvor beschriebenen Strategien zur Regulierung des Nervensystems können dabei helfen. Zusätzlich möchte ich Ihnen ein strukturiertes Vorgehen zeigen, um den Abwehr- bzw. Stressreaktionszyklus abzuschließen. Es basiert größtenteils auf Techniken des Somatic Experiencing.

Wie im Abschnitt über Trauma bereits erläutert, gelingt es uns Menschen oft nicht, den natürlichen körperlichen Prozess zum Abbau der Stressreaktion zu Ende zu bringen. Wenn die restliche Aktivierung nach einem Triggerereignis nicht entladen wird, erreicht unser Unterbewusstsein nicht die Botschaft, dass wir wieder sicher sind. Es bleibt in einem Zustand des Suchens und der Hypervigilanz. Das kann dazu führen, dass Sie schlechter einschlafen, weniger durchschlafen oder sich in Pausen nicht wirklich entspannen können. Auf Dauer schwächt die Anhäufung unvollständig beendeter Abwehr-/Stresszyklen und der daraus resultierende Mangel an Erholung das Nervensystem zunehmend.

Darum ist es entscheidend, eine Methode zu kennen und zu nutzen, die Ihrem Unterbewusstsein signalisiert: Die Situation ist vorbei, Sie sind sicher. Das bedeutet nicht, dass Sie nach jedem Trigger oder jeder Aktivierung sofort etwas tun müssen (auch wenn das natürlich ideal wäre), besonders wenn Sie sehr oft Trigger erleben. Ich empfehle vielmehr, einmal am Tag ganz bewusst Ihrem Körper zu helfen, die Restaktivierung zu entladen. Zum Beispiel gleich beim Übergang vom Arbeits- oder Schultag in den Feierabend oder nach dem anstrengendsten Teil des Tages. Sorgen Sie dafür, dass die anderen Familienmitglieder verstehen, wie wichtig diese Zeit ist, und dass währenddessen ein triggerfreies Umfeld herrscht. Solch eine Übung tut übrigens jedem Menschen nach einem stressigen Arbeitstag oder einer belastenden Situation gut – falls Sie dies als jemand ohne Misophonie lesen, ziehen Sie bitte in Betracht, sie ebenfalls in Ihren Alltag einzubauen.

Wenn möglich, üben Sie das folgende Vorgehen aus Sicherheitsgründen und um Ihre Erfolgschancen zu erhöhen ein paar Mal mit einer therapeutischen Fachkraft, bevor Sie es alleine anwenden. Der Körper ist in Gegenwart eines ruhigen, fürsorglichen Gegenübers viel eher bereit, in die Aktivierung hineinzugehen und sie zu entladen, weil er sich sicherer fühlt. Sie können die Übung mit jedem beliebigen Stressor durchführen, am besten beginnen Sie jedoch mit einem leichteren. Falls Sie zu Beginn der Übung nicht bereits aktiviert sind, können Sie zusammen mit Ihrer Therapeut:in oder einer fürsorglichen Begleitperson über einen Stressor sprechen oder daran denken, um Zugang zu den dazugehörigen Gefühlen und Körperempfindungen zu bekommen. Bitte machen Sie diese Übung niemals allein mit traumatischen Erlebnissen, und wenn Sie viele unbearbeitete Traumata mit sich tragen, führen Sie sie nur mit Empfehlung und Begleitung einer traumaerfahrenen therapeutischen Fachkraft durch.

Falls Sie während der Übung merken, dass Sie stärker aktiviert werden oder mit Ihren Gedanken in eine sehr dunkle Richtung abdriften, brechen Sie sie sofort ab. Lenken Sie sich ab oder stabilisieren Sie sich mit anderen hilfreichen Mitteln – einige davon finden Sie auf Seite 154.

DEN ABWEHR- BZW. STRESSREAKTIONSZYKLUS ABSCHLIESSEN

- Sie haben die Triggersituation verlassen und spüren noch immer die Aktivierung. Gehen Sie an einen Ort, an dem Sie sich sicher fühlen.
- Nehmen Sie wahr, wie sich die Aktivierung in Ihrem Körper zeigt. Vielleicht spüren Sie Anspannung in der Brust, Unruhe in den Beinen oder ein Schwindelgefühl im Kopf. Wenn es mehrere aktivierte Stellen gibt, wählen Sie eine davon aus. Beobachten Sie

die Empfindungen in diesem Bereich – nehmen Sie einfach nur wahr, wie sie sich anfühlen. Bewerten Sie sie nicht (als gut, schlecht usw.), analysieren Sie nicht, warum sie da sind, und versuchen Sie nicht, sie verschwinden zu lassen. Erkennen Sie die Empfindungen einfach an und bleiben Sie für ungefähr zwanzig Sekunden mit Ihrer Aufmerksamkeit dort.

- Dann richten Sie Ihre Aufmerksamkeit auf einen Bereich des Körpers, in dem Sie sich wohl oder weniger aktiviert fühlen (zum Beispiel die Füße). Seien Sie neugierig, wie es sich dort anfühlt. Vielleicht locker, offen, leicht oder schwer, oder Sie spüren einfach keine Anspannung. Bleiben Sie für etwa zwanzig Sekunden mit Ihrer Aufmerksamkeit dabei.
    - Falls Sie möchten, können Sie auch eine äußere Ressource nutzen. Sie könnten zum Beispiel die Berührung einer Decke mit Ihren Fingern wahrnehmen, die Schönheit einer Pflanze betrachten oder das Gefühl des Stuhls unter Ihrem Körper spüren. Auch hier verweilen Sie ungefähr zwanzig Sekunden mit Ihrer Aufmerksamkeit.
- Dann kehren Sie zurück zu dem Bereich der Aktivierung. Fragen Sie sich: „Wie fühlt es sich jetzt an?“ Seien Sie einfach neugierig. Ist es gleich geblieben oder irgendwie anders? Wenn es gleich ist, nehmen Sie das wahr. Wenn es sich verändert hat, achten Sie darauf, wie es sich verändert hat. Wenn Sie möchten, legen Sie eine Hand auf den aktivierten Bereich und spüren Sie den Kontakt. Bleiben Sie neugierig und nehmen Sie wahr, was auch immer sich in Ihrem Körper zeigt, für zwanzig Sekunden oder länger, wenn es sich gut anfühlt. Sie können neugierig auf die Größe und Form sein, darauf, ob die Ränder kantig, glatt oder verschwommen sind. Wenn Sie es zeichnen müssten – wie sähe es aus? Die Details sind nicht an sich wichtig, aber diese Fragen helfen Ihnen, noch präsenter bei der Aktivierung zu sein.

- Dann lenken Sie Ihre Aufmerksamkeit erneut auf den Bereich im Körper, der ruhig oder weniger aktiviert ist (oder auf Ihre äußere Ressource). Bleiben Sie dort etwa zwanzig Sekunden.
- Gehen Sie danach wieder zurück zur Aktivierung und spüren Sie nach, wie es sich nun anfühlt. Wenn sie noch da ist (was meist der Fall sein wird), fragen Sie sich neugierig, was ihr vielleicht helfen könnte, sich sicher oder unterstützt zu fühlen. Hier einige Möglichkeiten, mit denen Sie experimentieren können:
    - Legen Sie eine Hand auf die Stelle und sagen Sie innerlich oder laut: „Wir sind sicher." Vielleicht stellen Sie sich vor, dass die Hand einer geliebten Person auf Ihrer Hand ruht.
    - Stellen Sie sich eine beruhigende Farbe vor, die um den Bereich der Aktivierung kreist, oder ein weißes Licht, das hindurchscheint.
    - Stellen Sie sich vor, dass Hände oder eine Decke die Aktivierung stützen.
    - Nehmen Sie den Raum um die Aktivierung herum wahr. Wechseln Sie etwa zehn Sekunden lang zwischen der Wahrnehmung des Raumes und der Aktivierung hin und her.
    - Wenn der Impuls da ist, zu weinen, zu zittern, zu beben oder sich zu bewegen, lassen Sie es auf sichere und nicht wertende Weise zu.
    - Falls Sie das Bedürfnis haben, sich zu verteidigen, kann sich das auf verschiedene Arten zeigen. Hier ein paar Möglichkeiten und was Sie dann tun können:
        - Wenn Sie das Bedürfnis haben, sich zusammenzurollen, bewegen Sie sich langsam nur ein oder zwei Zentimeter in diese Haltung, und spüren Sie dabei bewusst Ihren Körper. Halten Sie die Haltung für etwa zehn Sekunden und gehen Sie dann in die Ausgangsposition zurück, während Sie Ihren Körper weitere zehn bis zwanzig Sekunden wahrnehmen.

    - Wenn Sie den Impuls haben zu fliehen, schieben Sie im Sitzen langsam Ihre Füße zehn bis zwanzig Sekunden über den Boden und nehmen Sie bewusst die Bewegung in Beinen und Füßen wahr. Lassen Sie die Beine dann wieder still werden und spüren Sie noch einmal zehn bis zwanzig Sekunden nach. Eine weitere Möglichkeit: Stellen Sie sich vor, Sie laufen an einen sicheren Ort. Sehen Sie sich dort ankommen und ausruhen. Konzentrieren Sie sich auf den sicheren Ort, nicht auf die Bedrohung, vor der Sie weglaufen.
    - Wenn Sie das Bedürfnis haben zu stoßen, suchen Sie sich eine freie Stelle an der Wand und stützen Sie sich ab, um kräftig dagegenzudrücken. Drücken Sie für zehn bis zwanzig Sekunden und nehmen Sie die Empfindungen in Armen und Händen bewusst wahr. Lassen Sie dann die Arme seitlich fallen und spüren Sie noch einmal zehn bis zwanzig Sekunden in die Arme und Hände hinein.
    - Wenn Sie den Drang haben zu schlagen, bringen Sie Ihren Arm in die Ausgangsposition eines Schlages, spannen Sie den Bizeps an und ballen Sie die Faust. Spüren Sie die Haltung und die Spannung, bewegen Sie sich dann langsam nur ein bis zwei Zentimeter in Richtung Schlag. Halten Sie dort fünf bis zehn Sekunden an und nehmen Sie weiterhin Ihren Arm wahr. Lassen Sie den Arm dann seitlich sinken und spüren Sie noch einmal zehn bis zwanzig Sekunden in den Arm.
- Richten Sie Ihre Aufmerksamkeit etwa zehn Sekunden lang auf die Ränder der Aktivierung, dann etwa zehn Sekunden auf das Zentrum. Wechseln Sie ein paar Mal hin und her.

Wiederholen Sie diesen Wechsel so oft wie nötig: zuerst den Bereich im Körper wahrnehmen, in dem es sich okay anfühlt, dann den aktivierten Bereich. Wenn die Aktivierung nachlässt (falls sic das tut), werden Sie vielleicht versucht sein, die Übung einfach zu beenden. Um Ihrem Unterbewusstsein jedoch wirklich zu vermitteln, dass Sie in Sicherheit sind, ist es besser, noch ein paar Minuten dranzubleiben. Das bewusste Erleben, wie die Aktivierung sich löst oder abschwächt, ist ein entscheidender Schritt, um den Abwehrzyklus zu vollenden. Wenn Sie keine Entladung der Aktivierung spüren, war die Übung trotzdem sinnvoll. Jedes Mal, wenn Sie sie anwenden, stärken Sie Miggies Vertrauen, dass es in Ordnung ist, loszulassen. Bitte bedenken Sie: Das Ganze braucht Übung. Als ich selbst mit somatischer Arbeit begann, war ich sehr von meinem Körper abgeschnitten und genervt oder irritiert, wenn meine Therapeut:innen und Lehrer:innen mich aufforderten, wahrzunehmen, was in meinem Körper geschieht. Mir half ein täglicher Körperscan, um wieder mehr in Kontakt mit meinem Körper zu kommen. Mehr dazu erzähle ich in Kapitel 16c.

Es gibt viele Möglichkeiten, dieses Vorgehen zu gestalten. Die Hauptprinzipien sind: eine neugierige, nicht wertende Haltung einzunehmen (oder sie immer wieder bewusst einzunehmen, wenn wertende Gedanken oder Widerstand auftauchen) und in einer Pendelbewegung zwischen dem Bereich der Aktivierung und einer „Ressource" hin- und herzuwechseln (zum Beispiel ein ruhigerer Körperbereich oder etwas Äußeres wie eine Decke). Genau dieses Hin- und Her fördert den Fluss und die Entladung.

13.
FÜR SICH SELBST EINTRETEN

Es ist wichtig, dass Sie lernen, respektvoll für sich selbst einzutreten – und das als eine Ihrer Bewältigungsstrategien nutzen. Wie bereits erwähnt, ist es entscheidend, verschiedene Strategien parat zu haben. Jemanden zu bitten, mit einem bestimmten Trigger aufzuhören, ist nicht in jeder Situation sicher oder passend. Trotzdem ist es wertvoll, das nötige Selbstvertrauen zu entwickeln, dies in bestimmten Momenten zu tun – besonders bei Menschen, mit denen Sie viel Zeit verbringen.

Ein erster wesentlicher Schritt, um für sich selbst eintreten zu können, ist, sich mit der eigenen Scham rund um die Misophonie auseinanderzusetzen. Weitere Hinweise dazu finden Sie in Kapitel 16c. Scham im Zusammenhang mit Misophonie ist weit verbreitet, weil das Syndrom noch immer relativ unbekannt und wenig verstanden ist. Viele Betroffene sind daher schon der Skepsis begegnet, ob Misophonie überhaupt „real" sei. Das führt oft dazu, dass man seine Symptome lieber versteckt, um akzeptiert zu werden. Auch das Erklären von Misophonie kann eine Herausforderung sein – selbst wenn man sie aus eigener Erfahrung kennt. Der umfassende Ansatz dieses Buches macht deutlich, warum diese Aufgabe so einschüchternd sein kann.

Als ich Anfang zwanzig war, fasste ich den Mut, eine Psychiaterin aufzusuchen, um herauszufinden, ob es Medikamente geben könnte, die mir Erleichterung bei meiner Abneigung gegenüber Kaugeräuschen (und anderen) verschaffen würden – damals wusste ich noch nicht, dass das Misophonie heißt. Die Psychiaterin war mit meinem Anliegen völlig unvertraut. Ich versuchte es zu beschreiben, worauf sie sagte: „Davon habe ich ja noch nie gehört! Das ist wirklich seltsam!" Ich war zutiefst beschämt. Bei unserem nächsten Termin einen Monat später war deutlich, dass sie meine Akte nicht durchgesehen hatte, denn sie fragte: „Weshalb sind Sie nochmal hier?" Als ich meine Schwierigkeiten mit Kaugeräuschen knapp wiederholte, rief sie: „Sie werden es nicht glauben! Die Patientin direkt nach Ihnen beim letzten Mal hat mir dasselbe berichtet!" Das hat mir ein wenig Erleichterung verschafft, und ich war froh, wahrscheinlich verhindert zu haben, dass diese Person genauso bloßgestellt wurde.

Im nächsten Schritt gebe ich Ihnen Anregungen und Formulierungshilfen, wie Sie anderen von Ihrer Misophonie erzählen können. Doch vorher sollten Sie genau überlegen, ob Sie dieser Person vertrauen, dass sie die Information nicht gegen Sie verwendet. Manchmal ist es besser, weder von Triggern noch von Misophonie generell zu erzählen. Das gilt besonders für Kinder unter Gleichaltrigen, die oft weniger Verständnis zeigen und eher den Trigger gezielt einsetzen, um eine Reaktion hervorzurufen. Üben Sie das Gespräch deshalb zunächst mit den Menschen, denen Sie in Ihrem Leben am meisten vertrauen, und entscheiden Sie dann weiter.

Wenn Sie als Erwachsene:r mit Misophonie leben, empfehle ich Ihnen, das Thema proaktiv mit Menschen anzusprechen, mit denen Sie voraussichtlich viel Zeit verbringen werden – sei es eine romantische Beziehung, eine Person, mit der Sie zusammenziehen, eine Reisebegleitung oder eine gute Kolleg:in. Auf diese Weise wird es weniger wahrscheinlich missverstanden oder persönlich genommen, wenn die Misophonie sichtbar wird. So hilfreich es ist, wenn andere Rücksicht auf Ihre Trigger nehmen, so wichtig ist es auch, klarzumachen, dass Sie nicht möchten, dass man ständig auf Zehenspitzen um Sie herumgeht. Ihr Nervensystem könnte auf die Anspannung reagieren und Ihre Empfindlichkeit noch verstärken. Bitten Sie stattdessen darum, dass die andere Person Ihnen erlaubt, sie sanft zu erinnern oder Ihre Gefühle zu äußern, wenn Sie getriggert werden – und normalisieren Sie es, dass solche Hinweise gelegentlich nötig sind. Falls die andere Person in Trigger-Situationen das Gefühl bekommt, zu viel Verantwortung tragen zu müssen, beruhigen Sie sie: Es braucht weder Schamgefühle noch große Entschuldigungen. Sollten Sie beim Teilen Ihrer Erfahrung auf Abwertung statt auf Neugier und Unterstützung stoßen, kann das ein Hinweis darauf sein, dass die Person nicht besonders offen oder mitfühlend ist – und vielleicht nicht zu den Menschen gehören sollte, denen Sie Priorität in Ihrem Leben geben. In solchen Momenten ist es besonders wichtig, Selbstmitgefühl zu üben (siehe Kapitel 16c).

Die folgenden Sätze sind keine perfekten, allumfassenden Erklärungen für Misophonie, aber sie können den Kern der Sache transportieren und Ihnen dabei helfen, Ihre Anliegen beim Eintreten für sich selbst zu benennen. Wenn jemand Misophonie wirklich verstehen soll, können Sie ihn oder sie ermutigen, Bücher wie dieses hier zu lesen.

Beispiel für kürzere Erklärungen und Bitten (eher geeignet für Menschen, denen Sie nicht regelmäßig begegnen):

- So seltsam es auch klingen mag, Kaugummikauen lenkt mich ab. Wären Sie bereit, während [dieses Projekts] darauf zu verzichten? Ich möchte so konzentriert und präsent wie möglich sein.
- Dieses Geräusch macht es mir schwer, mich zu konzentrieren. Wären Sie bereit, [X] nicht zu tun?
- Könnten Sie mir einen Gefallen tun und [X] lassen?
- Ich habe Schwierigkeiten mit [X-Bewegung]. Wären Sie bereit, damit aufzuhören?
- Mir ist es wichtig, in Kontakt zu sein und präsent zu bleiben. Wenn Sie mit [X] aufhören könnten, würde mir das helfen, da mein Körper sehr empfindlich auf [X] reagiert. Es ist für mich aber auch in Ordnung, kurz Abstand zu nehmen und wieder anzuschließen, wenn Sie fertig sind oder ich mich wieder zentrierter fühle.
- *Hier ein Beispiel aus Gregorys Buch*: Ich freue mich sehr, mich mit Ihnen auszutauschen, aber es fällt mir schwer, mich zu entspannen, wenn ich andere beim Essen am Telefon höre. Wäre es möglich, dass wir das Gespräch fortsetzen, sobald Sie mit dem Essen fertig sind?
- Ich habe eine Erkrankung namens Misophonie. Bestimmte Geräusche oder visuelle Reize können meinen Körper automatisch in den Kampf-oder-Flucht-Modus versetzen. Ich bin darin geübt, nicht nach außen zu reagieren, aber innerlich ist das sehr unangenehm und anstrengend. Manchmal brauche ich deshalb eine Pause oder setze Kopfhörer auf, um nicht überfordert zu werden.
- *Wenn Sie eine Pause brauchen, ohne Misophonie zu benennen, könnten Sie zum Beispiel sagen:* Ich bin gerade überreizt. Ich nehme mir kurz eine Auszeit.

Beispiele für längere Erklärungen (eher geeignet für Menschen, mit denen Sie viel Zeit verbringen oder voraussichtlich verbringen werden):

- *Beispiel für das Teilen in einer größeren Gruppe (z. B. Reisegruppe, Bibelkreis, Lerngruppe) per Gruppennachricht/-chat:*
  Etwas, das Sie über mich wissen sollten: Ich habe Misophonie. Falls Sie das nicht kennen – mein Unterbewusstsein kann bestimmte Geräusche [ergänzen Sie Bewegungen/visuelle Reize, wenn Sie möchten] als Bedrohung fehlinterpretieren. Dadurch wird automatisch der Kampf-oder-Flucht-Modus ausgelöst (ähnlich wie bei dem Gefühl, wenn ein Messer über einen Teller kratzt). Ich bin darin geübt, nicht nach außen zu reagieren, aber innerlich ist es sehr unangenehm und anstrengend – besonders, wenn der Reiz sich wiederholt. Die Geräusche, die bei mir am häufigsten diesen Reflex auslösen, sind [X, Y, Z]. Ich teile das vorsorglich mit Ihnen, damit Sie verstehen, warum ich vielleicht mal eine Pause einlege oder Ohrstöpsel/Kopfhörer benutze. Seien Sie bitte versichert: Es ist nichts Persönliches. Wenn Sie bereit wären, [zum Beispiel kein Kaugummi zu kauen oder im Auto nichts zu essen], wäre ich Ihnen sehr dankbar – aber ich erwarte es nicht.
- *Beispiel für ein direktes Gespräch mit einer Person:* Ich möchte Ihnen von einer Herausforderung erzählen, mit der ich lebe. Es ist ein bisschen schwer zu erklären. Deshalb frage ich zuerst: Haben Sie schon einmal erlebt, dass Ihr Körper sofort in Alarmbereitschaft geht, obwohl Sie rational wissen, dass keine Gefahr besteht? [Falls der Person nicht direkt etwas dazu einfällt, können Sie Beispiele nennen wie „Kreide quietscht an der Tafel", „Mäuse" oder „Messer, die über einen Teller schaben".] So etwas Ähnliches passiert bei mir – ich habe eine Erkrankung namens Misophonie. Mein Unterbewusstsein neigt dazu, bestimmte Geräusche oder wiederholte Bewegungen als Bedrohung zu werten, besonders wenn ich gestresst bin oder in einem engen Raum sitze. Ich mache Therapie und bestimmte Übungen, um an den Ursachen zu arbeiten – aber das braucht Zeit. In der Zwischenzeit muss ich manchmal Kopfhörer tragen, Hintergrundgeräusche nutzen oder Pausen einlegen, um damit zurechtzukommen. Ihre Unterstützung würde die Belastung für mich

deutlich verringern, denn die Angst vor Ablehnung oder Bewertung verstärkt den Stress und verschlimmert die Symptome.

- Mein Unterbewusstsein neigt dazu, [Kaugeräusche] als Bedrohung wahrzunehmen – vor allem, wenn ich gestresst bin oder mich in einem geschlossenen Raum befinde. Die Reaktion passiert automatisch, und innerlich fühlt es sich an, als würde ich angegriffen. Dieses Phänomen bzw. diese Erkrankung nennt sich Misophonie. Ich gebe mein Bestes, alleine damit umzugehen. Da wir jedoch viel Zeit miteinander verbringen werden [z. B. als Mitbewohner:innen oder auf einer Reise], möchte ich Sie fragen, ob es für Sie in Ordnung wäre, wenn ich in solchen Momenten offen ansprechen darf, wie es mir geht – und ob Sie eventuell für eine kurze Zeit mit dem Snacken aufhören könnten. [Antwort: Ja.] Vielen Dank. Allein das Wissen, dass ich offen darüber sprechen darf und um Unterstützung bitten kann, reduziert meinen Stress erheblich – und damit auch die Schwere der Symptome.

Die gemeinnützige Organisation „soQuiet“ bietet Aufklärung, Unterstützung und Ressourcen für Menschen mit Misophonie an. Eine ihrer Hilfen ist eine kleine Infokarte (auch auf Deutsch erhältlich, Anm. d. Übers.), die Misophonie erklärt und als Werkzeug zur Selbstvertretung genutzt werden kann. Auf der Karte lässt sich der konkrete Trigger notieren, der Sie gerade belastet. So eine Karte – in Kombination mit dem Hinweis auf eine unterstützende Organisation – kann dazu beitragen, dass Misophonie von anderen ernster genommen wird. Eine Klientin von mir nutzte die Karte während einer Theateraufführung, bei der die Person hinter ihr laut Kaugummi kaute. Da ein Platzwechsel nicht möglich war und sie viel Geld für die Tickets bezahlt hatte, entschloss sie sich, es mit direkter Ansprache zu versuchen. Es kostete sie viel Überwindung, die Karte zu überreichen. Die andere Person reagierte zunächst überrascht, kaute dann aber nicht weiter, sodass meine Klientin die Vorstellung ohne Trigger genießen konnte. Eine jugendliche Klientin wiederum ließ die Karte unauffällig einer Mitschülerin in ihrer Klasse zukommen, die sie nicht kannte, die ihr aber sympathisch erschien. Das Mädchen reagierte mit einem Daumen hoch und stellte das Verhalten sofort ein.

Wenn Sie für sich selbst eintreten, achten Sie darauf, keinen Ausdruck von Verachtung zu zeigen – weder in Tonfall noch in Mimik. Verachtung vermittelt dem Gegenüber, dass es falsch oder moralisch minderwertig ist. Das aktiviert das

Verteidigungssystem und verringert die Bereitschaft zur Kooperation. Wenn Ihr Ziel Nähe oder ein respektvoller Umgang ist, sollten Sie genau auf Ihre Signale achten. Statt Vorwürfe oder Bewertungen auszusprechen, benennen Sie lieber Ihre eigenen Gefühle und Bedürfnisse. Ein Satz wie „Ich merke gerade, dass ich gestresst bin und brauche deshalb meine Kopfhörer" wirkt wesentlich hilfreicher als eine Bemerkung wie „Dein Kauen ist so ekelhaft, dass ich es ausblenden muss" – oder das Aufsetzen von Kopfhörern verbunden mit einem Blick voller Abneigung.

Wenn Misophonie-Trigger im Alltag auftreten, ist es nicht nur für Betroffene, sondern auch für Eltern und Partner:innen wichtig, Verachtung zu vermeiden. Das übergeordnete Ziel sollte immer sein, Mitgefühl zu fördern und die Menschlichkeit auf beiden Seiten zu sehen.

Gehen Sie außerdem davon aus, dass gegenseitiges Verständnis zu diesem Thema mehrere Gespräche braucht – besonders dann, wenn nur eine Person betroffen ist. Zum einen ist Misophonie komplex und schwer nachvollziehbar, zum anderen fällt es den meisten Menschen schwer, eingefahrene Gewohnheiten zu ändern. Rechnen Sie auch damit, dass das Setzen einer Grenze oder das Bitten um Rücksichtnahme für die andere Person eine Unannehmlichkeit oder Enttäuschung bedeutet. Das ist ein natürlicher Teil des Lebens – mal werden andere belastet, mal sind Sie selbst die Person, die sich einschränken muss.

14. WIE VIEL RÜCKSICHTNAHME IST SINNVOLL?

(Hinweis: In diesem Abschnitt werden neben Kaugeräuschen auch andere Trigger angesprochen. Die Informationen richten sich in erster Linie an Eltern, sind aber auch für Partner:innen von Menschen mit Misophonie hilfreich.)

Eltern fällt es oft schwer einzuschätzen, in welchem Maß sie auf die Trigger ihres Kindes Rücksicht nehmen sollten. Das liegt daran, dass es dafür keine feste Regel gibt. Vielmehr geht es darum, ein Gleichgewicht zu finden – angepasst an die Familiensituation, die Fähigkeiten und den Entwicklungsstand des Kindes und daran, was im Alltag machbar ist.

In ihrem Vortrag auf der Jahreskonferenz der Misophonia Association 2023 nutzte Dr. Jaelline Jaffe das Märchen von Goldlöckchen und den drei Bären als Bild dafür, was „zu viel", „zu wenig" und „genau richtig" an Rücksichtnahme bedeutet, und gab dazu sehr anschauliche Beispiele (viele davon finden Sie in den folgenden Listen). Die meisten Eltern beginnen in der Kategorie „zu wenig", wenn sie die Reaktion ihres Kindes auf Kaugeräusche zunächst als bloßes Verhaltensproblem ansehen. Sobald sie erkennen, dass ihr Kind eine reale Erkrankung hat (und sich dafür schuldig fühlen, nicht früher unterstützender gewesen zu sein), schwenken sie oft ins andere Extrem – „zu viel". Letztlich aber ist „genau richtig" der Bereich, in dem wir bei der Misophonie wirklich weiterkommen.

BEISPIELE FÜR „ZU WENIG":

- Sätze wie „Denk einfach nicht dran", wenn Ihr Kind getriggert ist. Das ist Gaslighting, denn Miggie aktiviert das Abwehr- oder Stresssystem des Hauses oft, ohne dass der Verstand beteiligt ist. Und die Fixierung auf die „Bedrohung" ist Teil der Funktionsweise dieser Systeme.
- Ihr Kind die Situation am Esstisch (oder in einer anderen Trigger-Situation) einfach aushalten zu lassen.

- Keinen Gehörschutz oder andere Hilfsmittel zu erlauben (solange sie nicht die Rechte anderer beeinträchtigen).

BEISPIELE FÜR „ZU VIEL“:

- Körperliche Gewalt des Kindes bei Triggern zuzulassen
- Beleidigungen des Kindes in Trigger-Situationen zu dulden.
- Von sich selbst zu erwarten, jede einzelne Forderung des Kindes bezüglich seiner Misophonie zu erfüllen – auch extreme.
- Das Kind zu sehr zu bemitleiden oder übermäßig Aufmerksamkeit auf seine Schwierigkeiten mit Misophonie zu lenken. (Zum Beispiel nachzufragen, ob ein Geräusch stört, das das Kind vielleicht gar nicht bemerkt hätte, oder ständig besorgt zu fragen: „Bist du *sicher*, dass es dir gut geht?“)
- Sich übermäßig zu entschuldigen, wenn man versehentlich einen Trigger auslöst. Ein einfaches „Ups“ oder „Entschuldigung“ reicht völlig.
- Von sich aus bei Verwandten oder anderen „Druck zu machen“, ohne dass das Kind Sie um diese Unterstützung gebeten hat.

BEISPIELE FÜR „GENAU RICHTIG“:

- Die Trigger Ihres Kindes im Blick haben und solche, die leicht vermeidbar sind (z. B. Kaugummikauen), weglassen.
- Es nicht persönlich nehmen, wenn Ihr Kind durch Sie getriggert wird.
- Die Gefühle des Kindes ernst nehmen und bestätigen.
- Auf Ihr eigenes Nervensystem achten und Selbstregulationsstrategien anwenden.

- Statt zu denken „Mein Kind *macht* mir das Leben schwer", lieber die Haltung einnehmen: „Mein Kind *hat* es gerade schwer." (Empfehlung von Dr. Jaffe.)
- Ihr Kind in liebevoller Weise zur Verantwortung ziehen, wenn es gegen Familienregeln verstößt.
- Essen in engen Räumen wie dem Auto möglichst vermeiden.
- Vorher ankündigen, wenn Sie in Gemeinschaftsräumen snacken möchten.
- Beim Essen erlauben, dass Ihr Kind weiter weg sitzt, sich bewegt, Pausen macht oder auch separat isst – solange die größten Ursachen für Nervensystem-Dysregulation noch nicht bearbeitet sind, es an Selbstregulationsfähigkeiten fehlt oder wenn Ihr Kind einen besonders schwierigen Tag hat.
- Kreative Formen von Familienzeit finden (z. B. mit Bewegung, draußen sein, etwas gemeinsam tun, ohne dabei zu essen).
- Ihrem Kind Zugang zu Gehörschutz, Therapie und weiteren Hilfsmitteln ermöglichen.
- Einen gesunden Ausdruck von Gefühlen zulassen – auch von Wut.
- Ihrem Kind helfen, schulische Nachteilsausgleiche zu bekommen, wenn es das möchte.
- Gemeinsam Pläne entwickeln und überprüfen, wie bestimmte Problembereiche angegangen werden können.
- Ihrem Kind nach der Schule Zeit und Raum geben, herunterzukommen (besonders wenn es dort Triggern ausgesetzt war).
- Täglich Trigger-freie Zeiten und Räume schaffen.
- Auch die erweiterte Familie über Misophonie informieren – sofern das Kind zustimmt oder es sich wünscht.
- Visuelle Erinnerungen aufstellen, um hilfreiche Routinen zu verankern.

- Unauffällig Hintergrundgeräusche einschalten, wenn die Gefahr besteht, dass Ihr Kind getriggert wird oder neue Geräusche bemerkt. Beispiel: Jemand im Haus ist erkältet und schnupft häufig, und Ihr Kind hat ohnehin schlechte Laune. Schalten Sie die Geräuschquelle unaufdringlich ein, sodass Sie nicht extra darauf aufmerksam machen, dass Ihr Kind vielleicht getriggert werden könnte – und dennoch Miggie die Chance geben, es gar nicht erst zu registrieren.

Ebenso wie es wichtig ist, die „Kosten" einer Bewältigungsstrategie im Blick zu haben, sollten Sie auch die Kosten einer Rücksichtnahme bedenken. Auf Kaugummikauen oder das Knacken der Finger in der Nähe eines Kindes mit Misophonie zu verzichten, ist machbar und erfordert wenig Aufwand. Aber die Erwartung, niemals zu husten – besonders wenn Sie erkältet sind –, ist weder realistisch noch umsetzbar. Wenn eine Rücksichtnahme Sie selbst unter Stress setzt, ist sie vermutlich nicht sinnvoll, denn Ihr Kind wird diesen Stress höchstwahrscheinlich spüren. Bleiben wir beim Husten: Sie können Hintergrundgeräusche einschalten, den Husten so gut wie möglich abdecken, Hustenbonbons lutschen (sofern das Lutschen selbst kein Trigger ist) und vorbeugend Ihr Immunsystem stärken, um Erkältungen zu verringern.

Wenn Eltern zu viel Rücksicht nehmen, senden sie ungewollt die Botschaft, dass ihr Kind hilflos sei und keine eigenen Möglichkeiten habe, mit Triggern umzugehen. Das verstärkt erlernte Hilflosigkeit. Sorgen Sie deshalb zuerst dafür, dass Ihr Kind Zugang zu Strategien der Selbstregulation hat und diese auch kennt. Wenn Ihr Kind offen dafür ist, helfen visuelle Erinnerungen, diese Strategien in herausfordernden Momenten abrufen zu können. Suchen Sie einen ruhigen Moment, um Ihrem Kind zu erklären, dass ein besserer Umgang mit der Misophonie von allen Beteiligten Einsatz erfordert (mehr dazu im nächsten Abschnitt). Weigert sich Ihr Kind, irgendwelche Strategien zu nutzen, und besteht ausschließlich darauf, dass andere ihr Verhalten ändern, kann das ein Hinweis darauf sein, dass Sie zu viel Rücksicht nehmen, dass Ihr Kind mehr therapeutische Unterstützung braucht und/oder dass Schamgefühle im Zusammenhang mit der Misophonie zuerst aufgearbeitet werden sollten. Ziehen Sie in diesem Fall eine Familientherapeut:in hinzu, die Sie begleiten kann. Als Faustregel gilt: Eltern müssen am Anfang des Misophonie-Heilungsprozesses oft mehr Rücksicht nehmen, bis die Therapie greift und ihr Kind ein ausreichendes Verständnis von Bewältigungsstrategien entwickelt hat.

Sind die Erwartungen der Eltern an die Fähigkeit des Kindes, Trigger auszuhalten, zu hoch (d. h., sie passen nicht zum Entwicklungsstand und den Fertigkeiten des Kindes), ist das Kind zum Scheitern verurteilt. Es führt zu Entmutigung und weiterer Dysregulation. Die Herausforderung darf weder zu klein noch zu groß sein. Wachstum geschieht, wenn Kinder moderat herausgefordert werden – mit Aufgaben, die sie bewältigen können.

Schauen wir uns genauer an, wie Sie Ihr Kind für sein Verhalten in Trigger-Situationen in die Verantwortung nehmen können. Es ist wichtig, nicht zu vermitteln, dass Ihr Kind keine Wut, Traurigkeit oder Unbehagen fühlen darf, wenn es getriggert wird. Genauso wichtig ist es jedoch, klare Grenzen zwischen akzeptablem und inakzeptablem Verhalten beim Ausdruck dieser Gefühle zu setzen. Wo auch immer Sie diese Grenze ziehen – bleiben Sie konsequent. Wenn Sie bislang Aggressionen toleriert haben, ziehen Sie die Grenze zunächst bei „keine körperliche Gewalt" oder „kein Fluchen" und erhöhen den Standard nach und nach: z. B. auch kein Schreien, kein Beschimpfen, keine Beleidigungen und keine abwertenden Blicke gegenüber der Trigger-Person.

Mögliche Ausdrucksformen für Gefühle können sein: mit den Händen gegen eine Wand drücken, mit Erlaubnis gegen Ihre Hände drücken, mit der Faust in die eigene Handfläche stoßen, weinen, eine Pause machen, sich körperlich betätigen (z. B. Wand-Liegestütze), über Gefühle sprechen, Gefühle zeichnen oder aufschreiben – oder eine der Strategien nutzen, die auf Seite 154 und in Kapitel 12 beschrieben sind.

Wenn Ihr Kind aktiviert ist, helfen Sie ihm zuerst, sich zu regulieren, bevor Sie versuchen, vernünftig zu reden. Machen Sie etwas Körperliches, werfen Sie z. B. einen Ball hin- und her, machen Sie einen Spaziergang, oder bieten Sie ein Glas eiskaltes Wasser oder eine unterstützende Berührung an. Manche Kinder brauchen Ruhe und ihren eigenen Raum, um sich wieder zu zentrieren. Respektieren Sie solche Bedürfnisse.

Wenn sowohl Sie als auch Ihr Kind aufgebracht sind, nehmen Sie Abstand voneinander. Setzen Sie die Grenze, das Thema erst dann wieder anzusprechen, wenn beide sich beruhigt haben. Wenn Sie wieder ins Gespräch gehen, verwenden

Mit **Ich-Botschaften** benennen Sie Ihre eigenen Gefühle und Bedürfnisse in Bezug auf das konkrete Verhalten der anderen Person – anstatt wertende oder drohende Sprache zu verwenden.

Zum Beispiel:
„Es macht mir Angst, wenn du mich im Trigger-Moment anschreist. Ich brauche, dass du dich an unsere Familienregel hältst, niemanden anzuschreien. Können wir gemeinsam überlegen, wie du dich stattdessen ausdrücken kannst?"

Wenn Ihr Kind nein sagt, können Sie fortfahren mit:
„Okay, du siehst im Moment keine andere Möglichkeit als zu schreien, wenn du getriggert wirst?" etc.

Im Gegensatz dazu steht eine Aussage wie:
„Du bist so unhöflich und respektlos, mich so anzuschreien. Lass das gefälligst!"

Sie **Ich-Botschaften**, statt dem anderen vorzuhalten, was er falsch gemacht hat.

Ihr Kind in die Verantwortung zu nehmen, kann auch heißen, dass es etwas zum Ausgleich für die belastete Beziehung beiträgt (z. B. durch eine Hilfeleistung oder eine nette Geste) und/oder dass bestimmte Privilegien für eine Zeit entzogen werden, wenn Regeln verletzt wurden.

15. NACHTEILSAUSGEICH: ÜBERLEGUNGEN UND OPTIONEN

Die gemeinnützige Misophonie-Organisation soQuiet stellt kostenlose Materialien für Betroffene zur Verfügung, darunter auch Hilfen zum Zugang zu Nachteilsausgleichen in Schule und Beruf. Auf ihrer Website (soquiet.org) heißt es:

> Laut dem Americans with Disabilities Act (ADA): „Der ADA definiert eine Person mit Behinderung als eine Person mit einer körperlichen oder psychischen Beeinträchtigung, die eine oder mehrere wesentliche Lebensaktivitäten erheblich einschränkt." (In Deutschland ist das das Gleichstellungsgesetz - Anm. des Übersetzers)
>
> Beeinträchtigungen, die unser Gehirn betreffen, gehören zu den häufigsten und zugleich am meisten missverstandenen. Oft werden sie als „unsichtbare Behinderungen" bezeichnet und umfassen psychische Erkrankungen ebenso wie neurologische und emotionale Beeinträchtigungen.
>
> Für manche Menschen ist Misophonie im Alltag weitgehend handhabbar. Für andere hat sie massive Auswirkungen auf die Möglichkeit, am täglichen Leben Freude zu finden. Wenn Misophonie eine Person so stark einschränkt, dass sie bestimmte Dinge nicht mehr tun kann, dann ist sie für diese Person eine Behinderung. Es gibt keine „Sonderliste", auf der eine Erkrankung stehen muss, um als Behinderung zu gelten.
>
> Misophonie schränkt ohne Zweifel bei einigen Menschen die Fähigkeit zu wichtigen Lebensaktivitäten erheblich ein. Sie beeinflusst alle

Lebensbereiche in größerem oder kleinerem Ausmaß: von schwerer Angst und Hoffnungslosigkeit im häuslichen und sozialen Umfeld bis hin zu massiven Ablenkungen in Schule und Beruf. Viele Menschen mit Misophonie haben ihre Arbeitsstellen aufgegeben, sind von ihrer Familie weggezogen, haben Chancen im Bildungsweg verpasst oder sich von Freund:innen und Partnerschaften isoliert – alles infolge dieser Beeinträchtigung. Unter Berücksichtigung der obigen Definition gilt Misophonie eindeutig als Behinderung.

Die Website von soQuiet enthält Vorschläge und kostenlose Vorlagen für Anträge auf Nachteilsausgleiche bei Arbeitgeber:innen oder Bildungseinrichtungen (inklusive Universitäten), dazu Antworten auf viele häufig gestellte Fragen.

Typische Nachteilsausgleiche für Schüler:innen sind zum Beispiel:

- Prüfungen in einem triggerfreien Raum
- Pausen vom Unterricht, ohne den Grund nennen zu müssen
- Nutzung von Ohrstöpseln oder Kopfhörern
- Bevorzugte Sitzplätze im Klassenraum
- Zugang zu Vorlesungs- oder Unterrichtsnotizen
- Erlaubnis, in einem anderen Raum zu arbeiten

Typische Nachteilsausgleiche für Arbeitnehmer:innen sind zum Beispiel:

- Nutzung von Kopfhörern
- Arbeit im Homeoffice
- Zugang zu einem ruhigen Arbeitsplatz
- Erlaubnis, visuelle Barrieren zu nutzen
- Regelungen im Umgang mit Triggergeräuschen (z. B. kein Essen in Pflichtsitzungen, kein Pfeifen, kein Kaugummi in gemeinsam genutzten Arbeitsbereichen)

Zusammenfassend lässt sich sagen: Strategien für die „Spitze des Eisbergs“ dienen dazu, Vorwegnahme-Ängste zu reduzieren und Momente abzufedern, in denen

Miggie bellt oder das Sicherheitssystem des Hauses aktiviert. Gleichzeitig sollen sie mehr Selbstwirksamkeit und Unterstützung für Betroffene schaffen. Diese Strategien schaffen den Raum, der nötig ist, um an die „Arbeit unter der Wasseroberfläche" – den „Rest des Eisbergs" – heranzugehen.

TEIL 3

STRATEGIEN FÜR DEN EISBERG UNTERHALB DER WASSEROBERFLÄCHE

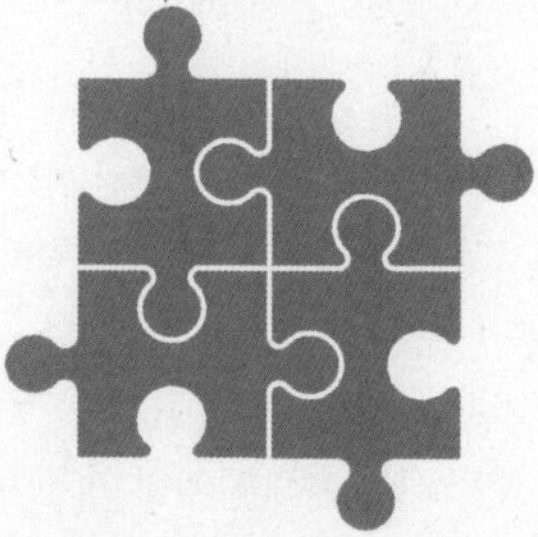

Nun wollen wir uns damit befassen, wie man an die „Wurzeln des Misophonie-Eisbergs“ herangeht. Der Prozess verläuft dabei meist in einem Hin- und Herpendeln (Ping-Pong) zwischen zwei Bereichen:

- **Ping: Begleitende Arbeit zur Gedächtnisrekonsolidierung** (das Sammeln von Erfahrungen aus dem gelebten Leben, die für die eigentliche Gedächtnisrekonsolidierung notwendig sind)

und

- **Pong: Gedächtnisrekonsolidierungsarbeit** (die Bearbeitung der impliziten Erinnerungen und emotionalen Lernerfahrungen, die Misophonie aufrechterhalten).

Man könnte sagen: Die Gedächtnisrekonsolidierungsarbeit gleicht dem Austausch eines Fassadenbretts (der Zierleiste am Dachrand eines mehrstöckigen Hauses), während die begleitende Arbeit das Gerüst ist, das diese Arbeit überhaupt erst möglich und praktikabel macht.

PING: BEGLEITENDE ARBEIT ZUR GEDÄCHTNISREKONSOLIDIERUNG

Die in diesem Abschnitt vorgestellten Themen und Übungen werden für sich genommen [Kaugeräusche] nicht von Miggies Bedrohungsliste streichen. Aber sie erfüllen mehrere wichtige Funktionen, die die eigentliche Rekonsolidierungsarbeit erleichtern:

- Miggie zu beruhigen, sodass er aufhört, immer neue Misophonie-Trigger auf die Liste zu setzen
- Erfahrungen aus dem Alltag zu sammeln, die als Belege für die Rekonsolidierungsarbeit gebraucht werden
- Miggie in einen Zustand zu bringen, in dem er bereit ist, etwas völlig anderes zu lernen als das, was er bisher geglaubt und getan hat (also das Gehirn neuroplastischer machen).

Der Versuch, Gedächtnisrekonsolidierungsarbeit mit einem hypervigilanten Miggie zu machen, ist wie der Versuch, einen Hund ruhig hinzulegen, während überall um ihn herum Eichhörnchen herumspringen. Denken Sie daran: Die Mühe, die Sie in Miggies Beruhigung investieren, zahlt sich in vielerlei Hinsicht aus, die Sie vielleicht gar nicht erwarten. Manche Menschen kommen allerdings bereits mit viel begleitender Vorarbeit in die Therapie – sei es durch eigene Erfahrungen oder durch andere Therapeut:innen. Dadurch sind sie schon früher bereit für die eigentliche Misophonie-Gedächtnisrekonsolidierungsarbeit. Wenn sich im Erkundungsprozess zeigt, dass Ihr ursprünglicher Misophonie-Trigger über eine „indirekte Assoziation" (siehe Kapitel 8) entstanden ist, kann es sogar sein, dass Sie direkt mit der Rekonsolidierungsarbeit an der Wurzel-Assoziation beginnen können.

Hinweis: Wenn jemand zur Gedächtnisrekonsolidierungsarbeit gedrängt wird, wird sie nicht wirksam sein.

Auch die Umsetzung der Vorschläge und Strategien aus Abschnitt 2 wirkt wie ein Gerüst, das die Gedächtnisrekonsolidierungsarbeit unterstützt.

PONG: GEDÄCHTNISREKONSOLIDIERUNGSARBEIT

Diese Arbeit sollte unbedingt mit einer vertrauenswürdigen Fachperson erfolgen, die in einer Methode der Gedächtnisrekonsolidierung ausgebildet ist. Im Hauptteil dieses Buches gebe ich Beispiele, wie diese Arbeit aussehen kann, und gehe in einem eigenen Kapitel mit dem Titel „Weitere Anregungen für Therapeut:innen" auf konkrete Vorschläge ein. Auch wenn Sie selbst keine therapeutische Ausbildung haben, können Sie diesen Teil lesen, um ein besseres Verständnis für den Prozess zu bekommen.

16.

PING: BEGLEITENDE ARBEIT ZUR GEDÄCHTNISREKONSOLIDIERUNG

Begleitende Arbeit zur Gedächtnisrekonsolidierung bei Misophonie umfasst in der Regel Folgendes:

- Sicherstellen, dass die grundlegenden menschlichen Bedürfnisse erfüllt sind
- Die notwendige Traumaarbeit, um ein ausreichend großes Toleranzfenster zu haben
- Etablieren von Routinen und Praktiken, die die Gesundheit des Nervensystems und die Neuroplastizität fördern

A. GRUNDLEGENDE BEDÜRFNISSE ERFÜLLEN

Neben den physiologischen Grundbedürfnissen wie Luft, Wasser, Nahrung und Unterkunft haben Menschen auch ein tiefes Bedürfnis nach Sicherheit und Geborgenheit. Dazu gehören körperliche Sicherheit, emotionales Wohlbefinden, finanzielle Stabilität und Zugang zu Gesundheitsversorgung. Menschen haben außerdem bedeutende soziale Bedürfnisse wie Liebe und Zugehörigkeit sowie psychologische Bedürfnisse wie Selbstwert, Autonomie und Selbstverwirklichung. Auch wenn ich mich hier vor allem auf die Bedürfnisse konzentriere, die bei Menschen mit Misophonie und ihren Familien erfahrungsgemäß am häufigsten unerfüllt bleiben und Probleme verursachen, ist es wichtig, andere Bedürfnisse nicht auszublenden, zum Beispiel den Umgang mit begleitenden Störungen.

Wie bereits erwähnt, müssen begleitende Störungen wie Zwangsstörungen, Dysautonomie, Essstörungen oder Abhängigkeitserkrankungen behandelt werden, um mit Misophonie besser zurechtzukommen. Wenn sie die Heilungsarbeit bei Misophonie behindern, müssen sie zuerst angegangen werden, nicht parallel. Was die Rolle von Medikamenten betrifft: Nach meiner Erfahrung können Medikamente hilfreich sein, wenn am „Fuß“ des Misophonie-Eisbergs ein chemisches Ungleichgewicht beteiligt ist. In solchen Fällen können Medikamente, die dieses Ungleichgewicht behandeln, den Weg zu einem besseren Umgang mit der Misophonie ebnen. Manchmal kann ein SSRI (selektiver Serotonin-Wiederaufnahmehemmer) oder ein Betablocker helfen, die Kampf-oder-Flucht-Reaktion erträglicher zu machen – allerdings muss man mögliche Nebenwirkungen gut abwägen. Höhere Dosen psychotroper Medikamente können die Arbeit mit der Gedächtnisrekonsolidierung erschweren. Ich bin keine Psychiaterin, daher betrachten Sie diese Informationen bitte mit Vorsicht und konsultieren Sie stets eine fachärztlich ausgebildete Person, wenn es um die Einnahme psychotroper Medikamente geht.

Nicht jedes der im Folgenden genannten Themen ist Teil jedes Misophonie-Eisbergs. Bitte lesen Sie die einzelnen Unterabschnitte und überlegen Sie, ob sie zu Ihrem eigenen oder dem Überwältigtsein und Gefühl der Hilflosigkeit Ihres Kindes im Zusammenhang mit den frühesten Misophonie-Triggern beigetragen haben.

Bevor wir weitermachen, möchte ich betonen, wie sehr gesellschaftliche Privilegien und Ungleichheiten den Zugang zu Sicherheit, Schutz und grundlegenden Ressourcen beeinflussen. Es gibt systemische Barrieren und Barrieren, die mit Rasse, Geschlecht, Sexualität, ökonomischem Status, Religion, Behinderung, Alter, Körperform und -aussehen, Bildung, Sprache oder geografischem Standort zusammenhängen. Diese Hindernisse müssen angegangen werden, um die Freiheit von Misophonie für alle besser erreichbar zu machen.

GRUNDLEGENDE BEDÜRFNISSE DER SELBSTFÜRSORGE

Dieser Abschnitt streift verschiedene Aspekte grundlegender Selbstfürsorge. Eine umfassende Darstellung jeder einzelnen Strategie würde den Rahmen dieses Buches sprengen. Zudem gibt es bereits eine Fülle an Ressourcen zu diesen Themen. Ich führe sie hier in erster Linie als Erinnerung auf. Bitte verwechseln Sie die Kürze meiner Ausführungen nicht mit mangelnder Bedeutung.

Schlaf und Erholung

Erholung ist nicht einfach eine Pause – sie ist ein grundlegender Erneuerungsprozess, der uns stärkt. Wie Emily Nagoski und Amelia Nagoski in ihrem Buch *Stress:*

Warum Frauen leichter ausbrennen und was sie für sich tun können hervorheben, geht es dabei darum, Teile von uns, die erschöpft, überlastet, verletzt oder entzündet sind, zur Ruhe kommen zu lassen, damit sie wieder auftanken und heilen können. Das betrifft auch eine Pause von geistiger Aktivität (dazu später mehr im Abschnitt über Achtsamkeit). Emily und Amelia sagen: „Die Vorstellung, man könne mit ‚Disziplin' oder ‚Selbstkontrolle' jede Minute des Tages produktiv bleiben, ist nicht nur falsch, sondern eine Form von Gaslighting – und möglicherweise schädigt sie Ihr Gehirn."

Unser Körper ist darauf ausgelegt, zwischen Phasen von Arbeit und Erholung zu wechseln. Dieses natürliche Wechselspiel zu achten, fördert nicht nur die Qualität unserer Arbeit und die Klarheit unserer Gedanken, sondern ist auch essentiell für die Gesundheit. In unserer Gesellschaft herrscht jedoch oft die Überzeugung, dass unser Wert sich in erster Linie über unsere Leistung definiert, und wir werden angetrieben, bis zur Erschöpfung zu funktionieren. Sich bewusst auf den Körper einzulassen und seinem Bedürfnis nach Erholung nachzukommen, ist in diesem Kontext ein Gegenentwurf – und erfordert daher eine bewusste Entscheidung.

Eine Studie aus dem Jahr 2020, die mit einer der größten Teilnehmer:innengruppen zu Misophonie durchgeführt wurde, ergab, dass bis zu 97 Prozent der Befragten die Kriterien für klinischen Perfektionismus erfüllten. Das deckt sich mit dem, was ich bei meinen Klient:innen sehe: Menschen mit Misophonie haben oft hohe Leistungsansprüche und setzen sich selbst unter strenge Maßstäbe. Das kann dazu führen, dass ausreichend Schlaf und Erholung zu kurz kommen. Ein Ziel in der Therapie ist daher oft, sich der Kosten einer Überlastung klar bewusst zu werden und die emotionalen Lernerfahrungen zu bearbeiten, die zu einem solchen Verhalten führen. Brené Brown, Forschungsprofessorin an der University of Houston, bekannt für ihre Bestseller und Vorträge über Verletzlichkeit, Mut und Scham, erzählt in einem Podcast, dass sie und ihr Mann ihrer Tochter im Gymnasium die klare Grenze setzten, nur so viele AP-Kurse (Advanced Placement-Kurse – spezielle, freiwillige Kurse an US-amerikanischen High Schools, die inhaltlich auf Universitäts-Niveau liegen. Anm. d. Übers.) zu belegen, dass sie jeden Abend um 22 Uhr ins Bett gehen konnte. Eine ausführliche Auseinandersetzung mit dem Thema „Grenzen im Umgang mit der eigenen Zeit" folgt später in diesem Kapitel.

Dr. Michael Mannino hob in seinem Vortrag über Misophonie und die Wissenschaft des Wohlbefindens bei der Misophonia Association Convention 2022 die große Bedeutung von Schlaf für eine optimale Gehirnfunktion hervor. Ähnlich betont Dr. Andrew Huberman, ein renommierter Neurowissenschaftler und

Professor für Neurobiologie an der Stanford University School of Medicine, dass qualitativ guter Schlaf das Leben in jeder Hinsicht zwei- bis dreimal besser macht. Denn ausreichender Schlaf unterstützt Hormonhaushalt, Immunfunktion, kognitive Leistungsfähigkeit, Gehirngesundheit, emotionale Regulation und körperliche Regeneration. Wichtig zu wissen: Menschen, die hochsensibel sind, benötigen in der Regel mehr Schlaf als ihre Alterskollegen.

Ernährung

Natürlich ist es wichtig, auf die eigene Ernährung zu achten. Hören Sie auf Ihren Körper und informieren Sie sich darüber, was er braucht. Wenn Sie Nährstoffmangel haben, betrachtet Miggie das „Haus" als gefährdet – und aktiviert viel schneller die Alarmanlage oder bellt Trigger an. Suchen Sie nach Lebensmitteln, die beruhigend wirken, Entspannung und Schlaf fördern sowie Entzündungen reduzieren. Achten Sie außerdem auf eine ausreichende Versorgung mit wichtigen Vitaminen und Mineralstoffen – etwa Magnesium, das das Nervensystem reguliert und Übererregung vorbeugt, oder Zink, das die Stimulation des **Vagusnervs** steigert. Trinken Sie den Tag über ausreichend Wasser, da dies die Gehirnfunktion und die emotionale Regulation unterstützt. Beschäftigen Sie sich mit dem Thema „Darmgesundheit", denn die Verbindung zwischen Darm und Gehirn ist sehr stark. Bedenken Sie auch: Koffein kann die Stressreaktion des Körpers empfindlicher machen.

> Zur Erinnerung: Der **Vagusnerv** spielt eine zentrale Rolle dabei, die Entspannungsreaktion des Körpers zu aktivieren und einen Zustand von Sicherheit und Verbundenheit zu erreichen. Viele der Anregungen in diesem Kapitel tragen dazu bei, den Vagusnerv zu stärken – darunter Bewegung, Atemübungen und gesunde Beziehungen.

Bewegung

Hier ein Einblick in die wissenschaftlichen Hintergründe zum vielschichtigen Wert und zur Bedeutung von Bewegung für die psychische Gesundheit und das Nervensystem:

- **Endorphinausschüttung:** Aerobe Aktivität regt die Ausschüttung von Endorphinen an, die als körpereigene Schmerzmittel und Stimmungsaufheller wirken. Das trägt zu Gefühlen von Euphorie bei, oft auch als „Runner's High" bezeichnet.
- **Dopaminsteigerung:** Bewegung erhöht den Dopaminspiegel im Gehirn – ein Neurotransmitter, der mit Freude, Belohnung und Motivation verbunden ist. Dieser Anstieg kann die Stimmung heben und das allgemeine Wohlbefinden stärken.
- **Serotoninregulation:** Regelmäßige körperliche Aktivität steht in Verbindung mit einem erhöhten Serotoninspiegel, der Stimmung, Appetit und Schlaf reguliert. Ein ausgeglichener Serotoninhaushalt wird mit positiver Stimmung und innerer Ruhe in Verbindung gebracht.
- **Brain-Derived Neurotrophic Factor (BDNF):** Bewegung fördert die Ausschüttung von BDNF, einem Protein, das für Wachstum, Erhalt und Überleben von Nervenzellen entscheidend ist. Oft als „Dünger fürs Gehirn" bezeichnet, unterstützt BDNF kognitive Funktionen, Lernen und Stimmungsregulation.
- **Stressresilienz:** Körperliche Aktivität setzt Adrenalin, Noradrenalin und Cortisol in einer regulierten Weise frei (solange das Training nicht extrem intensiv ist und ausreichend Erholung gegeben ist). Das stärkt die Widerstandsfähigkeit gegenüber Stress.

Es ist wichtig zu beachten, dass Intensität, Dauer und Art der Bewegung die jeweiligen chemischen und hormonellen Reaktionen beeinflussen können. Zudem tragen individuelle Faktoren wie Fitnesslevel, allgemeiner Gesundheitszustand und genetische Veranlagungen dazu bei, dass die Reaktionen auf Bewegung unterschiedlich ausfallen. Insgesamt ist regelmäßige körperliche Aktivität jedoch mit zahlreichen Vorteilen für die körperliche und psychische Gesundheit verbunden.

Besonders das sogenannte „Steady-State-Cardio“ ist hervorragend geeignet, um Stress abzubauen. Dabei bleibt Herzfrequenz und Muskelaktivität über die gesamte Dauer der Bewegung relativ konstant. Beispiele sind Joggen, Radfahren, Tanzen oder Schwimmen. Der Schlüssel zur Verbesserung des vagalen Tonus durch Bewegung liegt darin, achtsam und gesund in Bewegung zu gehen – so, dass Sie sich nach dem Training erfrischt fühlen.

Medienkonsum

In diesem Zusammenhang ist es wichtig, auch im Blick zu behalten, wie viel Zeit des Tages für Apps, soziale Medien, Videospiele und an Bildschirmen insgesamt aufgewendet wird. Achten Sie darauf, dass dies nicht die Erfüllung grundlegender Bedürfnisse verdrängt – wie körperliche Bewegung, ausreichend Schlaf, soziale Kontakte oder Zeit in der Natur. Die leichte Zugänglichkeit, die sofortige Belohnung, die geringen Kosten und das hohe Ablenkungspotenzial vieler Medienangebote führen leicht zu übermäßigem Gebrauch und sogar zu Abhängigkeit.

Man sollte sich bewusst machen, dass die technologische Entwicklung schneller vorangeschritten ist, als der menschliche Körper mithalten kann. Während unser Verstand Informationen in der Geschwindigkeit von TikTok- oder Instagram-Scrollen verarbeiten mag, kommen unser Unterbewusstsein und unser Körper dabei oft an ihre Grenzen – insbesondere, wenn emotional aufgeladene oder stressauslösende Inhalte im Spiel sind, die Stresshormone freisetzen. Dazu kommt, dass die passive Lebensweise vieler Menschen dieses Ungleichgewicht noch verstärkt, da körperliche Bewegung unser wichtigster Weg ist, Stress und Anspannung abzubauen. Deshalb ist ein bewusster Umgang mit Technologie entscheidend. Seien Sie sich darüber klar, wie viele Reize Sie Ihrem Körper zumuten, und geben Sie Aktivitäten Vorrang, die Ihr Wohlbefinden und die Balance Ihres Nervensystems fördern. Da Technologie nicht verschwinden wird, ist es wichtig, gesunde Grenzen im Umgang mit ihr zu setzen.

Ein paar Hinweise speziell für Eltern: Soziale Medien sind sehr anziehend und emotional stimulierend. Wenn Kinder ihre Handys nachts nutzen, kann das ihren Schlaf erheblich stören. In diesem Fall ist es unabdingbar, klare und strengere Grenzen zu setzen – angesichts der großen und weitreichenden Folgen von Schlafmangel.

Außerdem bieten soziale Medien oft Nährboden für Vergleiche. Wie das Sprichwort sagt: „Vergleiche sind die Diebe der Freude." Gerade Kinder sind besonders anfällig dafür. Sie haben ein starkes Bedürfnis dazuzugehören, und wenn ungesunde Verhaltensweisen und Narrative durch verzerrte Algorithmen normalisiert werden, kann das problematisch werden.

Auch wenn soziale Medien eine Art von sozialem Austausch ermöglichen, erfüllen sie unsere sozialen Bedürfnisse nicht so wie echter Kontakt. Die meisten Interaktionen dort laufen zeitversetzt ab und bieten keine unmittelbaren, geteilten Erfahrungen, die echte Bindungen entstehen lassen. Deshalb ist es wichtig, die Grenzen sozialer Medien für unsere sozialen Bedürfnisse zu erkennen – und wann immer möglich, reale, persönliche Begegnungen zu priorisieren.

EMOTIONALE BEDÜRFNISSE

Menschen brauchen auch emotionale Sicherheit – also das Gefühl, akzeptiert, respektiert und frei darin zu sein, ihre Gedanken, Gefühle und Verletzlichkeiten ausdrücken zu können, ohne Angst vor Verurteilung, Ablehnung oder Verletzung. So einfach das klingt, so schwierig ist es oft in der Praxis. Im nächsten Unterabschnitt werden diese Elemente genauer betrachtet und es wird gezeigt, wie sie im Alltag aussehen können.

Bedenken Sie: Manche Themen, die in diesem Abschnitt genannt werden, erscheinen Ihnen vielleicht auf den ersten Blick nicht relevant. Das kann aber auch bedeuten, dass sie so tief in Ihr Leben eingewoben sind, dass Sie sie gar nicht bewusst wahrnehmen. Ich selbst habe lange gebraucht, um zu verstehen, was Co-Abhängigkeit und Dissoziation sind – weil sie während meiner Kindheit und in den ersten beiden Jahrzehnten meines Erwachsenenlebens die Normalität waren. Ich dachte, das seien Probleme, die andere betreffen, nicht mich, weil sich mein Leben eben „normal" anfühlte.

Verbindung

Liebe und Verbindung zu anderen gehören zu den grundlegenden menschlichen Bedürfnissen – sei es in Freundschaften, in der Familie oder durch ein Gefühl der Zugehörigkeit zu einer Gemeinschaft. Am sichersten fühlen wir uns, wenn wir unsere „eigene kleine Gruppe" haben – vielleicht nur zwei oder drei Menschen, die uns wirklich verstehen und uns erlauben, unser authentisches Selbst zu leben. Dieses Bedürfnis nach Verbindung ist besonders in der Kindheit zentral, und es umfasst auch das schulische Umfeld. Dr. Perry betont: „In unserer Arbeit ist der beste Indikator für psychische Gesundheit die aktuelle Beziehungsqualität oder Verbundenheit." Starke Verbindungen tragen wesentlich dazu bei, Miggie zu beruhigen.

Gleichzeitig sind nicht alle sozialen Kontakte gleichwertig. Manche Begegnungen regulieren unser Nervensystem, andere belasten es. Zwar hat man nicht immer Kontrolle über Kontakte – etwa am Arbeitsplatz oder in der Schule – doch dort, wo es möglich ist, sollte man genau darauf achten, welche Begegnungen Energie geben und welche sie rauben. Wenn bestimmte Kontakte regelmäßig dazu führen, dass man grübelt oder gestresst ist (vor allem dann, wenn die eigenen Grenzen nicht respektiert werden), ist es am besten, sie so weit wie möglich einzuschränken.

Raum für Authentizität

Ein weiteres essentielles Bedürfnis des Menschen ist Authentizität – also Zugang zu den eigenen echten Gefühlen zu haben und diese offen ausdrücken zu können. Gabor Maté beschreibt, dass dies oft mit dem Bedürfnis nach Bindung kollidiert. Viele Kinder stehen nämlich vor der Wahl zwischen Bindung und Authentizität, weil sie spüren, dass sie durch ihre Echtheit von den Eltern abgelehnt würden. Ein Kind kann zum Beispiel (zutreffend oder nicht) glauben: „Wenn ich die Beziehung zu Mama/Papa behalten will, darf ich keine Wut zeigen." Dieses Dilemma – oft ausgelöst durch unbewusste Botschaften von liebevollen, aber mit sich selbst kämpfenden Eltern – führt dazu, dass das Kind seine Echtheit und seine Gefühle unterdrückt. Und wenn es die Wahl zwischen Authentizität und Bindung hat, entscheidet es sich für Bindung. Doch die Unterdrückung des Selbst und seiner

Gefühle führt über die Jahre zu Problemen – in der Kindheit wie auch später im Leben –, bis dies aufgearbeitet wird. Maté gibt selbstkritisch zu, dass er dieses Muster bei seinen eigenen Kindern erzeugt hat, und schreibt davon gemeinsam mit seinem ältesten Sohn Daniel Maté in dem Buch *Hello Again*. Es basiert auf dem Gedanken, dass es nie zu spät ist, Reparaturarbeit zu leisten und Raum für eine authentische Verbindung zwischen Eltern und Kindern zu schaffen.

Was ich bei Menschen mit Misophonie in diesem Bereich am häufigsten sehe, ist die Unterdrückung von gesunder Wut. Das lässt sich mit einem Ball vergleichen, den man unter Wasser drückt. Man muss Kraft aufwenden, um ihn unten zu halten – der Widerstand des Wassers steigt. Ähnlich ist es mit der Wut: Wir brauchen viel mentale und emotionale Energie, um sie zu unterdrücken. Und wie bei Newtons drittem Gesetz – jede Aktion hat eine gleich starke Gegenreaktion – wächst die unterdrückte Kraft weiter. Irgendwann bricht der Ball nach oben durch – und so findet auch die Wut einen Weg, sich zu entladen. Sie kann sich in explosiven Ausbrüchen, passiv-aggressivem Verhalten, Gereiztheit oder körperlichen Symptomen wie Kopfschmerzen oder Bauchschmerzen zeigen. Auch Misophonie kann ein Ventil dafür werden.

In ihrem Forschungsartikel „The Role of Social Relationships" schreiben Simran Deep Singh und A. Sabu John: „Misophonie könnte eine Manifestation angestauter Emotionen gegenüber einer Person sein – eine Hypothese, die man untersuchen sollte." Ich halte das weder für die alleinige Ursache noch für einen universellen Faktor, aber ich habe es oft als eine Schicht an der Basis des Eisbergs bei Menschen mit Misophonie erlebt. Noch bevor ich das in einer Familiensitzung mit einem Vater und seiner erwachsenen Tochter ansprach, erklärte die Tochter von sich aus, dass ihre Misophonie für sie einer der wenigen Wege sei, Wut gegenüber ihrem Vater auszudrücken.

Deshalb ist Raum für Authentizität und emotionalen Ausdruck unverzichtbar. Unterdrückte Gefühle „verstopfen" nicht nur das Nervensystem, sondern wenn Misophonie als einziges Ventil dafür dient, wird ein Teil der Person Heilungsversuche sabotieren (dies geschieht in der Regel unbewusst und muss in der Therapie aufgedeckt und bearbeitet werden).

Neben der Unterdrückung von Gefühlen wie Wut habe ich noch ein anderes häufiges Thema gesehen: dass Menschen mit Misophonie von Familienmitgliedern oder wichtigen sozialen Gruppen beschämt oder nicht vollständig akzeptiert werden – zum Beispiel wegen ihrer Sexualität, Geschlechtsidentität, Neurodivergenz oder abweichender religiöser Überzeugungen. Wenn man solche zentralen Teile des Selbst verbergen muss, bleibt der Zugang zum ventralen Vaguszustand, der „Sicherheits- und Verbundenheitsmodus", blockiert.

ÜBUNG: AM MEISTEN SIE SELBST

In der Somatic Experiencing-Arbeit gibt es eine Übung namens „Most Like Yourself" („Am meisten Sie selbst"), die Klient:innen dabei unterstützt, zu spüren, wie es sich im Körper anfühlt, wenn sie ihr authentisches Selbst leben. Im Folgenden finden Sie eine angepasste Version dieser Übung. Bitte nehmen Sie sich Zeit, sie auszuprobieren:

Denken Sie an eine Situation in den letzten Tagen (oder greifen Sie, falls nötig, weiter zurück), in der Sie sich am meisten wie Sie selbst gefühlt haben – so, wie Sie sich am liebsten fühlen möchten, *oder* zumindest am wenigsten ängstlich oder unruhig.

Nehmen Sie sich einen Moment, um diese Situation vor Ihrem inneren Auge lebendig werden zu lassen. Seien Sie dann neugierig darauf, was Sie in Ihrem Körper wahrnehmen. Vielleicht spüren Sie Wärme, Weite, Leichtigkeit, eine angenehme Schwere oder ein sanftes Kribbeln. Vielleicht ist es sehr fein oder deutlicher spürbar. Eventuell bemerken Sie auch das Fehlen von Anspannung – oder einen Bereich des Körpers, der sich neutral anfühlt, obwohl das sonst nicht so ist.

Beobachten Sie diese Empfindungen, ohne sie zu bewerten, und schauen Sie, was als Nächstes geschieht. Sie können gleichbleiben, sich ausbreiten oder sich auf eine andere Weise verändern. Nehmen Sie sich bis zu zehn Minuten Zeit, um diesen Empfindungen nachzugehen. Währenddessen können Sie hin- und herpendeln zwischen dem inneren Bild der gewählten Situation und den Körperwahrnehmungen im Hier und Jetzt.

Verbindung mit der Natur und Zeit für Spiel/Kreativität

Naturverbundenheit und spielerische Aktivitäten sind grundlegende Aspekte von Wohlbefinden – und stehen im Kontrast zu unserem modernen Lebensstil. Während fast der gesamten Menschheitsgeschichte lebten wir eng mit der Natur verbunden; nur etwa 0,8 Prozent unserer Existenz fallen in die moderne, urbanisierte Welt, die wir heute kennen. Der menschliche Körper ist für ein Leben in der Natur gemacht. Fehlende Naturverbundenheit kann die psychische Gesundheit und die Gesundheit des Nervensystems erheblich beeinträchtigen.

Das rastlose Tempo des modernen Lebens und der starke Einfluss von Technologie gehen oft zulasten unserer Verbindung zur Natur – einer reichen Ressource, die uns hilft, im Moment zu sein und uns mit etwas Größerem zu verbinden. Beides trägt zur Regulation des Nervensystems bei. Ein eindrückliches Beispiel stammt aus meiner Arbeit mit einer Familie, deren achtjähriger Sohn häufig durch seine jüngeren Geschwister getriggert wurde. Die Familie lebte in einer Großstadt mit kaum Zugang zur Natur. Während eines Urlaubs in einer Hütte verbrachten die Kinder eine Woche lang ihre Zeit mit Spielen in der Natur. Der Junge wurde in dieser Zeit kein einziges Mal von seinen Geschwistern getriggert – obwohl diese ihre gewohnten Triggerverhaltensweisen fortsetzten. Für die Eltern war das ein Augenöffner.

In ihrem Buch *Your Brain on Art* betonen Susan Magsamen und Ivy Ross die zentrale Rolle von Spiel für das Wohlbefinden. Sie argumentieren, dass das Gegenteil von Spiel nicht Arbeit ist, sondern Depression. Spiel, definiert als „etwas anderes tun als das, was wir sonst immer tun, ohne ein bestimmtes Ziel zu verfolgen", ist ein wertvoller Weg, Stress abzubauen, Kreativität zu leben, Gefühle auszudrücken und Freude sowie Erfüllung zu nähren.

Gesunde Grenzen

Gesunde Grenzen geben uns Sicherheit und ein Gefühl von Komfort in Beziehungen. Sie machen unsere Bedürfnisse und Erwartungen deutlich. Gesunde Grenzen sind weder zu durchlässig noch zu starr. Sie unterscheiden sich von Person zu Person und von Situation zu Situation. Manche Menschen mögen etwa Umarmungen zur Begrüßung, andere empfinden sie als unangenehm. Vielleicht sind Umarmungen von bestimmten Personen willkommen, von anderen nicht. Grenzen lassen sich mit einem gepflegten Zaun um ein Haus vergleichen: Sie definieren den eigenen Raum und geben mehr Kontrolle darüber, was hineingelassen wird. So wird Miggie beruhigt, weil das „Haus" weniger angreifbar wirkt.

Es gibt viele Arten von Grenzen – körperliche, emotionale, sexuelle, finanzielle, zeitliche und mehr. Für dieses Buch konzentriere ich mich auf emotionale und zeitliche Grenzen, da dies die Bereiche sind, die ich bei Menschen mit Misophonie am häufigsten als problematisch erlebe und die ihnen den Zugang zu einem sicheren, verbundenen Zustand und einem regulierten Nervensystem erschweren. Wenn ich von „Grenzen" spreche, meine ich im Folgenden „gesunde Grenzen".

Emotionale Grenzen helfen uns, Selbstachtung, Autonomie und Wohlbefinden zu bewahren, indem sie festlegen, was im Umgang mit unseren eigenen und den Gefühlen anderer akzeptabel ist und was nicht. Sie sind essentiell, weil sie Folgendes bewirken:

- Sie verhindern, dass wir von den Gefühlen oder Forderungen anderer überwältigt oder manipuliert werden.
- Sie fördern gegenseitigen Respekt, Verständnis und Vertrauen in Beziehungen.
- Sie regen dazu an, die eigenen Gefühle, Bedürfnisse und Grenzen wahrzunehmen und unterstützen so Selbstachtung und Authentizität.
- Sie beugen Erschöpfung und Groll vor, die entstehen, wenn wir uns zu sehr verausgaben oder unsere eigenen Bedürfnisse in Beziehungen vernachlässigen.
- Sie fördern es, regelmäßig in einem sicheren, verbundenen Zustand zu sein.

Das klingt wunderbar, ist aber aus vielen Gründen nicht leicht umzusetzen. Zunächst einmal sind wir alle auf quantenphysikalischer Ebene zutiefst miteinander verbunden. Unsere Energie beeinflusst die der anderen und umgekehrt – meist unbewusst. Deshalb fällt es schwer, klar zu spüren, wo wir selbst aufhören und die andere Person beginnt. Besonders in Familien- und Liebesbeziehungen, in die wir uns stark einbringen, verschwimmt diese Grenze. Je empathischer jemand ist, desto schwerer ist es, diese Trennung wahrzunehmen, da Empathie Spiegelneuronen aktiviert (also das Mitfühlen mit der Erfahrung anderer). Je emotional aufgeladener ein Thema ist, desto stärker wird diese Aktivierung. Trotz dieser Herausforderungen ist es wichtig, ein Gefühl für das eigene Selbst getrennt von anderen zu entwickeln. Sonst leben wir ständig in Reaktion auf andere und müssen uns ihnen anpassen – was das Nervensystem erschöpft.

In gesunden Beziehungen übernimmt jede Person Verantwortung für die eigene emotionale und körperliche Regulation, während sie gleichzeitig die Verbundenheit anerkennt und versteht, dass unsere Entscheidungen einander beeinflussen. Wir können unsere Liebsten um Unterstützung bitten (Co-Regulation), *erwarten* aber nicht, dass sie unsere Stimmung spiegeln oder immer verfügbar sind – und umgekehrt. Man kann die Perspektive und die Gefühle eines anderen respektvoll anerkennen, ohne dass das bedeutet, die eigenen Gefühle oder Bedürfnisse seien falsch oder müssten aufgegeben werden.

Kinder müssen Selbstregulation lernen und sind – besonders in jüngeren Jahren – auf Co-Regulation mit den Eltern angewiesen. Dabei ist es wichtig, ihr Entwicklungsstadium und ihren Handlungsspielraum zu beachten, wenn es um die Abgrenzung des Selbst geht. Beim Thema „Kinder und Grenzen" geht es in der Regel darum, dass sie nicht die Verantwortung für die Gefühle ihrer Eltern übernehmen und gesunde Grenzen zu Gleichaltrigen entwickeln.

Wenn wir in einer Familie aufwachsen, in der Grenzen unklar sind oder regelmäßig überschritten werden, erkennen wir als Erwachsene oft nicht, wo Grenzverletzungen in unserem Leben stattfinden. Bei Erfahrungen von Missbrauch oder emotionaler Vernachlässigung in der Kindheit ist die Arbeit an Grenzen in der Regel noch tiefergehend nötig.

Zur Verdeutlichung hier einige Beispiele für ungesunde emotionale Grenzen:

- Ein Elternteil lässt regelmäßig den eigenen Arbeits- oder Alltagsstress an der Familie aus, etwa durch lautes Poltern, Zuschlagen von Schränken oder einen groben Ton.
- Eltern führen aggressive verbale oder körperliche Streitigkeiten vor ihren Kindern oder so, dass diese sie mitbekommen.
- Ein Elternteil kommt erschöpft nach Hause, und das jugendliche Kind nimmt es auf sich, den Elternteil aufzuheitern.
- Ein älteres Geschwisterkind kritisiert das jüngere ständig. Obwohl das jüngere Kind mehrfach gebeten hat, damit aufzuhören, bleibt das Verhalten bestehen, weil die Unterstützung der Eltern fehlt.
- Ein jüngeres Geschwisterkind will ständig Aufmerksamkeit. Das ältere braucht Rückzug, um wieder Energie zu tanken. Jedes Mal, wenn es nein sagt, schmollt das jüngere, bis das ältere nachgibt. Die Eltern setzen dem keine Grenzen und werfen dem älteren Kind manchmal sogar vor, es sei „nicht nett".
- Sie fühlen sich nur dann emotional okay, wenn Ihr Elternteil/Partner:in/Freund:in sich wohlfühlt.
- Ihr Partner oder Ihre Partnerin lädt regelmäßig seinen Arbeitsstress bei Ihnen ab und erwartet, dass Sie helfen, ihn zu verarbeiten. Wenn Sie eine Grenze setzen, werden Sie mit schlechter Laune oder Rückzug bestraft.
- Ihre Vorgesetzte oder Ihr Vorgesetzter verlangt regelmäßig mehr Arbeit, als Ihr Vertrag vorsieht, und reagiert mit Geringschätzung, wenn Sie Grenzen setzen.
- Sie oder jemand anderes schreiben anderen vor, wie sie sich fühlen sollten („Sei nicht wütend.").

Ich erlebe bei meinen Klient:innen mit Misophonie oft, dass sie sich in irgendeiner Form überlasten – sei es, indem sie die emotionale Regulation eines Elternteils, Partner:in, Freund:in oder Vorgesetzten übernehmen oder indem sie zu viele Verpflichtungen eingehen. Auch wenn der Druck von außen kommt, entsteht das regelmäßige Nachgeben oft aus einem ungesunden emotionalen Lernmuster, das auf die aktuelle Situation projiziert wird (z. B. „Eine gute Freundin zu sein bedeutet, immer ans Telefon zu gehen, auch wenn ich müde oder mit Hausaufgaben beschäftigt bin"). Dieses Muster muss aktualisiert werden.

In meinem Aufnahmebogen frage ich: „Was würden Sie als Ihre Stärken bezeichnen?" Die häufigsten Antworten von Menschen mit Misophonie lauten, dass sie fürsorglich oder mitfühlend sind, gute Zuhörer:innen und verlässliche Freund:innen. Das sind wunderbare Qualitäten, sie können aber belastend werden, wenn sie nicht in Balance sind. Mein Vater sagte mir früher oft: „Lass nicht zu, dass deine Stärke zu deiner Schwäche wird." Er meinte damit meine empathische Art und warnte mich davor, in Beziehungen co-abhängig zu werden.

Empathische, mitfühlende Menschen geraten leicht in Co-Abhängigkeitsmuster, da die Grenze zwischen echter Mitmenschlichkeit und Co-Abhängigkeit oft verschwimmt. Hier ein paar Fragen, die Ihnen helfen können, einzuschätzen, ob Ihr Verhalten diese Grenze überschreitet:

- Führt mein Verhalten dazu, dass [Person X] den Konsequenzen ihrer Handlungen/Angewohnheiten entzogen wird und ich ihr damit die Chance nehme, aus notwendigem Unbehagen gesündere Entscheidungen zu treffen?
- Schaffe ich durch mein Verhalten eine Abhängigkeit von mir, die langfristig nicht tragbar ist?
- Tue ich [Verhalten X] aus Angst, eine Person könnte mich ablehnen oder negativ reagieren, wenn ich es nicht tue?
- Brauche ich, dass [Person X] glücklich/zufrieden ist, damit ich selbst glücklich/zufrieden sein kann?
- Empfinde ich Groll gegenüber dieser Person?

Wenn Sie eine oder mehrere dieser Fragen mit Ja beantwortet haben, deutet das auf eine eventuelle Co-Abhängigkeit in der Beziehung hin – wobei Sie die Rolle der „Ermöglicher:in" oder „des Retters/der Retterin" übernehmen. Besonders Groll ist ein klares Anzeichen für Co-Abhängigkeit. Er entsteht in der Regel aus unterdrückter Wut durch ungesunde Grenzen. Melody Beattie, die mehrere Bücher über Co-Abhängigkeit geschrieben hat, bringt es so auf den Punkt: „Wir bringen Menschen bei, wie sie uns behandeln sollen, und dann werden wir wütend, wenn sie genau das tun, was wir ihnen beigebracht haben."

Menschen mit Misophonie sind zudem oft leistungsorientiert und perfektionistisch. Unrealistische Erwartungen und schlechte zeitliche Grenzen führen dazu, dass ihr Nervensystem häufiger im Erregungszustand ist, als gesund wäre.

Wenn Sie in zentralen Beziehungen oder Lebensbereichen (z. B. Arbeit) ungesunde Grenzen haben, ist es wahrscheinlich notwendig, dies als Teil des Weges aus der Misophonie anzugehen. Ähnlich wie Misophonie manchmal ein Ventil für unterdrückte Wut sein kann, kann sie auch ein Weg sein, ungestillte Grenzbedürfnisse zum Ausdruck zu bringen. In solchen Fällen kann es Anteile in uns geben, die verständlicherweise nicht bereit sind, die Misophonie loszulassen, weil sie auf diese Weise den Raum schaffen, den Sie brauchen, oder Sie zum Rückzug zwingen, wenn Sie sich zu viel aufladen. Was wir nicht aussprechen, sagt der Körper. Mit anderen Worten: Wenn eine Grenze fehlt – sei es, weil wir uns nicht trauen, uns abzugrenzen, nicht wissen, wie, oder weil unsere Grenze ohnehin nicht respektiert würde –, dann findet der Körper einen Umweg, um das Bedürfnis nach Schutz und Raum dennoch durchzusetzen.

Wenn eine Person mit Misophonie getriggert wird, beschreiben Betroffene ihre Gefühle meist als Wut und Ekel. Die Misophonie-Therapeutin Kresta Dalrymple, die selbst einmal betroffen war, betont, dass diese Gefühle oft mit dem Setzen von Grenzen oder mit dem Bedürfnis nach Grenzen zu tun haben.

Ein Beispiel aus meinem eigenen Leben: Einige Jahre nach Beginn einer Freundschaft, die durch die Schule unserer Kinder entstanden war, bemerkte ich, dass mich das Kauen meiner Freundin manchmal irritierte. Ich fragte mich, was meinen Körper in einen Abwehrzustand versetzte und meine Sensibilität gegenüber ihrem Kauen erhöhte. Mir wurde klar: Der Stress im Leben meiner Freundin nahm immer weiter zu. Anstatt gesündere Entscheidungen zu treffen – wie weniger Geld für Nebensächlichkeiten auszugeben oder eine Therapie für ihre psychischen und partnerschaftlichen Probleme zu beginnen – lud sie ihre Sorgen endlos bei mir ab. Ich selbst setzte keine klaren Grenzen. Danke, Körper, dass du mich darauf aufmerksam gemacht hast. Als ich gesündere Grenzen zog, verschwand auch die Gereiztheit gegenüber ihrem Kauen.

Ein ähnliches Muster konnte ich vor einigen Jahren bei den Söhnen einer guten Freundin beobachten. Weil sie durch mich schon viel über Misophonie gehört hatte, nahm sie es ernst, als die Misophonie bei ihrem jüngeren Sohn erstmals auftrat, und bat mich um Strategien. Hier eine gekürzte Version unseres Gesprächs:

Freundin: Beim Abendessen gestern hat Tommy völlig empört gesagt, dass er es hasst, das Kauen seines Bruders zu hören. Er hat vorher schon hin und wieder Kommentare über Kaugeräusche gemacht, meist dass man doch bitte leiser kauen solle, aber gestern wurde er richtig wütend wegen des Kauens seines Bruders. Ich wusste genug, um ihn weder für seine Wut zu beschämen noch ihn zu zwingen, am Tisch zu bleiben. Ich habe ihm angeboten, etwas Abstand zu nehmen, was er auch gerne getan hat.

Ich: Gut gemacht! Durch deine Reaktion wurde verhindert, dass sich auch noch Hilflosigkeit dazumischt. Mich interessiert: Was ist passiert, bevor er wütend auf das Kauen seines Bruders reagiert hat?

Freundin: Sein Bruder hat auf dem Weg zum Tisch korrigiert, wie er etwas gesagt hat – und das bringt ihn wirklich auf die Palme.

Ich: Ja, du hast schon öfter erzählt, dass das häufig vorkommt, oder? Dass sein großer Bruder ihn kritisiert?

Freundin: Ja, wir haben versucht, den großen Bruder davon abzubringen, aber das geht schon seit Jahren so, und Tommy hat es inzwischen wirklich satt.

Ich: Es klingt so, als hätte in diesem Moment die erneute Missachtung seiner Grenzen Tommy in einen defensiven Mobilisierungszustand versetzt. Dadurch wurde sein Hören schärfer, und seine Aufmerksamkeit richtete sich wie ein Laser auf seinen Bruder. Du hast gesagt, er ist ein hochsensibles Kind, also erlebt er wahrscheinlich auch verstärktes Spiegeln – besonders in emotional aufgeladenen Situationen. Deshalb haben sich die Kaugeräusche seines Bruders für ihn wahrscheinlich besonders aufdringlich und überwältigend angefühlt. Mir scheint, dass auf tieferer Ebene vor allem bessere Grenzen zwischen ihm und seinem Bruder gebraucht werden.

Meine Freundin und der Vater der Jungs legten den Schwerpunkt darauf, das Thema Grenzen anzugehen und gleichzeitig sicherzustellen, dass Tommy beim Abendessen seinen Handlungsspielraum behielt. Dadurch kam es zu keinen Wiederholungen, und Miggie nahm das Kauen nie in die Bedrohungsliste des Jungen auf.

Manchmal geht es bei einem Grenzthema weniger darum, wie die andere Person uns behandelt, sondern vielmehr um die Geschichte, die wir uns über ihr Verhalten erzählen und die es aufzulösen gilt. Wenn Sie Ihren Elternteil oder ihre Partner:in in schlechter Stimmung sehen – nehmen Sie automatisch an, dass Sie etwas falsch gemacht haben oder dass es Ihre Aufgabe ist, die Stimmung zu verbessern? Oder können Sie sich fragen: „Hat das überhaupt etwas mit mir zu tun, und möchte ich mich damit befassen?" Wenn Sie Ersteres tun, steckt vermutlich ein ungesundes emotionales Lernmuster dahinter, das bearbeitet werden sollte.

Hochsensible oder empathische Kinder nehmen die Energie anderer leichter auf und fühlen sich deshalb in ihrem Körper unwohl, besonders wenn diese Energie negativ ist. Aufgrund ihres Alters fällt es ihnen schwer, diese Erfahrungen einzuordnen, und sie ziehen oft falsche Schlüsse. Wenn Sie als Elternteil viel Stress, ungelöste Traumata oder Scham mit sich tragen, spürt Ihr hochsensibles Kind das – und fühlt sich in Ihrer Nähe unruhig, ohne zu verstehen, warum. Häufig deuten Kinder dann ihr Bedürfnis nach Abstand so, als sei mit ihnen selbst etwas nicht in Ordnung oder sie seien keine „gute Tochter" oder kein „guter Sohn". Sie brauchen Hilfe, um das größere Bild zu sehen. Hilfreich ist es, klar Dinge zu sagen wie:

Meine Energie war gerade etwas niedrig / ich hatte gerade schlechte Laune. Vielleicht spürst du das auch in deinem Körper. Ich möchte, dass du weißt: Mir geht es wieder gut, und wenn du Abstand brauchst, ist das völlig in Ordnung.

Du bist nicht verantwortlich für meine Gefühle. Ich bin gerade wütend/traurig und kann das selbst verarbeiten. Es hat nichts mit dir zu tun.

Ich gehe gerade durch etwas Stressiges, aber du musst nichts dafür tun. Mir wird es bald besser gehen, und ich liebe dich.

Wenn möglich, nehmen Sie sich die Zeit, Ihrem Kind zuzuhören. Nehmen Sie seine Gefühle ernst.

Wenn ich meine jugendlichen Klient:innen frage: „Welche drei Regeln, die nichts mit Misophonie zu tun haben würdest du dir für deine Eltern wünschen?", zeigt sich oft, wo stärkere Grenzen gebraucht werden. Die ersten beiden Jugendlichen, die ich fragte (beide 15 Jahre alt), antworteten sofort: „Klopfen, bevor sie mein Zimmer betreten." Ich war überrascht, dass das in dem Alter nicht selbstverständlich war, und unterstützte sie dabei, dieses Gespräch mit ihren Eltern zu führen.

Eine weitere häufige Antwort ist der Wunsch, dass die Eltern selbst Therapiesitzungen haben sollten. Für ein empathisches Kind ist es beruhigend zu wissen, dass die Eltern eine gesunde Anlaufstelle haben, um ihre Gefühle und Probleme zu besprechen.

Eine andere Jugendliche wünschte sich die Regel, dass ihre Eltern regelmäßig Sport treiben und täglich 30 Minuten etwas tun, das ihnen Freude macht. Sie nahm ihre Eltern als unglücklich und ungesund wahr und gab sich selbst dafür teilweise die Schuld – ein emotionales Lernmuster, das sie schon im Kindergarten entwickelt hatte. Ihre Misophonie diente ihr als Möglichkeit, Abstand von der Unzufriedenheit ihrer Eltern zu bekommen und das damit verbundene Schamgefühl nicht so stark zu spüren.

Aus Sicht des *Internal Family Systems* kann es aufschlussreich sein, die eigene innere Welt zu fragen, ob es Anteile gibt, die Probleme damit haben, die Misophonie loslassen. Als ich einer 16-jährigen Klientin diese Frage stellte, antwortete sie: „Ähm, ja! Das würde ja heißen, ich verbringe viel zu viel Zeit mit meiner Familie!" Die meisten Familien von Kindern mit Misophonie haben schmerzlich gelernt, wie wichtig es ist, auf Reisen einen eigenen Rückzugsort für das Kind vorzusehen. Und viele Eltern geben ihrem Kind sofort Raum und brechen Gespräche ab, sobald es getriggert wird – nachdem sie lange genug mit der Misophonie zu tun hatten. Sie wissen, dass es sonst zu einem Ausbruch oder zur Entstehung weiterer Trigger kommen könnte. Man könnte das als Manipulation des Kindes deuten. Das kommt manchmal vor, aber in den meisten Fällen geht es darum, dass der Körper mehr Grenze braucht – und das Kind nicht weiß, wie es das direkt einfordern kann oder es im Familiensystem schlicht keine Möglichkeit dafür gibt. (Im folgenden Absatz und den Stichpunkten geht es um Trigger, die nichts mit Kauen zu tun haben.)

Hier einige weitere Beispiele dafür, wie Misophonie etwas zum Ausdruck bringt, das die betroffene Person selbst nicht sagen kann, oder sich nicht zu sagen traut:

- In einer Familiensitzung mit einer 17-jährigen Klientin wurde sie plötzlich durch die Stimme ihrer Mutter getriggert. Als wir es später gemeinsam aufarbeiteten, erklärte sie, dass die Stimme ihrer Mutter sie vor allem dann triggere, wenn diese „herumeiere", anstatt klar zu sagen, was sie denkt. Die Stimme ihres Vaters löse das hingegen nicht aus, da sie ihn als direkten Kommunikator erlebe. Das „Herumeiern" der Mutter fühle sich unsicher an (Botschaft: „Ich kann ihr nicht vertrauen, dass sie offen sagt, was sie meint – und ich muss mir das selbst mühsam zusammenreimen").
- Eine 15-jährige hochsensible Klientin war angespannt wegen der bevorstehenden jährlichen Reise zur Familie ihres Vaters. Sie fürchtete, dass man sie verurteilen würde, weil sie separat esse (was trotz Erklärungen zur Misophonie oft so gedeutet wurde, als läge ihr

nichts an der Familie). Als ich sie fragte: „Wenn wir die Misophonie loswürden – wäre dann beim Essen mit deiner Großfamilie alles gut?“ antwortete sie: „Oh nein! Mein Vater und seine Geschwister geraten beim Abendessen regelmäßig in große Streitigkeiten, vor allem wenn Alkohol im Spiel ist. Das macht uns Kindern Angst, aber unsere Gefühle werden nie angesprochen oder aufgearbeitet.“

- Ein 16-jähriger Klient zeigte ein Verhalten, das seine Mutter verwirrte. Es gab Situationen, in denen sie ihm eine Frage stellte und er daraufhin mit Gereiztheit oder durch Misophonie-Trigger reagierte. Als ich es mit ihm besprach, sagte er, er spüre, wenn seine Mutter ängstlich sei und in Wahrheit Bestätigung suche. Für ihn gab es nur zwei Möglichkeiten: entweder ihre Gefühle ständig zu bestätigen und sie immer wieder zu beruhigen (weil sie dieselbe Frage wiederholt stellte) – oder sich Abstand zu verschaffen, indem er „patzig“ reagierte oder die Misophonie zum Vorschein kam. Er wollte seiner Mutter nicht sagen, dass er es leid war, ihre Fragen zu beantworten und sie zu beruhigen, weil er spürte, dass sie sich dann als schlechte Mutter fühlen und in Scham versinken würde. Das Letzte, was er wollte, war, dass seine Mutter sich schlecht fühlte. Lieber ließ er sich als unhöflich ansehen oder stellte die Misophonie in den Vordergrund, um die Grenze zu bekommen, die er brauchte.
- Eine Klientin Anfang zwanzig wurde zunehmend am Arbeitsplatz getriggert. In der Therapie erkannte sie, dass das mobbende und beschämende Verhalten ihres Chefs sie regelmäßig in einen defensiven physiologischen Zustand brachte. Deshalb war sie dort so leicht triggerbar. Ihr Körper nutzte die Misophonie, um sie aus diesem toxischen Umfeld herauszubringen – und das gelang glücklicherweise. Heute ist sie in einem neuen Job, in dem sie respektvoll behandelt wird, und deutlich zufriedener.

Wenn Sie als Elternteil dies lesen, haben Ihnen die Beispiele vielleicht Hinweise gegeben, wo Ihr Kind Schwierigkeiten haben könnte, eine Grenze zu setzen. Oder Sie sind sich unsicher, vermuten aber, dass das Thema Grenzen eine Rolle spielt. Wenn Sie diesen Bereich gemeinsam mit Ihrem Kind erkunden, ist es entscheidend, eine ruhige, neugierige Haltung einzunehmen, damit Ihr Kind sich sicher genug fühlt, sich zu öffnen. In den folgenden Unterabschnitten finden Sie Formulierungsvorschläge, wie ein solcher Raum geschaffen werden kann. Sehr zu empfehlen ist die Zusammenarbeit mit einer approbierten Ehe- und Familientherapeut:in (LMFT), da diese Fachleute speziell für die Arbeit mit Familiensystemen geschult sind und solche Gespräche gut begleiten können. Wenn Ihr Kind eine Grenze formuliert, liegt es bei Ihnen als Elternteil zu prüfen, ob diese sicher, altersgerecht und gesund ist – und nur dann sollten Sie ihr zustimmen. Unabhängig davon ist es wichtig, eine offene Kommunikation zu fördern, damit Sie wissen, was Ihr Kind denkt und fühlt.

Sprache, die offene Kommunikation und Einfühlung fördert

Im Folgenden finden Sie Formulierungen, die hilfreich sein können, wenn Sie Raum für Gespräche über schwierige Themen oder Gefühle zwischen Ihnen und Ihrem Kind oder Ihrer Partnerperson schaffen möchten. Natürlich ist auch eine sichere, nicht bedrohliche Körpersprache entscheidend, damit Ihre Botschaft ankommt und die Kommunikation offenbleibt. Bruce Perry sagt dazu: „Kommunikation bedeutet, eine Idee von Ihrem Cortex in den Cortex einer anderen Person zu bringen – vom klugen Teil Ihres Gehirns in den klugen Teil des anderen." Das ist nicht einfach, denn Ihre Worte und Gesten werden zunächst vom Unterbewusstsein der anderen Person gefiltert und interpretiert. Perry ergänzt: „Auf diesem Weg gibt es viele Gelegenheiten, dass die Bedeutung jeder Kommunikation verdichtet, verzerrt, verstärkt oder abgeschwächt wird, oder ganz verloren geht." Je mehr die andere Person in einem defensiven physiologischen Zustand ist, desto unwahrscheinlicher ist es, dass Ihre Botschaft den rationalen Teil ihres Gehirns erreicht. Perry fasst zusammen: „Verbundenheit ist der schnellste Weg, damit Informationen den Cortex erreichen."

Ein genereller Tipp: Sprechen Sie *für* das Gefühl/den Anteil, nicht *aus* dem Gefühl/Anteil *heraus*.

Beispiel dafür, wie man *für* einen Anteil spricht:

„Ein Teil von mir fühlt sich wütend und respektlos behandelt, wenn du regelmäßig deine schmutzige Kleidung auf dem Badezimmerboden liegen lässt."

Beispiel, *aus* dem Anteil *heraus* zu sprechen:

„Du bist so unhöflich, weil du Tag für Tag deine Klamotten auf dem Badezimmerboden liegen lässt!"

Als Elternteil prägt Ihre Energie die gesamte Situation. Ihre Energie sollte ruhig und zugleich klar sein, damit Ihr Kind sich sicher genug fühlt, über seine Erfahrungen zu sprechen, und Ihre Botschaft so aufnehmen kann, wie sie gemeint ist. Wenn es im Gespräch mit Ihrem Kind um Verbindung geht, achten Sie darauf, dass es nicht darum geht, dass Ihr Kind Ihnen bestätigt, dass Sie eine gute Mutter oder ein guter Vater sind oder dass es Sie liebt.

Fragen und Sätze, die Interesse zeigen:

- Ich bin neugierig auf …
- Hilf mir zu verstehen …
- Erzähl mir gern mehr, wenn du möchtest.
- Ich frage mich …
- Die Geschichte, die ich mir über dich [und deine nicht gemachten Hausaufgaben] erzähle, ist, dass [dir die Schule nicht wichtig ist]. Ich möchte das mit dir abgleichen, um zu sehen, ob das stimmt oder ob ich etwas falsch einschätze.
- Wie kann ich dich unterstützen?
- Wie ist es für dich, das [schmerzhafte Erlebnis] mit mir zu teilen?
- Was passiert in dir, wenn du dich daran erinnerst?
- Nimm dir alle Zeit, die du brauchst (Stille zulassen).
- Ist es in Ordnung, wenn du jetzt ein wenig von dieser Traurigkeit zulässt? Damals wusste ich nicht, wie ich für dich da sein kann, aber jetzt möchte ich das gern tun.

Antworten, die Gefühle anerkennen:
Wenn die andere Person spricht, hören Sie so zu, dass Sie verstehen, welche Emotion(en) sie gerade fühlt. Benennen Sie dann, was Sie heraushören (z. B.: „Es klingt so, als wärst du traurig über das, was passiert ist. Habe ich das richtig verstanden?"). Damit geben Sie der Person die Möglichkeit, dies zu bestätigen oder klarzustellen, ob es ein anderes Gefühl ist.

- Ich höre, dass du [besorgt, am Limit, gestresst usw.] bist.
- Ich sehe, dass das schwer für dich ist. Ich bin hier bei dir.
- Ich höre, was du sagst.
- Das fühlt sich bestimmt nicht gut an.
- Ich glaube dir.
- Ich sehe, welchen Einfluss das auf dich hatte.
- Ich sehe, wie schmerzhaft das für dich war.
- Ich verstehe, dass du es so sehen kannst.
- Ich sehe, wie verletzend das für dich war.
- Ich höre, was du mir sagst.
- Ich sehe dich. Was du gerade fühlst, ergibt Sinn. Wie kann ich dich darin unterstützen?
- Ich sehe, wie furchtbar das für dich war.
- Ich sehe, dass ich dich verletzt habe. Das tut mir sehr leid. Ich liebe dich und nehme dich an. Dieser Teil in mir lag völlig daneben. Ich will nicht, dass das wieder passiert. Mir ist klar geworden, dass ich da nicht mein bestes Selbst war. Das war nicht deine Schuld. Das war meins.
- Du hast jedes Recht auf all deine Gefühle. Ich bin hier bei dir.
- Das muss sich schrecklich angefühlt haben. Das muss wehgetan haben.

- Ich verstehe, warum das für dich schmerzhaft ist.
- Ich kann nachvollziehen, warum du so fühlst.
- Das ergibt total Sinn …

Die eigene Sichtweise einbringen:

- Das ist nicht meine Erfahrung. Darf ich dir erzählen, wie ich es sehe [oder was bei mir in dem Moment los war]?
- Darf ich dir schildern, was meine Ausgangssituation war?
- Erzähl mir bitte, warum das für dich nicht passt/nicht funktioniert.

Grenzen zu setzen ist für die meisten Menschen herausfordernd – besonders dann, wenn es ihnen in der Kindheit nicht vorgelebt wurde oder negativ besetzt war (zum Beispiel: „Es ist nicht nett, Onkel Joe eine Umarmung zu verweigern"). Im besten Fall drücken wir unsere Gefühle und die Grenze, die wir brauchen, klar gegenüber der anderen Person aus. Manchmal gibt es dafür in einer Beziehung aber keinen Raum. Dann ist es wichtig, das Gefühl innerlich anzuerkennen und für sich entsprechende Grenzen zu ziehen. Es braucht Übung, die passenden Worte zu finden und sie respektvoll und ruhig auszusprechen.

Im Folgenden finden Sie Formulierungsbeispiele für Grenzen. Ein ruhiger Ton ist dabei entscheidend. Das gelingt leichter, wenn man die Grenze frühzeitig setzt. Wenn die andere Person vermutlich wenig Respekt vor der Grenze hat, ist es in der Regel am besten, die Aussage kurz zu halten, damit weniger Raum für Diskussion entsteht.

- Damit kann ich nicht helfen.
- Ich respektiere deine Meinung, aber das ist meine Entscheidung.
- Über dieses Thema möchte ich nicht sprechen.
- Ich brauche etwas Zeit, um darüber nachzudenken.
- Ich muss eine Pause von diesem Gespräch machen. Ich komme [in einer Stunde/morgen/etc.] darauf zurück.

- Wenn du [X-Thema ansprichst] oder [Y tust], werde ich nicht darauf eingehen.
- Ich verstehe, dass du aufgebracht bist, aber so mit mir zu sprechen ist nicht in Ordnung.
- Für mich ist das Gespräch hier beendet.
- Sprich nicht so mit mir.
- Nein.
- Tut mir leid, das geht nicht.
- Diese Gefühle sind wichtig zu verarbeiten. Ich bin dafür keine gute Ansprechperson, da ich auch eine Beziehung zu [X] habe.
- Mir ist klar, dass du das witzig findest, ich aber nicht. Bitte mach solche Bemerkungen nicht in meiner Gegenwart.
- Darüber entscheide ich jetzt nicht. Lass mich nachdenken und dir dann Bescheid geben.
- Danke, dass du gefragt hast. Ich habe dafür keine Kapazität, aber ich schätze es sehr, dass du an mich gedacht hast.
- Ich habe bereits Nein gesagt. Meine Meinung wird sich nicht ändern. Bitte frag nicht weiter.
- Ich kümmere mich gern um dich und unsere Beziehung, aber das kann ich nicht tun [oder: das passt für mich nicht].
- Ich liebe dich, aber ich kann [X] nicht erfüllen.
- Ich liebe dich, aber ich werde [X-Verhalten] nicht tolerieren. Wenn du mit mir zusammen sein möchtest, musst du [X-Verhalten – z. B. mit dem Trinken] aufhören.
- Ich arbeite gerne mit dir, aber mein Kalender ist gerade voll.
- Im Moment kann ich das nicht übernehmen.
- Ich kann gerade keine weiteren Projekte annehmen.

- Ich mag dich, aber ich bin kein Hundemensch. Deinen Hund zu betreuen passt nicht in mein Leben. Ich hoffe, du findest jemand anderen, aber ich kann das nicht übernehmen.
- Ich bin in meiner Mittagspause gerne allein, weil ich mich in dieser Zeit erhole.
- Ich kann eine Aktivität/ein Treffen pro [Wochenende] mit dir machen.
- Bitte sei konkret, wenn du deine Anliegen äußerst.
- Danke für die Einladung, aber heute Abend brauche ich Zeit für mich.
- Mir geht es heute nicht gut. Können wir einen anderen Zeitpunkt dafür finden?
- Dieses Thema ist für mich nicht gesprächsfähig. Bitte bring es nicht wieder auf.
- Das ist eine Sichtweise.
- Ich schaue meine E-Mails zwischen 8:00 und 15:00 Uhr an und antworte dir dann.
- Ich möchte nicht, dass du Witze über meine Unsicherheiten (oder Herausforderungen) machst.
- Ich fühle mich unwohl, über [Name] hinter dessen Rücken zu sprechen.
- Das kann ich nicht tun, aber ich könnte etwas anderes übernehmen.
- Samstage halte ich mir frei für Familie und Erholung.

Menschen werden unsere Grenzen nicht immer mögen – genauso wenig, wie wir die Grenzen anderer immer mögen werden. Das ist normal. Es braucht Übung, auszuhalten, dass die andere Person enttäuscht ist. Wir können ihre Gefühle ernst nehmen, ohne sie uns selbst aufzubürden oder die Verantwortung dafür zu übernehmen. Meistens werden *respektvoll* gesetzte Grenzen auch mit Respekt beantwortet. Manchmal braucht die andere Person etwas Zeit, um sich an die neue Grenze zu gewöhnen – und dann folgt sie meist nach.

Wenn das Setzen einer respektvollen Grenze jedoch dazu führt, dass eine Beziehung endet, sich verschlechtert oder die Grenze dauerhaft nicht respektiert wird, ist die Wahrscheinlichkeit groß, dass diese Beziehung ohnehin nicht gesund ist – weder für Sie noch für die andere Person. Beziehungen, die es wert sind, werden durch gesunde Grenzen tiefer, verbundener und authentischer.

Außerdem gehört es oft zum persönlichen Wachstum dazu, Beziehungen loszulassen, die einen zurückhalten. Es kann dann eine Phase von Leere oder Einsamkeit geben, bevor neue, gesündere Beziehungen entstehen. Wenn Sie den Schmerz dieser Leere spüren, erinnern Sie sich an das größere Bild: Diese Leere schafft Raum für neue, bereichernde Erfahrungen und Beziehungen in Ihrem Leben. Die Mühe, gesunde Grenzen zu setzen, wird sich am Ende durch das Gefühl von Befreiung lohnen – auch in Bezug auf die Befreiung von der Misophonie.

Wenn schon der Gedanke oder der Versuch, solche Grenzen zu setzen, große Angst auslöst, sollten Sie gemeinsam mit einer therapeutischen Fachkraft erforschen, welcher emotionale Lerninhalt oder welche Realität diese Angst nährt, und dies zuerst bearbeiten. Hier einige Beispiele solcher hindernder Überzeugungen:

Ich muss vor allem „lieb" oder „nett" sein, denn das macht mich zu einem liebenswerten Menschen. Gesunde Wut zu zeigen und Grenzen zu setzen ist nicht lieb/nett und daher keine Option.

Meine Partnerperson könnte für ein paar Tage dichtmachen, wenn ich Grenzen setze, und dann geht es mir noch schlechter. Deshalb traue ich mich nicht zu sagen, wenn ich zum Beispiel von ihren Entscheidungen enttäuscht bin.

Ich bin ein Opfer der Stimmung meiner Mutter. Welche Stimmung sie hat, wird auch meine sein. Deshalb muss ich alles tun, um sie zu beruhigen und aufzumuntern, selbst wenn ihr Stress gar nichts mit mir zu tun hat.

Ich bin nur liebenswert, wenn ich alles perfekt mache. Ich muss perfekt sein, um nicht abgelehnt zu werden.

Meine Bedürfnisse zählen nicht. Deshalb ist es keine Option, zu sagen, was ich brauche.

Mein Wert hängt von meinen Noten/meiner Produktivität/meinem beruflichen Erfolg/meinem Aussehen usw. ab.

Erfahrungsübung zu Grenzen

Mit manchen Klient:innen übe ich in der Sitzung, „Nein" zu sagen und die dabei auftretenden unangenehmen Empfindungen im Körper auszuhalten. Ich sage dann: „Ich werde Ihnen gleich eine Frage stellen, und ich möchte, dass Sie mit ‚Nein' oder ‚Tut mir leid, geht nicht' antworten – und dann wahrnehmen, wie es sich in Ihrem Körper anfühlt." Danach stelle ich eine Frage wie: „Wenn Sie heute die Sitzung verlassen, würden Sie bitte meinen Müll rausbringen?" Auch wenn allen klar ist, dass dies eine alberne, unfaire und nur gespielte Frage ist, spüren die meisten Klient:innen körperliches Unbehagen, wenn sie nein sagen.

Sie können das auch mit einer therapeutischen Fachkraft oder einer vertrauten Person ausprobieren. Achten Sie darauf, was Sie in Ihrem Körper bemerken. Wenn dabei Aktivierung auftritt, nutzen Sie die Strategien aus Kapitel 12, um bei dieser Empfindung zu bleiben – auf eine Weise, die Loslassen ermöglicht und den Handlungsspielraum Ihres Nervensystems stärkt.

B. TRAUMAARBEIT

Da ich die Bedeutung von Traumaarbeit bereits ausführlich behandelt habe, möchte ich hier nur kurz daran erinnern, wie wichtig sie ist, um ein gesundes Toleranzfenster zu erreichen. Dadurch sinkt die Wahrscheinlichkeit, dass störende oder unangenehme Reize zu Überwältigung und Hilflosigkeit führen. Außerdem ist es entscheidend, ungesunde emotionale Lernerfahrungen aus dem Trauma zu bearbeiten. Wenn jemand Überzeugungen wie „Die Welt ist ein gefährlicher und feindlicher Ort“ oder „Jederzeit kann etwas Schlimmes passieren, deshalb muss ich ständig überwachsam und in ständiger Alarmbereitschaft (hypervigilant) sein“ verinnerlicht hat, müssen diese Glaubenssätze in der Regel zuerst aufgelöst werden, bevor Misophonie-spezifische Arbeit mit der Gedächtnisrekonsolidierung Erfolg haben kann. Solche Überzeugungen liegen meistens unterhalb der bewussten Wahrnehmung, bis sie in der Therapie aufgedeckt werden.

Ein Teil der Traumaarbeit kann auch darin bestehen, eine Beziehung zum eigenen inneren Kind aufzubauen. In jedem Erwachsenen lebt ein inneres Kind, das hin und wieder Zuspruch braucht. Wenn es gelingt, durch mitfühlende Aufmerksamkeit eine sichere Bindung zwischen dem erwachsenen Selbst und dem inneren Kind zu entwickeln, entsteht Sicherheit – und es wird weniger wahrscheinlich, dass das innere Kind „das Steuer übernimmt“. In vielerlei Hinsicht ist es dieselbe Arbeit wie das Kultivieren einer gesunden Beziehung zwischen dem Verstand und Miggie.

Es gibt viele verschiedene Therapieformen zur Traumaarbeit. In diesem Buch konzentriere ich mich vor allem auf Somatic Experiencing, Internal Family Systems und Kohärenztherapie, da ich in diesen Ansätzen ausgebildet bin. Darüber hinaus gibt es jedoch viele weitere wirksame Verfahren, die es wert sind, in Betracht gezogen zu werden, darunter Accelerated Resolution Therapy, Brainspotting, Eye Movement Desensitization and Reprocessing (EMDR), Hakomi und Neuro-Linguistisches Programmieren (NLP).

C. PRAKTIKEN, DIE DIE GESUNDHEIT DES NERVENSYSTEMS UND DIE NEUROPLASTIZITÄT FÖRDERN

Es gibt viele Methoden, die Stress abbauen und die Gesundheit des Nervensystems unterstützen. Sie müssen nicht alle kennen und anwenden. Viele Techniken überschneiden sich, wie Sie an den in diesem Buch vorgestellten Beispielen sehen werden. Entscheidend ist, die Methoden zu finden, die am besten zu Ihnen passen und sich mit Ihrem Alltag vereinbaren lassen.

Die meisten Menschen wissen, dass man für Sport, Schule oder besondere Fähigkeiten regelmäßig üben muss. Neue Lebensweisen aufzubauen, die das Nervensystem stärken, erfordert ebenfalls Übung und Hingabe! Am besten integrieren Sie solche Praktiken Schritt für Schritt in Ihren Tages- und Wochenrhythmus, bis sie zu Gewohnheiten werden. Fügen Sie neue Übungen nach und nach hinzu.

ATEMÜBUNGEN

Atemübungen lenken die Aufmerksamkeit bewusst auf den Atem und verändern gezielt Rhythmus und Tiefe. Dadurch wechselt das Nervensystem vom Erregungszustand (sympathisch) in den Ruhe- und Verdauungszustand (parasympathisch), was ein Gefühl von Ruhe und Gelassenheit fördert. Im Folgenden finden Sie einige Atemübungen zusätzlich zur physiologischen Atmung (bereits in Kapitel 11 beschrieben). Es gibt zahlreiche weitere Anleitungen online. Wichtig ist, dass Sie mit dem Zwerchfell atmen, denn das aktiviert den Vagusnerv und löst die Entspannungsreaktion aus. Online finden Sie auch Videos, die zeigen, wie Zwerchfellatmung funktioniert.

4-7-8-Atmung:

1. Atmen Sie durch die Nase ein und zählen Sie dabei bis vier.
2. Halten Sie den Atem an und zählen Sie bis sieben.
3. Atmen Sie langsam und hörbar durch gespitzte Lippen aus, bis acht gezählt ist, sodass ein „Whoosh"-Geräusch entsteht.
4. Wiederholen Sie das bis zu viermal.

Tiefe Bauchatmung:

1. Setzen Sie sich bequem hin oder legen Sie sich auf den Rücken, die Knie gebeugt und die Füße flach auf dem Boden.
2. Legen Sie eine Hand auf die Brust und die andere unterhalb des Brustkorbs auf den Bauch. Schließen Sie die Augen, wenn Sie möchten.
3. Atmen Sie tief durch die Nase ein und lassen Sie den Bauch sich heben. Spüren Sie, wie sich die Hand auf dem Bauch hebt, während die Brust weitgehend ruhig bleibt.
4. Atmen Sie langsam durch den Mund aus und lassen Sie dabei möglichst viel Luft entweichen. Spüren Sie, wie sich die Hand auf dem Bauch wieder senkt.
5. Führen Sie diese tiefe Atmung einige Minuten lang fort und konzentrieren Sie sich dabei auf das Heben und Senken des Bauches bei jedem Atemzug.

Zielen Sie auf einen ruhigen, gleichmäßigen Rhythmus: Beim Einatmen bis vier oder fünf zählen, kurz halten (eins bis zwei zählen) und sechs bis sieben zählen beim Ausatmen.

Wenn Sie möchten, können Sie dabei unterstützende, mitfühlende Sätze innerlich wiederholen, zum Beispiel:

Ich bin sicher.
Ich bin würdig, Liebe und Freundlichkeit zu empfangen.
Ich vertraue darauf, mit allem umgehen zu können, was kommt.
Ich bin okay, so wie ich bin.

Wählen Sie die Sätze, die Ihnen entsprechen, oder formulieren Sie eigene Affirmationen.

Eine weitere Möglichkeit ist, sich dabei einen sicheren, geliebten oder friedlichen Ort vorzustellen. Solche Visualisierungen aktivieren dieselben Hirnregionen, als würde das Szenario tatsächlich stattfinden – und wirken sich dadurch positiv auf den Körper aus.

Beginnen Sie mit einer Atemübung pro Tag und steigern Sie sich schrittweise auf zwei bis vier Mal täglich.

ACHTSAMKEIT, MEDITATION UND KÖRPER-GEIST-INTEGRATION

Achtsamkeit, Meditation und Körper-Geist-Integration sind miteinander verbundene Praktiken, die das gemeinsame Ziel haben, Selbstwahrnehmung, Präsenz und Wohlbefinden zu fördern. Sie haben jeweils eigene Schwerpunkte, ergänzen und verstärken sich jedoch gegenseitig auf dem Weg zu Gesundheit von Körper und Geist sowie zu persönlicher Entwicklung und Wachstum. Im Hinblick auf Misophonie sind sie kraftvolle Methoden, um Stress abzubauen, einen sicheren und verbundenen physiologischen Zustand herzustellen und ein gesundes Nervensystem aufzubauen und zu erhalten. Sie helfen dabei, Miggie zu beruhigen und fördern die Zusammenarbeit von Miggie und dem Verstand. Man könnte sie auch als Disziplintraining für Miggie sehen. Ein zusätzlicher Vorteil: Diese Praktiken kosten nichts.

Achtsamkeit: Achtsamkeit bedeutet, die Aufmerksamkeit bewusst auf den gegenwärtigen Moment zu richten – ohne zu urteilen, ohne daran festzuhalten, dass etwas anders sein sollte, und ohne zu fliehen. So wie Bewegung für den Körper unverzichtbar ist, ist Achtsamkeit für den Geist unerlässlich. Mit Achtsamkeit trainieren Sie Ihren „Aufmerksamkeitsmuskel". Mehr Kontrolle über die eigene Aufmerksamkeit und den Fokus ermöglicht es, gesunde Nervenbahnen gezielt aufzubauen und zu stärken, anstatt automatisch in ungesunde Muster zu verfallen. Achtsamkeit kann in formellen Meditationsübungen geübt werden, lässt sich aber auch in alltägliche Tätigkeiten integrieren – etwa beim Essen, Gehen oder Abwaschen. Achtsamkeitspraxis kann uns Einsicht in unsere Gefühle schenken, Bewusstsein für Gedanken- und Verhaltensmuster schaffen und Selbstakzeptanz fördern.

Meditation: Meditation ist bewusst eingeplante Zeit, um den Geist zu trainieren. Es gibt viele verschiedene Meditationsarten, aber sie haben alle das Ziel, den Geist zu beruhigen und innere Klarheit sowie Ruhe zu fördern. Regelmäßige Meditation erleichtert es auch, im Alltag achtsamer zu sein. Im Vergleich könnte man sagen: Meditation ist wie ein Besuch im Fitnessstudio, ein Workout zu Hause oder ein Lauf – es ist bewusst investierte Zeit in geistige Fitness. Achtsamkeit hingegen gleicht körperlicher Aktivität durch Gartenarbeit oder Hausarbeit. Beide Formen sind wertvoll und bauen aufeinander auf.

Körper-Geist-Integration: Körper-Geist-Integration, manchmal auch verkörperte Achtsamkeit genannt, betont das Zusammenspiel von Körper und Geist im Alltag. Sie ist eine Form der Achtsamkeit, die den Körper stärker einbezieht. Dabei geht es darum, Körperempfindungen, Bewegungen und physische Erfahrungen bewusst wahrzunehmen und anzunehmen. Körper-Geist-Integration lädt dazu ein, sich mit dem eigenen Körper zu verbinden, die körperlichen Bedürfnisse zu achten und ein tieferes Gefühl von Präsenz und Lebendigkeit zu entwickeln.

Hier noch weitere Begründungen für den Wert dieser Übungen:

- Studien zeigen, dass Achtsamkeit stressbedingtes Cortisol senkt, Schlafprobleme reduziert, Symptome bei Autoimmunerkrankungen und PMS lindert, Rückfälle in Depressionen verringert sowie allgemeine emotionale Belastung, Angst, Panik, Überreaktionen und die Aktivierung des Kampf-oder-Flucht-Modus mindert. Gleichzeitig verbessert Achtsamkeit die Funktion des Immunsystems, das Selbstbewusstsein, die Regulierung des Blutzuckers bei Typ-2-Diabetes und das allgemeine Wohlbefinden.
- Meditation:
  - aktiviert den linken präfrontalen Kortex, was die Stimmung hebt
  - verstärkt Gamma-Hirnwellen, die das Lernen fördern
  - erhält die Länge der Telomere, was mit der Vorbeugung altersbedingter Krankheiten in Verbindung steht
  - verlangsamt die Ausdünnung der Hirnrinde in Insula und präfrontalem Kortex im Alter
  - regt die Hypophyse an, die einen ganzen „Cocktail“ wohltuender Hormone ausschüttet: Oxytocin, Dopamin,

Relaxin, Serotonin und Endorphine. Diese wirken zusammen, um Entspannung, innere Ruhe und Vitalität zu fördern.

- Regelmäßige Meditation stärkt verschiedene Hirnregionen:
    - die Insula, die Körperwahrnehmung und Empathie verbessert
    - den Hippocampus, der für Erinnerung wichtig ist, die Amygdala beruhigt und Stress reduziert
    - den präfrontalen Kortex, der Entscheidungsfindung und Aufmerksamkeit unterstützt
- In unserer heutigen Gesellschaft sind viele von uns von ihrem Körper entfremdet, verloren in Gedanken oder in Bildschirme vertieft. Diese Entfremdung kann zu unterdrückten Gefühlen und ungesunden Bewältigungsstrategien führen. Wenn wir uns jedoch den Empfindungen unseres Körpers zuwenden, können wir verborgene Emotionen aufspüren und lösen – ein entscheidender Schritt im Prozess der Gedächtnisrekonsolidierung, der in dem Satz zusammengefasst ist: „You must feel it to heal it" – man muss es fühlen, um es zu heilen. Sich den Signalen des Körpers zuzuwenden, vertieft das Selbstverständnis, ermöglicht es, Probleme frühzeitig zu erkennen und fördert Gesundheit, Freude und Wohlbefinden. Umgekehrt schwächt die Entfremdung vom Körper unser Sicherheitsgefühl und unsere Fähigkeit, das Leben als wohltuend zu erleben.
- In seinem Vortrag auf der Misophonia Association Convention 2022 erklärte Dr. Mannino, dass 80 Prozent der inneren Informationen, die das Unterbewusstsein erreichen, aus dem Körper kommen (und nicht aus bewussten Gedanken). Das bedeutet: Der größte Teil der Informationen, die das Nervensystem nutzt, um unsere Sicherheit einzuschätzen, stammt aus Körpersignalen. Faktoren wie die Tiefe unseres Atems, ob wir den Kiefer anspannen, ob wir müde oder ausgeruht sind und ob unsere Körperhaltung eher eingeengt oder offen ist – all das fließt in die Einschätzung des Nervensystems ein, ob es uns in einem Verteidigungsmodus oder in einem sicheren

und verbundenen Zustand halten soll. Je mehr wir in unserem Körper verankert sind, desto besser können wir körperliche Gewohnheiten wahrnehmen und unterbrechen, die unnötig einen Verteidigungszustand auslösen (zum Beispiel den Kiefer bewusst zu lockern, wenn er angespannt ist).

- Achtsamkeit ermöglicht es uns, Gedanken, Gefühle und Körperempfindungen wahrzunehmen, ohne uns in ihnen zu verstricken. Sie hilft uns dabei, uns nicht in der Färbung zu verlieren, die das Unbewusste unserer Erfahrung gibt.
- Worauf wir unsere Aufmerksamkeit richten, hat Folgen – zum Guten wie zum Schlechten. Achtsamkeit trainiert unsere Fähigkeit, die Aufmerksamkeit zu lenken. Wenn der Geist ziellos von Gedanke zu Gedanke wandert, ist der Inhalt meist negativ (wir grübeln darüber, was falsch läuft oder was Schlimmes passieren könnte). Das schadet dem Nervensystem. Achtsamkeit verringert diese Art von Aktivität, indem sie den Geist beruhigt. Sie ermöglicht es, aus dem Kreislauf negativer Gedankenmuster auszusteigen und neue, gesunde Nervenbahnen zu entwickeln. Gelassenheit kann so zu einem neuen Normalzustand werden – anstelle von Angst und Grübeln.
- Diese Übungen helfen uns, klarer zu erkennen, was in unserem Leben – seien es Gedanken, Verhaltensweisen oder Beziehungen – uns guttut und was uns schadet.
- Als Menschen sehnen wir uns danach, uns lebendig zu fühlen. Je weniger wir mit unserem Körper verbunden sind – einer reichen Quelle für das Gefühl von Lebendigkeit –, desto eher greifen wir zu ungesunden Verhaltensweisen, um dieses Bedürfnis zu stillen.
- Diese Übungen erweitern unsere Fähigkeit, unangenehme Empfindungen auszuhalten, sodass wir nicht so leicht von ihnen überwältigt werden.

Achtsamkeit und Körper-Geist-Integration lassen sich ganz einfach in den Alltag einbauen – zum Beispiel mit folgenden kleinen Übungen:

- Den Atem bewusst wahrnehmen, während Sie an einer roten Ampel warten.
- Unter der Dusche die Sinne ganz öffnen: die Wärme des Wassers spüren, das Plätschern hören, den Duft der Seife riechen und die Berührung der Finger auf Kopfhaut und Haut fühlen.
- Ganz im Moment sein, wenn Sie Hund oder Katze streicheln: die Struktur und Temperatur des Fells spüren und Ihr Tier mit frischem Blick betrachten.
- Das Gefühl der kleinen Hand Ihres Kindes bewusst wahrnehmen, wenn Sie gemeinsam über die Straße gehen.
- Immer wieder einmal in die Empfindungen Ihres Körpers hineinspüren.
- Mit allen Sinnen ins Hier und Jetzt kommen: Hören, Schmecken, Riechen, Sehen und Fühlen.
- Abends im Bett die Weichheit der Bettwäsche und die Geborgenheit des Kissens an der Wange genießen.

Neben den kleinen Momenten von Achtsamkeit und Körper-Geist-Integration im Alltag empfehle ich dringend, auch eine formale Achtsamkeitspraxis fest in den Tagesablauf einzubauen – etwa Meditation oder einen Bodyscan. Ich selbst habe damit begonnen, mir nach dem Studium jeden Tag fünf bis zehn Minuten zu nehmen, einfach nur zu sitzen und „zu sein". Inspiriert dazu haben mich Therapeut:innen, die eine spürbare Gelassenheit mit sich selbst ausstrahlten. Da ich es gewohnt war, ständig aktiv zu sein, empfand ich das anfangs als sehr befremdlich. Wenn ich langsamer wurde und mich meinem Körper zuwandte, nahm ich Spannungen in der Brust oder ein Ziehen im Bauch wahr – Empfindungen und Gefühle, die ich jahrelang verdrängt hatte. Es war, als würde ich einen überfüllten Schrank öffnen, in den ich seit Jahren alles hineingestopft und dann ignoriert hatte. Mit beständigem Dranbleiben wurde der Prozess nach und nach weniger bedrohlich – so wie der Schrank, der mit jedem kurzen Aufräumen ein Stück ordentlicher wird. Mit der Zeit fand ich Trost und sogar Freude in diesem täglichen Ritual.

Nach der Geburt meines zweiten Sohnes war der Bodyscan meine bevorzugte Praxis. Er half mir, meinen Geist zu trainieren und gleichzeitig eine tiefe Verbindung zum Körper aufzubauen. Seit zwölf Jahren höre ich fast täglich denselben 13-minütigen Bodyscan. Ich mag es, eine Aufnahme zu verwenden, denn wenn meine Gedanken abschweifen – was immer noch oft passiert –, weiß ich sofort, wo ich wieder ansetzen kann. Ich mache den Bodyscan meistens mittags: Er reguliert mein Nervensystem nach dem Stress des Vormittags und gibt mir frische Energie für den Rest des Tages. Außerdem hilft er mir, schneller zu bemerken, wenn ich unnötig anspanne oder mich verkrampfe, sodass ich diese Bereiche bewusst einladen kann, weich zu werden.

Vor einem Jahr habe ich zusätzlich eine stille Morgenmeditation und spirituelle Lektüre in meinen Alltag aufgenommen. Das hilft mir, den Tag aus einer zentrierten Haltung heraus zu beginnen. Abends nehme ich mir ein paar Minuten, um mir innerlich Dinge bewusst zu machen, für die ich dankbar bin, oft verbunden mit einer kurzen Meditation in Stille. Früher hätte mich so eine Routine abgeschreckt und überfordert. Heute nehme ich mir gerne die Zeit, weil es mir einfach guttut und ich sehe, wie es mir langfristig Zeit und Leid erspart.

Eine tägliche formale Praxis wird Ihre Fähigkeit, achtsam und verkörpert zu leben, deutlich vertiefen und beschleunigen. Fangen Sie klein an: Besser täglich eine Minute üben als einmal die Woche sieben Minuten. Steigern Sie sich dann auf zwölf Minuten oder mehr. Ich empfehle eine geführte Meditation oder einen Bodyscan, weil die Struktur hilfreich ist. Es gibt unzählige Aufnahmen in Apps oder Online-Videos. Die beste Meditation ist die, die Sie tatsächlich machen – suchen Sie also eine Stimme, ein Tempo und eine Struktur aus, die Ihnen angenehm sind. Wenn Sie nicht sofort fündig werden, geben Sie nicht auf. Es lohnt sich, ein wenig zu suchen. Damit Triggergeräusche Ihre Praxis nicht stören, könnte eine Aufnahme mit künstlicher Stimme besonders geeignet sein.

Wenn Sie ohne Aufnahme meditieren möchten, können Sie sich auf den Atem konzentrieren, Körperempfindungen wahrnehmen oder ein Mantra wiederholen. Sie können auch Gedanken beobachten. Zum Beispiel: „Da ist ein

Planungs-Gedanke" oder „Da versucht mein Verstand, jemand anderen zu verstehen." Ebenso lassen sich Gefühle benennen. Statt „Ich bin traurig" könnten Sie innerlich formulieren: „Traurigkeit wird wahrgenommen" – und dann die dazugehörigen Empfindungen im Körper verfolgen. Das fördert Akzeptanz statt Widerstand (z. B. „Ich will nicht traurig sein"). Erwarten Sie, dass Ihr Geist häufig abschweift. Das ist normal und genau der Grund, warum Übung notwendig ist. Wenn Sie es bemerken, lenken Sie die Aufmerksamkeit freundlich zurück, ohne sich zu verurteilen.

Falls es Ihnen schwerfällt oder sogar Angst macht, in Kontakt mit Ihrem Körper zu kommen oder so mit sich selbst zu sitzen, besprechen Sie das mit Ihrer therapeutischen Fachkraft oder schreiben Sie darüber Tagebuch. Diese Fragen können Ihnen helfen, Klarheit über mögliche innere Hürden zu gewinnen:

- Was könnte geschehen, wenn ich mir Zeit nehme, meinen Atem oder meinen Körper wahrzunehmen?
- Was erwarte ich, wenn ich mir erlaube, Unbehagen bewusst zu spüren?
- Welche Erinnerungen könnten auftauchen?

Notieren Sie die Dinge, vor denen Sie Angst haben (zum Beispiel, von Traurigkeit oder Wut überflutet zu werden).

Manchmal erinnert uns die Stille an eine traumatische Erfahrung. Dann ist es wichtig, dieses Trauma zunächst zu heilen, bevor wir auf diese Weise achtsam sein können. Bis dahin lässt sich Achtsamkeit auch gut in Bewegung üben.

An der Entspannung des Körpers zu arbeiten, ist eine sanfte Möglichkeit, Empfindungen bewusster wahrzunehmen. Probieren wir das jetzt einmal aus. Falls die Übung zu irgendeinem Zeitpunkt unangenehm wird, dürfen Sie selbstverständlich jederzeit aufhören.

Suchen Sie sich einen Stuhl, der Ihren Rücken stützt und bei dem Ihre Füße den Boden berühren können.

Beginnen Sie damit, die Empfindung des Bodens unter Ihren Füßen wahrzunehmen. Spüren Sie ganz bewusst die Unterstützung, die da ist. Wenn Sie möchten, drücken Sie die Füße einen Moment lang in den Boden und entspannen Sie danach Ihre Haltung wieder, um das Gefühl noch deutlicher zu spüren.

Richten Sie Ihre Aufmerksamkeit nun auf das Gefühl des Stuhls an Ihrem Rücken. Machen Sie ein paar Atemzüge, während Sie diese Unterstützung bewusst wahrnehmen.

Dann spüren Sie in die Empfindung hinein, wie der Stuhl Ihr Gesäß trägt, und verweilen dort für ein paar Atemzüge.

Schauen Sie, ob Sie sich erlauben können, den Stuhl fünf Prozent mehr tragen zu lassen – also ein klein wenig weniger auf die Muskelspannung zu setzen und sich mehr vom Stuhl halten zu lassen. Das kann sich anfühlen wie ein sanftes Einsinken in den Stuhl und ein bewussteres Spüren der angenehmen Schwerkraft, die Sie Richtung Erde zieht.

Nun machen wir ein wenig Arbeit mit den Gelenken. Wenn es für Sie angenehm ist, drehen Sie beide Handgelenke für ein paar Atemzüge. Lassen Sie sie dann wieder zur Ruhe kommen und in Ihrem Schoß ruhen, und spüren Sie noch ein paar Sekunden lang nach, wie es sich in den Handgelenken anfühlt. Vielleicht sind die Empfindungen sehr zart oder kaum vorhanden. Auch das ist in Ordnung. Nehmen Sie einfach nur wahr, wenn es nichts zu spüren gibt.

Als Nächstes machen Sie, wenn es angenehm ist, ein paar langsame, sanfte Hals- bzw. Nackenkreise. Spüren Sie dabei die Empfindungen, die entstehen. Versuchen Sie nicht, sie als gut oder schlecht zu bewerten – beobachten Sie einfach.

Zum Abschluss legen Sie Ihre Hände ineinander und nehmen für einige Atemzüge die Empfindung dieses Kontakts wahr.

Eine weitere sanfte Möglichkeit, mit Achtsamkeit und Körper-Geist-Integration zu beginnen, besteht darin, sich zunächst nur auf *angenehme* Empfindungen im gegenwärtigen Moment zu konzentrieren, zum Beispiel:

- die Wärme der Sonne im Gesicht
- das Gewicht und die Wärme Ihres Haustiers auf dem Schoß
- die Empfindungen im Körper bei sanftem Dehnen
- die Wärme einer Kaffeetasse in der Hand
- die Stütze von Stuhl, Sofa, Bett oder Boden unter Ihnen

Bleiben Sie zehn bis zwanzig Sekunden lang bewusst bei den positiven Empfindungen solcher Erfahrungen. So können sie sich tiefer in Körper und Geist verankern. Dr. Rick Hanson nennt diese Übung „das Gute aufnehmen". Es ist eine Möglichkeit, nicht-süchtigmachende Freuden bewusst zu genießen. Er empfiehlt, die Wahrnehmung positiver Empfindungen sechsmal täglich jeweils um zehn bis zwanzig Sekunden zu verlängern. Seiner Aussage nach weben Sie sich dadurch – in weniger als fünf Minuten am Tag – nach und nach ein tiefes Empfinden ins Gehirn und ins Leben ein: das Gefühl, bereits grundlegend friedlich, glücklich, geliebt und liebevoll zu sein. Eine Praxis wie diese stärkt die Widerstandskraft des Nervensystems und füllt sozusagen Ihr Nervensystem-Konto auf. Das menschliche Gehirn speichert negative Erfahrungen sehr leicht und automatisch im Langzeitgedächtnis (dies nennt man den Negativitätsbias). Positive Erfahrungen hingegen brauchen gezielte Aufmerksamkeit in dieser Form, damit sie ins Langzeitgedächtnis übergehen.

Manche Menschen nennen solche Momente „Glimmers". Sie sind das Gegenteil von Triggern. Trigger verursachen Abbuchungen von unserem Nervensystem-Konto. Glimmers sind winzige Augenblicke des Staunens, die innere Ruhe hervorrufen, die Stimmung auf wohltuende Weise verändern oder Freude und Positivität entfachen. Sie tauchen im Alltag regelmäßig auf, werden aber oft übersehen. Beispiele sind Sonnenschein, eine frische Brise, ein freundliches Gesicht oder die Stütze des Stuhls bzw. Sofas.

Zusammengefasst: Wenn Sie meditieren oder Achtsamkeit üben, steigen Sie aus dem Hamsterrad des Lebens aus und nehmen sich bewusst Zeit für sich. Sie tun Ihrem Nervensystem damit etwas sehr Wertvolles und Gesundes. Die Momente, in denen Sie im Alltag achtsam sind und mit Ihrem Körper in Verbindung stehen, summieren sich. Mit diesen Übungen verändern Sie Ihr Gehirn – hin zu mehr Bewusstheit, Konzentration und emotionaler Steuerungsfähigkeit sowie zu einem stärkeren Nervensystem, größerer Flexibilität in der Gehirnverschaltung, mehr Gesundheit und Erfüllung insgesamt. Als Therapeutin wurde mir klar: Wenn ich Klient:innen nicht regelmäßig zu Achtsamkeit und Meditation ermutige, ist das, als würde ein Finanzberater nur auf das monatliche Budget schauen, aber nicht dazu anregen, Geld anzulegen, damit Zeit und Zinseszins für die Person arbeiten.

EIN WEG, SCHWIERIGE GEFÜHLE ZU VERARBEITEN UND STRESS LOSZULASSEN

In unserer Kultur scheint sich zunehmend die Vorstellung zu verbreiten, gute seelische Gesundheit bedeute, die meiste Zeit über positive Gefühle zu haben. Das ist irreführend. Menschsein heißt, alle Gefühle zu erleben – auch die unangenehmen wie Traurigkeit, Wut oder Angst. Sie haben alle ihren Sinn: Sie sind dazu da, uns etwas mitzuteilen und uns in Bewegung zu bringen. Körperlich gesund ist nicht, wer niemals krank wird, sondern wer sich nach einer Erkrankung angemessen erholt. Genauso ist es mit seelischer Gesundheit. Ein besseres Maß dafür ist die Fähigkeit, Gefühle, die zur Situation passen, wahrzunehmen und mit ihnen so umzugehen, dass sie wieder abfließen können, anstatt stecken zu bleiben.

Ich hoffe, ich konnte Sie inzwischen davon überzeugen, wie wichtig es ist, Gefühle zu verarbeiten, statt sie zu unterdrücken. Vielleicht haben Sie schon den

Rat gehört: „Fühle deine Gefühle." Doch selten wird erklärt, was das wirklich bedeutet oder wie man es tun kann. Ich habe mein gesamtes Studium – sowohl Bachelor- als auch Masterprogramm im Bereich psychische Gesundheit – ohne eine solche Erklärung durchlaufen. Erst in meiner Ausbildung in Somatic Experiencing habe ich gelernt, was es wirklich heißt, Gefühle zu fühlen und zu verarbeiten.

Wenn Sie ein Gefühl erleben, dann geht das mit einem Bündel an Körperempfindungen einher, die Ihnen anzeigen, was Sie fühlen. Bei Traurigkeit zum Beispiel können das sein: ein Druck oder Zusammenziehen im Hals, Tränen, die hinter den Augen aufsteigen, Wärme oder Kribbeln in den Wangen oder Schwere in der Brust. Ihnen ist vermutlich bewusst, dass Sie traurig sind, doch oft nehmen wir die einzelnen Empfindungen, die dazu gehören, nicht bewusst wahr.

> Die Sprache der Empfindungen wird in unserer Kultur nicht oft verwendet. Hier ein paar Wörter, die Ihnen den Einstieg erleichtern können:
>
> Zittrig
>
> Kalt / Heiß / Warm
>
> Leer
>
> Schwer / Leicht
>
> Schwindelig
>
> Übel
>
> Eng / Locker
>
> Verknotet
>
> Verspannt
>
> Offen

Die Praxis des „Gefühle-Fühlens" bedeutet, die Aufmerksamkeit bewusst auf diese Empfindungen zu richten. Sie nehmen sie als Beobachter:in wahr. Um Gefühle zu verarbeiten statt zu verdrängen, braucht es Neugier und Mitgefühl gegenüber diesen Empfindungen – statt sie zu bewerten oder mit dem Ziel zu betrachten, sie möglichst schnell loszuwerden. So kann sich das Gefühl auf natürliche Weise bewegen und lösen.

Hier ein paar Beispiele, wie Sie neugierig mit einer Aktivierung im Körper sein können (z. B. Spannung in der Brust):

- Welche Größe hat das Gefühl der Aktivierung? Fühlt es sich eher klein an wie ein Golfball oder eher groß wie ein Softball?

- Sind die Ränder glatt, uneben oder verschwommen?
- Hat es Tiefe oder wirkt es flach?
- Wenn es sprechen könnte, was würde es sagen?
- Spüren Sie einen Impuls, sich auf eine bestimmte Weise zu bewegen, während Sie Ihre Aufmerksamkeit darauf richten?
- Wenn Sie es weiter betrachten: Was nehmen Sie als Nächstes wahr?

Manchmal reicht es aus, unangenehme Gefühle einfach eine Weile auszuhalten, mit einer vertrauten Person darüber zu sprechen, joggen zu gehen, tief durchzuatmen oder etwas Kreatives zu tun. Doch bei manchen Gefühlen und Erfahrungen brauchen wir mehr.

Im Somatic Experiencing besteht die wichtigste Strategie zur Gefühlsverarbeitung darin, die damit verbundenen Empfindungen im Körper achtsam und ohne Bewertung zu verfolgen. Dies lässt sich beschleunigen, indem man zwischen dem aktivierten Bereich und einem ruhigeren Bereich des Körpers (oder einer Ressource im Raum) hin- und herpendelt – ähnlich wie ich es in Kapitel 12 beim Abschließen des Abwehrzyklus beschrieben habe. Entscheidend ist, jede Absicht loszulassen, die unangenehme Empfindung „loszuwerden", oder sie zu bewerten. Denn das erzeugt Widerstand. Stattdessen geht es darum, die Empfindung bewusst und ohne Urteil wahrzunehmen – und dann zu sehen, was geschieht. Der Körper besitzt einen angeborenen Mechanismus, um Gefühle und Stress zu lösen. Wir müssen ihm nur Raum geben und nicht mit unserem denkenden Verstand dazwischenfunken. Wenn das Gefühl sich wahrgenommen fühlt, beruhigt es sich meist oder kann sich von selbst bewegen.

Wenn Sie diese Techniken allein üben, beginnen Sie mit weniger intensiven Gefühlen. Falls Sie merken, dass Sie in eine sehr dunkle Stimmung geraten, brechen Sie die Übung ab und suchen sich eine positive Ablenkung. Nehmen Sie die Praxis wieder auf, wenn Sie stabiler sind, zum Beispiel in Ihrer nächsten Therapiesitzung. Wir verarbeiten Gefühle deutlich leichter in Gegenwart von Menschen, bei denen wir uns sicher fühlen. Deshalb gehen Therapeut:innen oft auch selbst zur Therapie. Wenn man nicht ausreichend innerlich gestärkt ist, kann man von seinen Gefühlen überwältigt werden. Wahrscheinlich haben Sie das als Kind irgendwann erlebt (auch wenn Sie sich nicht bewusst daran erinnern) – und genau dann hat Ihr Körper beschlossen, solche Gefühle lieber zu vermeiden.

In ihrem Buch *Stress: Warum Frauen leichter ausbrennen und was sie für sich tun können* nutzen Emily Nagoski und Amelia Nagoski das Bild eines Tunnels für Gefühle: Es gibt einen Anfang, eine Mitte und ein Ende. Wenn man versucht, ein zu großes Gefühl allein zu verarbeiten, kann man in diesem Tunnel stecken bleiben. Am hilfreichsten ist es dann, eine unterstützende Person an der Seite zu haben, die Ihre Hand nimmt und Sie Schritt für Schritt zum Licht am Ende des Tunnels begleitet.

Neben dem somatischen Pendeln lehre ich meine Klient:innen auch die Emotional Freedom Technique (EFT), auch „Klopfen" genannt, um Gefühle zu verarbeiten. Klopfen kann Emotionen lösen und das Nervensystem wieder ins Gleichgewicht bringen. Es verbindet Elemente der traditionellen chinesischen Medizin mit moderner Psychologie.

So läuft der Grundprozess ab (Anleitungsvideos finden Sie online):

Thema benennen: Identifizieren Sie das Gefühl oder Problem, das Sie bearbeiten möchten – etwa Stress, Angst, körperlichen Schmerz oder ein anderes emotionales Unbehagen.

Intensität einschätzen: Bewerten Sie die Stärke Ihres Unbehagens auf einer Skala von 0 bis 10, wobei 0 kein Unbehagen bedeutet und 10 den stärksten vorstellbaren Zustand.

Setup-Satz: Formulieren Sie einen Satz, der das Problem anerkennt und zugleich Selbstakzeptanz ausdrückt. Typisch ist die Form: „Auch wenn ich [dieses Problem] habe, akzeptiere ich mich, so wie ich bin." Wiederholen Sie diesen Satz dreimal, während Sie mit den Fingerspitzen einer Hand auf die Handkante (den „Karatepunkt") der anderen Hand klopfen.

Klopfsequenz: Klopfen Sie nun in der unten genannten Reihenfolge auf die Akupressurpunkte und sprechen Sie dabei die verschiedenen belastenden Aspekte des Problems aus. Klopfen Sie auf jeden Punkt etwa fünf- bis siebenmal und gehen

Sie dann zum nächsten über. Wiederholen Sie die gesamte Sequenz so oft, bis Sie alles gesagt haben, was Sie zu diesem Gefühl oder Thema ausdrücken möchten.

Beginn der Augenbraue
Seite des Auges
Unter dem Auge
Unter der Nase
Kinn
Schlüsselbein
Unter dem Arm
Scheitelpunkt

Danach klopfen Sie dieselben Punkte in der genannten Reihenfolge erneut, wechseln aber zu Affirmationen, die sich auf das Thema beziehen. Dazu kann gehören, sich bewusst zu machen, dass Sie nicht die einzige Person sind, die mit diesem Problem ringt, dass es Sie nicht zu einem schlechten Menschen macht und dass Sie Schritte unternehmen, um damit umzugehen.

Check-in: Nehmen Sie sich nach einer Klopfrunde einen Moment, um in sich hineinzuspüren. Beobachten Sie, ob sich Ihr emotionaler oder körperlicher Zustand verändert hat. Vielleicht fühlen Sie sich leichter oder ruhiger oder bemerken, dass die Intensität des Unbehagens nachgelassen hat.

Wiederholen: Falls nötig, wiederholen Sie die Klopfsequenz. Variieren Sie dabei die Formulierungen, um unterschiedliche Aspekte des Themas anzusprechen. Klopfen Sie so lange, bis Sie eine deutliche Entlastung spüren oder die Intensität ein angenehmes Maß erreicht hat.

Abschluss: Beenden Sie die Sitzung mit ein paar tiefen Atemzügen und positiven Affirmationen, um den Fortschritt zu festigen.

Wichtig ist, dem Klopfen mit Offenheit und der Bereitschaft zu begegnen, die eigenen Gefühle zu erforschen. Für viele Menschen ist diese Methode sehr wirksam, aber sie ist kein Allheilmittel, und die Ergebnisse können von Person zu Person variieren. Wenn Sie mit schweren oder langanhaltenden seelischen Problemen zu tun haben, ist es sinnvoll, Unterstützung bei einer qualifizierten EFT-Fachkraft oder einer anderen Fachkraft für psychische Gesundheit zu suchen.

Es gibt viele Wege, schwierige Gefühle zu verarbeiten und loszulassen. Die oben beschriebenen sind nur einige davon. Weitere sind zum Beispiel Reiki, Yoga, Psychotherapie, spirituelle Begleitung, Gespräche mit einer einfühlsamen Person, Tagebuchschreiben oder der kreative Ausdruck von Gefühlen. Probieren Sie aus, was für Sie funktioniert – und haben Sie im Idealfall mehrere Methoden zur Verfügung.

Sich darin zu üben, Gefühle anzunehmen und zu benennen („das ist es, was ich gerade fühle"), statt sie abzuwehren oder zu vermeiden, fördert die psychische und körperliche Gesundheit und stärkt das Nervensystem. Gleichzeitig wächst dadurch Ihre Resilienz und Selbstwirksamkeit. Das braucht Übung, doch mit der Zeit werden Sie stärker und fähiger, unangenehme Gefühle auszuhalten und durch den Körper fließen zu lassen. Die Fähigkeit, mit schwierigen Emotionen umzugehen, liefert einen kraftvollen Beweis dafür, dass Miggie nicht ständig in Alarmbereitschaft sein muss, wenn Gefühle wie Enttäuschung, Frustration oder Traurigkeit auftauchen. Denn er weiß: Wenn diese Gefühle kommen, werden Sie ihnen mit Selbstwirksamkeit und Mitgefühl begegnen. Das wiederum öffnet den Raum für mehr Möglichkeiten – und für mehr Freude.

UMGANG MIT SCHAM UND FÖRDERUNG VON SELBSTMITGEFÜHL

Scham ist ein komplexes und kraftvolles Gefühl. Es bedeutet, sich selbst als unwürdig, mangelhaft oder ungenügend zu erleben. Anders als Schuld, die sich auf bestimmte Handlungen oder Verhaltensweisen bezieht, ist Scham oft umfassender und tiefer verinnerlicht. Sie betrifft das eigene Selbstwertgefühl und die Identität.

Hier einige Beispiele für schambesetzte Überzeugungen:

- Mit mir stimmt etwas nicht.
- Ich bin nur so viel wert, wie ich leiste.

- Ich verdiene kein Vergnügen oder keine Ruhe.
- Ich bin nicht [attraktiv, klug, fit usw.] genug.
- Ich gehöre nicht dazu.
- Ich bin wertlos.
- Ich bin nicht gut genug.
- Ich bin schlecht.
- Ich bin fehlerhaft.
- Ich bin kaputt.
- Ich bin nicht liebenswert.
- Ich bin eine Last für meine Familie/meine Partnerperson. Ohne mich ginge es ihnen besser.
- Ich bin albern/dumm/schwach, weil ich dieses Problem habe.
- Ich muss perfekt sein, gut aussehen oder bestimmte Dinge erreichen, um liebenswert zu sein.
- Teile von mir sind nicht akzeptabel [meine Sexualität, mein Geschlecht, meine religiösen Überzeugungen usw.].

Scham kann ein Nebenprodukt traumatischer Erfahrungen oder auch intensiver emotionaler Erlebnisse, etwa gehänselt, abgelehnt, bloßgestellt oder scharf kritisiert zu werden, sein. Auch wiederholte Botschaften von Familie, Gleichaltrigen oder der Gesellschaft, die suggerieren, man sei „anders" oder minderwertig, fördern Scham. Ein Beispiel: Obwohl es acht Arten von Intelligenz gibt, schätzt das traditionelle Schulsystem nur einige wenige. Wer seine Stärken in anderen Bereichen hat, kann dadurch leicht Gefühle der Unzulänglichkeit entwickeln. Unterdrückende Strukturen wie Rassismus oder Geschlechterungleichheit tragen ebenfalls zu Scham bei. Hinzu kommt: Scham gedeiht besonders in Vergleichen. Gerade Jugendliche neigen stark dazu, sich mit anderen zu messen, und soziale Medien verstärken diesen Drang durch unzählige Vergleichsfallen.

Oft wissen die Betroffenen und Eltern nicht, was los ist, wenn plötzlich eine starke Abneigung gegen [Kaugeräusche] auftritt. Das führt zu Missverständnissen – es wird als Respektlosigkeit, Launenhaftigkeit oder „freches Benehmen" interpretiert. In diesem Licht können verletzende Sätze fallen wie: „Was stimmt nicht mit dir?", „Du benimmst dich wie ein kleines, trotziges Kind.", „Du bist so respektlos" oder „Das ist lächerlich." Auch Körpersprache kann solche Botschaften vermitteln. Die betroffene Person versteht ihre eigene Reaktion meist selbst nicht und übernimmt möglicherweise dieses negative Bild von sich selbst. Zusätzlich kann Scham als mächtiger Mechanismus wirken, um den Ausdruck von Kampf-Flucht-Impulsen zu unterdrücken. Sie verhindert zwar nicht, dass die Reaktion auftritt, aber sie führt dazu, dass man sie nach außen hin nicht zeigt, indem man sie mit aller Kraft unterdrückt. Das bedeutet nicht, dass Scham ein gesunder oder empfehlenswerter Weg ist, um Verhalten zu steuern. Eltern sollten Scham nicht nutzen, um ihr Kind „unter Kontrolle" zu halten, denn die langfristigen Folgen sind negativ. Es ist eine kurzfristige „Lösung", die größere Probleme schafft – bis hin zur Verfestigung von Misophonie.

Wenn Sie Scham in sich tragen, ist es entscheidend, sich ihr zuzuwenden und sie loszulassen. Neuroimaging-Studien zeigen, dass Scham ähnliche Nervenbahnen im Gehirn aktiviert wie die Verarbeitung von körperlichem Schmerz oder Angriffen. Das bedeutet: Der seelische Schmerz der Scham hat eine messbare neurologische Basis – und er wirkt sich erheblich und negativ auf die psychische und körperliche Gesundheit aus. Im Kontext von Misophonie führt Scham dazu, dass Miggie Sie als besonders verletzlich wahrnimmt und meint, er müsse „die Kontrolle übernehmen". Scham verhindert außerdem den Zugang zum ventralen Vagusnerv und schränkt die Neuroplastizität ein. Scham zu lösen ist daher einer der wirksamsten Schritte in der Therapie. Er ermöglicht es, sich sicher und im eigenen Körper zuhause zu fühlen und stärkt das Vertrauen zwischen Miggie und Verstand.

Rückblickend auf ihren eigenen Weg mit Misophonie erkannte Kresta Dalrymple, dass sie Scham übernommen hatte, um ihre misophonische Wut zu kontrollieren:

> „Meine Scham hat mich davon abgehalten, meine Wut auszudrücken, damit ich auf andere nicht bedrohlich wirkte oder bei ihnen keine Abwehrreaktion auslöste. Sie hat mich klein und ungefährlich gemacht – was mir in gewisser Weise eine größere Chance gab, meine Bedürfnisse erfüllt zu bekommen. Gleichzeitig ließ mich das jedoch machtlos und hilflos zurück – um mich sicher zu fühlen, war ich vollkommen abhängig von anderen. Als ich begann, die Scham loszulassen, erlebte ich ein ganz neues Maß an Klarheit und Selbstvertrauen, wenn es darum ging, eine Grenze zu setzen (wie die Bitte, nicht in meiner Nähe zu essen). Ich konnte für mich eintreten und wusste: Wenn jemand meine Bitte nicht respektiert, habe ich andere Möglichkeiten, für mich zu sorgen – etwa das Gespräch oder den Raum zu verlassen. Auch wenn das dazu führen konnte, dass die Person mich für unhöflich oder unvernünftig hielt (eine Möglichkeit, die mich zuvor erstarren ließ). Diese Veränderung war tiefgreifend und schenkte mir zum ersten Mal einen Vorgeschmack auf wahre Freiheit von den Schmerzen der Misophonie."

Es ist schwer, sich mit schambesetzten Überzeugungen auseinanderzusetzen. Darum neigen wir meist dazu, sie so gut wie möglich zu vergraben. Wir bauen uns „Scham-Schilde" auf – etwa Perfektionismus, Arbeitssucht oder Gefallenwollen –, um uns selbst zu versichern, dass wir „genug" sind. Doch auch wenn sie verdrängt sind, beeinflussen Schamüberzeugungen, wie wir Interaktionen deuten, wie wir uns in unserem Körper fühlen und was wir vom Leben erwarten.

Ein erster Schritt zur Heilung von Scham ist es, die eigenen Schamüberzeugungen zu erkennen. Sobald Sie diese benennen und offen besprechen können, verliert die Scham ihre Kraft – denn sie lebt von Heimlichkeit. Wahrscheinlich ist es nur ein Teil oder sind es einzelne Teile von Ihnen, die solche Überzeugungen tragen. Am besten bearbeiten Sie Schamüberzeugungen gemeinsam mit einer therapeutischen Fachkraft oder einer erfahrenen Heilerperson. Im Folgenden finden Sie einige Strategien, um die grundlegenden Schamüberzeugungen aufzuspüren.

- Strategie 1: Lesen Sie die zuvor aufgeführten Beispiele von Schamüberzeugungen laut vor und achten Sie darauf, welche davon in Ihrem Körper oder emotional die stärkste „Ladung" oder Anspannung hervorrufen. Angenehm wird sich keine davon anfühlen, doch wir suchen nach denjenigen, die sich besonders „wahr" oder belastend anfühlen. Falls Sie dies nicht im Beisein einer therapeutischen Fachkraft machen können, tun Sie es mit einer vertrauten Person und sorgen Sie für eine Möglichkeit, sich danach zu erden – zum Beispiel mit den Strategien aus Kapitel 12 – oder indem Sie positive Affirmationen sprechen (wie später in diesem Kapitel beschrieben).

- Strategie 2: Sagen Sie den folgenden Satz laut und vervollständigen Sie ihn (drei- oder mehrmals). Das kann helfen, Schambereiche zu identifizieren:

  „Ich will NIEMALS als ________ wahrgenommen werden."

  Seien Sie neugierig, warum es so schlimm wäre, auf diese Weise gesehen zu werden. Wenn Sie zum Beispiel „faul" einsetzen, könnte das darauf hinweisen, dass Sie glauben, Ihr Wert hänge von Ihrer Produktivität ab.

Wenn Sie mit einer identifizierten Schamüberzeugung arbeiten, nehmen Sie sich zunächst ein paar Minuten, um sich zu erden – spüren Sie die Unterstützung des Stuhls und des Bodens unter sich oder richten Sie Ihre Aufmerksamkeit auf den Atem. Dann benennen Sie die Überzeugung und nehmen Sie sich Zeit für die folgende Frage aus John J. Prendergasts Buch *The Deep Heart: Our Portal to Presence*: „Was ist mein tiefstes Wissen über diese Überzeugung, dass [ich nicht klug genug bin]?" Versuchen Sie, die Antwort nicht aktiv zu denken, sondern natürlich entstehen zu lassen. Sie kann in Form einer Körperempfindung, eines Gefühls, eines Bildes, einer Erinnerung oder von Worten auftauchen. Warten Sie ab, was sich zeigt. Nehmen Sie das wahr und erkennen Sie es an. Ein nächster guter Schritt ist, das, was aufgetaucht ist, mit Ihrer therapeutischen Fachkraft oder einer vertrauten Person zu teilen und gemeinsam neugierig darauf zu schauen.

Viele traumatherapeutische Ansätze haben Methoden eingebaut, um Scham zu lösen. In der Internal Family Systems-Therapie heißt der Prozess „Entlasten". Dabei wird der Teil, der die Schamüberzeugung trägt, dazu eingeladen, sie loszulassen, sobald er bereit ist. Meist ist er dazu bereit, wenn er sich gesehen und gehört fühlt und Ihr älteres, weiseres Selbst ihm die Informationen gegeben hat, die ihm damals fehlten, als es die Überzeugung übernommen hat. Die schambesetzte Überzeugung wird dann durch eine gesunde neue Selbstüberzeugung ersetzt.

Die Kohärenztherapie schafft Räume, in denen ein Bewusstsein für gegenteilige Beweise wachsen kann. Wenn Sie zum Beispiel glauben, nicht klug genug zu sein, haben Sie diese Überzeugung vielleicht in einer Zeit entwickelt, in der Sie noch nicht wussten, dass es verschiedene Formen von Intelligenz gibt und Ihre Hauptintelligenzform noch nicht erkannt und gefördert worden war. Diese neuen, gesünderen und wahreren Informationen können genutzt werden, um die alte Überzeugung zu aktualisieren.

Im Allgemeinen ersetzen wir Schamüberzeugungen durch solche, die Selbstmitgefühl und Selbstliebe beinhalten. Selbstmitgefühl hilft uns, in stressvollen Situationen in einem sicheren, verbundenen körperlichen Zustand zu bleiben, während Scham uns in einen Verteidigungsmodus bringt.

Selbstmitgefühl bedeutet, anzuerkennen, dass niemand alles unter Kontrolle haben kann und dass Fehler zum Menschsein dazugehören. Es bedeutet, sich selbst zu vergeben und Fehler zu akzeptieren, ohne in Selbstkritik zu verfallen. Wenn Sie Selbstmitgefühl üben, sprechen Sie mit sich so, wie Sie mit einer vertrauten Person sprechen würden. Wenn eine Freund oder eine Freundin bei einer Prüfung schlecht abschneidet, würden Sie kaum sagen: „Das ist, weil du dumm bist." Viel wahrscheinlicher würden Sie etwas sagen wie: „Das passiert den Besten, es ist okay. Ich denke deshalb nicht anders über dich." Wenn es für Sie stimmig ist, empfehle ich sogar, im inneren Dialog liebevolle Kosenamen wie „Schatz" oder „Liebling" zu verwenden. Manchmal kann Selbstmitgefühl dann auch so klingen: „Schatz, es ist nicht hilfreich, so lange mit dem Lernen zu warten. Lass uns das nächstes Mal anders machen."

Wie bereits erwähnt, zeigen viele Menschen mit Misophonie Tendenzen zu Perfektionismus. Oft wird fälschlich angenommen, das Gegenteil von Perfektionismus sei Gleichgültigkeit – tatsächlich ist es Selbstmitgefühl. Perfektionist:innen fürchten zudem häufig, ohne Selbstkritik ihre Motivation oder ihren Antrieb zu verlieren. Forschungsergebnisse zeigen jedoch, dass Selbstkritik Höchstleistungen behindert: Sie schwächt die Selbstwirksamkeit, löst negative Emotionen aus, fördert die Angst vor Versagen und führt zu Selbstsabotage und Vermeidungsverhalten. Im Gegensatz dazu belegen Studien, dass Selbstmitgefühl vor Scham, Depression, Angst, Essstörungen, Hoffnungslosigkeit, negativen Beziehungen und Sucht schützen kann. Selbstmitgefühl stellt das in den Mittelpunkt, was einem selbst guttut, angetrieben vom Wunsch nach Gesundheit und Glück. Es wird von Liebe genährt, erkennt das Scheitern als wertvollen Lehrmeister und schafft ein förderliches Umfeld für Weiterentwicklung. Emily und Amelia Nagoski schreiben in ihrem Buch *Stress: Warum Frauen leichter ausbrennen und was sie für sich tun können*: „Wenn du sanft mit dir selbst bist, wirst du stark."

Hier einige Beispiele für gesunde Überzeugungen, die Sie an die Stelle von schambesetzten Überzeugungen setzen können:

- Ich bin wertvoll, allein weil ich existiere.
- Meine Probleme sind Chancen.
- Ich bin liebenswert – mit all meinen Schwächen.
- Ich akzeptiere mich in meiner Gesamtheit mit Liebe.
- Wie jede:r habe ich Stärken und Schwächen.
- Ich verdiene Freundlichkeit und Mitgefühl und werde mich selbst so behandeln.
- Ich habe viel zu geben.
- Ich verdiene Ruhe.

Welche dieser Überzeugungen würden Sie gerne für sich selbst annehmen oder integrieren? Wählen Sie eine aus und wiederholen Sie sie einige Male im Kopf oder laut – vielleicht während Sie eine Hand auf Ihr Herz legen – und spüren Sie, wie es ist, an diese Überzeugung zu glauben. Manchmal ist es anfangs schwer, sie als wahr zu empfinden oder den eigenen Körper dafür zu öffnen. In diesem Fall können Sie zunächst davon ausgehen, dass sie für eine geliebte Person gilt (zum Beispiel für ein Familienmitglied oder Ihr Kind). Spüren Sie, wie es ist, zu wissen, dass es für diese Person wahr ist, oder mit dem Wunsch, dass *sie* es als wahr erleben kann. Sie können auch wahrnehmen, wie es sich im Körper anfühlt, den Wunsch zu haben, dass es für Sie selbst wahr ist. Sagen Sie also: „Ich möchte, dass [diese Überzeugung] für mich wahr ist" – und achten Sie darauf, was dann spürbar wird.

Dabei muss nichts Großes passieren – meist passiert auch nichts Dramatisches im Körper. Doch selbst die kleinste Spur von Wärme, Weite, Leichtigkeit, angenehmer Schwere oder der Abwesenheit von Spannung hilft bereits, eine neue

Nervenbahn aufzubauen. Verbringen Sie jeden Tag ein wenig Zeit mit dieser Überzeugung. Spüren Sie jede kleine positive Empfindung für zwanzig Sekunden bewusst. Achten Sie im Alltag auf Erfahrungen, die diese Überzeugung stützen. Je öfter Sie dies am Tag tun, desto stärker wird die Überzeugung und desto leichter können Sie in schwierigen Momenten darauf zugreifen. Denken Sie daran: Selbstmitgefühl ist eine Praxis. Sie werden immer wieder in alte Gewohnheiten zurückfallen, doch das Entscheidende ist, dass Sie zur Praxis zurückkehren.

Selbstmitgefühl ist besonders hilfreich, wenn Sie als Kind keine bedingungslose Liebe erfahren haben. Es ermöglicht Ihnen, sich selbst neu zu „beeltern" und zu lernen, wie Sie sich liebevoll emotional halten können.

Bedenken Sie, dass es in der Regel die Unterstützung in einer Therapie- oder Heil-Sitzung braucht, um schambesetzte, toxische Überzeugungen wirklich loszulassen. Ein Teil der „Magie" von Therapie besteht darin, dass Ihr authentisches Selbst von einer sicheren und zugewandten Person gesehen wird.

Angesichts der perfektionistischen Tendenzen vieler Menschen mit Misophonie möchte ich Ihnen außerdem einige positive Affirmationen und hilfreiche Merksätze mitgeben, die ich zum regelmäßigen Durchlesen empfehle. Sie stammen aus dem Arbeitsbuch *Changes and Challenges: Skills for Adolescence*:

- Die einzige Person, die niemals einen Fehler macht, ist diejenige, die niemals etwas tut.
- Ich bin einzigartig; es gibt nur ein einziges Ich.
- Wenn ich bei manchen Dingen langsamer bin als andere, ist das völlig in Ordnung.
- Ich werde tun, was ich kann, mit dem, was ich habe, dort, wo ich bin.
- Ich kann andere nicht ändern, aber ich kann mich selbst ändern.
- Ich werde Probleme als Chancen sehen.
- Ich kann mich nicht ständig auf andere verlassen; manches muss ich selbst tun.
- Statt zu sagen: „Hätte ich doch nur …", sage ich: „Beim nächsten Mal werde ich …"
- Ich kann anderen helfen – und ich kann auch um Hilfe bitten.

- Ich bin bereit, hin und wieder eine Niederlage zu akzeptieren.
- Ich werde selbst die Verantwortung für meine positive Haltung übernehmen.

HALTUNG DES WACHSENS UND LERNENS

Eine Diagnose oder ein Etikett für unsere Schwierigkeiten zu haben und zu wissen, dass andere ähnliche Erfahrungen machen, kann Gefühle von Isolation lindern und etwas von der Scham nehmen, die wir entwickelt haben, als wir noch dachten, wir seien die einzigen mit diesem Problem. Es ist jedoch wichtig, nicht in die Denkweise zu verfallen, dass eine Diagnose oder ein Etikett bedeutet, man habe eine Art fehlerhafte Grundeinstellung, der man machtlos ausgeliefert ist – oder dass man darauf angewiesen sei, dass Forscher:innen und Fachleute eines Tages ein „Heilmittel" finden, um Erleichterung zu erfahren. An eine solche Vorstellung zu glauben, verstärkt Hilflosigkeit und bringt uns in Konflikt mit unserem eigenen Körper. Es vergeudet wertvolle Energie, die sonst für Heilung eingesetzt werden könnte, und verschließt uns vor Informationen, dem größeren Zusammenhang sowie tieferen Einsichten und Möglichkeiten.

Bei denen, die ich kenne und die einen Weg gefunden haben, sich von Ihrer Misophonie zu befreien, war ein Teil ihrer Reise, ihre eigene Kraft zurückzuholen. Sie haben sich von dem Gefühl, misophonischen Reaktionen hilflos ausgeliefert zu sein, hin zu einem Fokus auf Chancen und Möglichkeiten des Wachsens und Lernens bewegt.

Es gibt gute Gründe, warum viele Menschen mit Misophonie sich hilflos fühlen und eine „Ich kann nicht"-Haltung einnehmen. Darauf möchte ich im nächsten Abschnitt eingehen und es anerkennen.

- An erster Stelle steht: Wenn Sie getriggert werden, versetzt Ihr Körper Sie automatisch in den Kampf-oder-Flucht-Modus (der äußerst unangenehm ist, weil es dafür kein einfaches Ventil gibt). Natürlich fühlen Sie sich dann machtlos. Ihr Körper tut etwas, das Sie nicht bewusst gewählt haben, und Sie verstehen weder, warum er das tut, noch, wie Sie es stoppen können. Menschen in Ihrer Umgebung verstehen das ebenfalls nicht.

- Vielleicht haben Sie bereits mit einer Fachperson (oder sogar mehreren) gearbeitet, die Misophonie nicht wirklich verstanden und Ihnen Strategien wie „atmen Sie einfach durch" empfohlen hat. Das hat wenig bis gar nichts gebracht – und vermutlich den Eindruck verstärkt, dass mit Ihnen etwas nicht stimmt und Sie hilflos sind. Dabei ist die Wahrheit: Misophonie ist komplex, und es gibt kein Allheilmittel. Das bedeutet jedoch nicht, dass Heilung unmöglich ist.
- Wahrscheinlich sind Sie auch auf Informationen gestoßen – online oder anderswo –, die besagen, dass es keine Heilung oder offiziell anerkannte Behandlung gibt und dass Sie deshalb lernen müssen, so gut wie möglich damit zu leben. Zudem wurde „Bewältigen" vielleicht so dargestellt, als hinge es in erster Linie davon ab, dass Menschen in Ihrem Umfeld – zu Hause, bei der Arbeit, in der Schule usw. – Ihre Trigger vermeiden.
- Manchmal fühlt es sich weniger schmerzhaft an, sich selbst als „nicht zu reparieren" zu betrachten, als immer wieder neue Strategien oder Therapien auszuprobieren – nur um dann womöglich erneut Enttäuschung und das Gefühl des Versagens zu erleben.

Ich hoffe, dieses Buch hilft Ihnen zu erkennen, dass Sie weder ein Versager noch „kaputt" sind. Frei von Misophonie zu werden, erfordert einen individuellen Weg, ein Gerüst aus Strategien, Teamarbeit, Heilung auf Ebene des Unterbewusstseins und Durchhaltevermögen. Es kann sein, dass Sie an der Oberfläche eine Zeitlang keine Veränderungen bemerken. Doch das bedeutet nicht, dass Ihre Bemühungen um mehr Gesundheit umsonst sind oder dass es für Sie unmöglich wäre. Der Teil in Ihnen, der Angst hat, die Hilflosigkeit hinter sich zu lassen, braucht genau diese Information.

Die Autorin Elizabeth Gilbert *(Eat Pray Love)* schlägt vor, unserem ängstlichen Anteil in liebevoller Weise zu begegnen, statt ihn zu verurteilen. Sie empfiehlt, mit der Angst ins Gespräch zu gehen, ihr zuzuhören und die Empfindungen im Körper wahrzunehmen, die mit ihr einhergehen. Seien Sie neugierig darauf, was geschieht, wenn Sie sich als fähig betrachten, einen besseren Umgang mit Ihrer Misophonie zu finden – oder was geschehen könnte, wenn sie gar nicht mehr Teil Ihres Lebens wäre. Erkennen Sie an, dass diese Anteile versuchen, Sie zu schützen, und nehmen Sie ihre Sorgen ernst.

Brooklyn Disch litt zwanzig Jahre lang stark unter Misophonie. Auf ihrem Weg zur Freiheit brauchte ihr ängstlicher Anteil die Zusicherung, dass Heilung nicht bedeutet, die Kritiker:innen ihrer Misophonie infrage zu stellen. Ihr Leiden war real. Ihr Gehirn versetzte sie automatisch mit Kaugeräuschen und anderen Klängen in den Kampf-oder-Flucht-Modus. Sie lernte, es nicht als Entweder-oder, sondern als Sowohl-als-auch zu sehen: Ihre Probleme waren real, und *zugleich* konnte ihr Gehirn umlernen – mit dem richtigen Gerüst und der Arbeit mit Gedächtnisrekonsolidierung, die sie dann auch tatsächlich gemacht hat. Bevor sie ihr Gehirn neu trainierte, fand Brooklyn zu ihrer persönlichen Kraft zurück. Sie stellte sich ihrer Flugangst und reiste mit Fremden. Ihr langgehegter Traum war es, Ägypten zu besuchen – und sie tat es. Dort erlebte sie, wie stark und kraftvoll sie tatsächlich war. Das gab ihr den Anstoß, auch in anderen Bereichen für ihr Glück und ihre Gesundheit zu kämpfen – und sich nicht länger mit „mehr geht eben nicht" in Bezug auf Misophonie zufriedenzugeben.

Auch Sie haben die Kraft und Stärke, einen besseren Weg zu finden. Ich weiß das, weil Sie Misophonie haben und es trotzdem schaffen, Ihr Leben zu meistern. Das Leben ist schon herausfordernd genug, aber es zu bewältigen, während Sie regelmäßig in den Kampf-oder-Flucht-Modus versetzt werden, erfordert unglaubliche Stärke und Willenskraft. Das Gleiche gilt für Eltern von Kindern mit Misophonie. Elternsein ist schon an sich fordernd – und wenn das Kind zusätzlich automatisch mit Kampf oder Flucht auf Alltagsgeräusche reagiert, ist es besonders schwer. Mit dem größeren Überblick können Sie nun Ihre Ausdauer und Beharrlichkeit gezielt darauf ausrichten, den „unteren Teil des Misophonie-Eisbergs" anzugehen, wann immer es möglich ist.

Eine der wirksamsten Methoden, Neuroplastizität und die Umverdrahtung des Gehirns zu fördern, ist es, sehr neugierig zu werden. Seien Sie also neugierig, wie es wäre, nicht länger eine starke emotionale oder körperliche Reaktion auf Ihre Trigger zu haben – sondern ihnen gleichgültig gegenüberzustehen.

Stellen Sie sich dazu vor, eines Tages aufzuwachen und festzustellen, dass ein Wunder geschehen ist: Die Misophonie ist nicht mehr Teil Ihres Lebens. Sie merken es zunächst nicht, doch während Sie Ihre gewohnte Alltagsroutine durchlaufen, bemerken Sie die Zeichen: Was weist darauf hin, dass dieses Wunder geschehen ist? Was ist anders? Achten Sie darauf, wie Sie aussehen, wie Sie gehen, wie Sie sprechen, wie Sie klingen, wie Sie sich verhalten und wie Sie mit Ihrer Umgebung umgehen, wenn Ihre Misophonie nicht mehr im Bild ist.

Wenn es sich gut anfühlt, in diesem Erleben zu bleiben, kehren Sie regelmäßig dorthin zurück. Falls sich dabei etwas unangenehm anfühlt, erforschen Sie diese Gefühle weiter – auf eine gut gestützte Weise, sei es mit therapeutischer Hilfe, einer vertrauten Person oder auch allein, wenn es für Sie stimmig ist. Solche Übungen können innere Anteile an die Oberfläche bringen, die Angst davor haben, wie es wäre, keine Misophonie mehr zu haben.

Als weitere Übung können Sie sich auch vorstellen, Ihre Misophonie nicht als Feind, sondern als wertvolles Feedback-Werkzeug zu betrachten – ein Signal dafür, wo Sie in Ihrem Leben noch nicht frei sind, sei es durch Trauma, ungünstige emotionale Lerninhalte, ungesunde Lebensgewohnheiten oder Abhängigkeiten.

Letztlich ist es notwendig, von einem „Ich kann nicht"-Denken zu einer Haltung des Wachsens und Lernens zu wechseln, um Freiheit zu finden. Sie müssen glauben, dass Veränderung möglich ist, damit sie möglich wird. Die Einsicht, dass Sie die Kraft haben, an einen besseren Punkt zu gelangen, bedeutet nicht, dass die Misophonie Ihre Schuld ist. Manche Menschen setzen das fälschlich gleich. Sie haben sich dieses Problem nicht ausgesucht und es auch nicht verdient – aber im Großen und Ganzen liegt es an Ihnen, die Schritte zu tun, die nötig sind, um sich davon zu befreien. Natürlich sind Kinder und Jugendliche darauf angewiesen, dass ihre Bezugspersonen ihnen die nötigen Ressourcen und ein unterstützendes Umfeld zur Verfügung stellen.

Mit einer Haltung des Wachsens und Lernens – dem „Ich kann"-Denken – erkennen Sie, wo Sie Selbstwirksamkeit haben, und glauben daran, dass harte Arbeit und Ausdauer sich lohnen. Bestimmte Routinen können helfen, eine solche Haltung zu festigen. Für mich bedeutet das, meinen Tag mit Meditation und inspirierender Lektüre zu beginnen, die mir den größeren Sinn des Lebens vor Augen führt, mittags einen Body-Scan zu machen und meinen Tag mit Meditation und dem Benennen von Dingen, für die ich dankbar bin, zu beenden.

Innere Selbstermächtigung verlagert das eigene „Zentrum" vom Außen nach Innen. Zurückkommend auf Eckhart Tolles Ansatz des „Transparent-Werdens" (wie in Kapitel 11 beschrieben): Wir geben unbewusst unsere Kraft ab, wenn wir davon abhängig sind, dass andere sich in einer bestimmten Weise verhalten, damit es uns gut geht.

Die folgende Übung kann in vielen Situationen hilfreich sein:

> *Jemand sagt etwas Unfreundliches oder Verletzendes zu Ihnen. Statt automatisch mit Angriff, Verteidigung oder Rückzug zu reagieren, lassen Sie es einfach durch sich hindurchgehen. Sie leisten keinen Widerstand. Es ist, als gäbe es niemanden mehr, der verletzt werden könnte. Das ist Vergebung. Auf diese Weise werden Sie unverwundbar. Sie können der Person immer noch sagen, dass ihr Verhalten nicht akzeptabel ist, wenn Sie das möchten. Aber diese Person hat nicht länger die Macht, Ihren inneren Zustand zu bestimmen. Dann sind Sie in Ihrer eigenen Kraft – nicht in der eines anderen und nicht fremdbestimmt durch Ihren Verstand. Ob Autolärm, eine unhöfliche Person, eine Flut, ein Erdbeben oder der Verlust aller Besitztümer – der Mechanismus des Widerstands ist immer derselbe.*

Dies führt uns zum nächsten Thema: das Üben von Akzeptanz, das sich stark mit der Haltung des Wachsens und Lernens überschneidet.

AKZEPTANZ ÜBEN

Unbehagen ist ein grundlegender Bestandteil des Lebens. Wenn Unbehagen auftaucht, gibt es gesunde und ungesunde Arten, damit umzugehen. Die gesunde Art besteht in Akzeptanz, Achtsamkeit, Neugier und Mitgefühl – Haltungen, die helfen, die negativen Auswirkungen abzumildern. Die ungesunde Art besteht darin, Unbehagen mit Widerstand zu begegnen. Wenn wir nicht bewusst darauf achten, wie wir damit umgehen, reagieren wir Menschen automatisch mit Widerstand. Je anfälliger Sie dafür sind, Unbehagen zu erleben (zum Beispiel als HSP), desto wichtiger ist es, gesunde Wege im Umgang damit zu üben.

Widerstand gegen Unbehagen ist problematisch, weil er unser Leiden verstärkt. Widerstand bedeutet, dass wir der Situation die zusätzliche Geschichte hinzufügen, dass die Dinge nicht so sein sollten, wie sie sind. Im Zusammenhang mit Misophonie sehen solche inneren Widerstandsgedanken zum Beispiel so aus:

- „Menschen sollten nicht so kauen."
- „Menschen sollten wissen, wie nervig dieses Geräusch ist, und es vermeiden."
- „Wenn jemand meine Trigger kennt, sollte er immer daran denken, sie nicht in meiner Nähe zu tun."

Es ist völlig normal und verständlich, sich nach Wohlbefinden zu sehnen, wenn man sich unwohl fühlt. Doch wenn wir uns an die Überzeugung klammern, dass die Dinge anders sein müssten (vor allem, wenn sie nicht in unserer Kontrolle liegen), und uns einreden, dass unser Wohlbefinden davon abhängt, dass andere sich unseren Vorlieben anpassen, verwandelt sich Unbehagen in Leiden.

Aus physiologischer Sicht erzeugt Widerstand Anspannung im Körper, setzt Stresshormone frei und hält uns in einem defensiven Zustand. Dadurch geraten wir in eine Endlosschleife:

Wir werden getriggert. Die konkrete Situation ist vorbei, aber wir schmoren weiter im Widerstand. Das hält uns in einem Verteidigungszustand, macht uns dadurch noch anfälliger für neue Trigger und begünstigt sogar die Entstehung zusätzlicher Trigger. Dieser Kreislauf wiederholt sich immer wieder.

Oft sind Menschen so sehr in ihre Widerstands-Geschichte verstrickt, dass sie gar nicht merken, dass sie sich in ihr befinden. Gefährlich wird es, wenn wir uns unserer Gedanken nicht bewusst sind – besonders jener, in denen wir Dinge starr und persönlich bewerten. Denn so bleiben wir in einem ungesunden Teufelskreis gefangen. Der erste Schritt im Umgang mit Widerstand ist deshalb, sich der Geschichte, die man sich selbst erzählt, bewusster zu werden – und zu prüfen, ob Widerstand darin eine Rolle spielt. Genau hier ist Achtsamkeit eine wertvolle Hilfe.

Achtsamkeit ist ein kraftvolles Werkzeug, um sich der Geschichten, die wir erschaffen, bewusster zu werden und zu prüfen, ob sie mit der Realität übereinstimmen und ob sie unser Leiden verstärken. Menschen mit Misophonie fällt es zum Beispiel schwer, achtsam zu bleiben bei der Tatsache, dass die meisten Menschen auf dieser Welt durch Kaugeräusche oder sich wiederholende Geräusche und Bewegungen kaum beeinträchtigt sind – und deshalb kein entsprechendes „Konditioniertsein" haben, das sie dafür besonders aufmerksam und rücksichtsvoll macht. Schnell wird dann unbewusst angenommen, andere seien absichtlich unhöflich oder rücksichtslos, und die Komplexität menschlicher Erfahrungen und Absichten gerät aus dem Blick.

(Ein Hinweis: Im folgenden Absatz und in den Stichpunkten geht es um einen Trigger, der nichts mit Kauen zu tun hat.)

Ein Beispiel dafür, wie ich selbst ungeschickt mit Unbehagen umging, war auf einem Flug: Hinter mir saß jemand mit einer knisternden Chipstüte. Je länger das Geräusch anhielt, desto unruhiger wurde ich. Irgendwann beschloss ich, der Person einen missbilligenden Blick zuzuwerfen. Doch als ich mich umdrehte, sah ich ein entzückendes vierjähriges Mädchen, die Knie an die Brust gezogen, Kopfhörer auf den Ohren, völlig vertieft in ihren Film – und mit der Tüte in der Hand. Meine innere Geschichte wandelte sich von „Ein rücksichtsloser Idiot isst endlos weiter, ohne zu beachten, wie sehr das Knistergeräusch andere nervt" zu „Dieses süße Mädchen beruhigt ihre Flugangst, indem es sich auf einen Film konzentriert und ihr Lieblingssnack sie dabei begleitet." Meine Gereiztheit war sofort verschwunden, als sich meine Geschichte in eine von Mitgefühl verwandelte. Zugegeben, ich legte auch hier eine Art „Urteil" über das Kind (ich erzählte mir, sie sei ängstlich und süß). Aber in der neuen Geschichte stellte nichts mehr eine Bedrohung für mich dar.

Reine Achtsamkeit würde in einer solchen Situation etwa so aussehen:

- Das Geräusch einer knisternden Tüte wird wahrgenommen.
- Die Enge in meiner Brust wird wahrgenommen.
- Die Geschichte „Dieses Geräusch kommt von einem rücksichtslosen Idioten" wird wahrgenommen.
- Die Geschichte „Dieses Geräusch kommt von einem süßen, ängstlichen Kind" wird wahrgenommen.

- Das Verlangen nach Ruhe wird wahrgenommen.

Wenn wir uns im Bedrohungszustand befinden – sei es durch einen Misophonie-Trigger oder durch etwas anderes –, ist es ganz normal, dass unsere innere Geschichte beinhaltet, Dinge persönlich zu nehmen oder das Verhalten anderer negativ zu bewerten. Um diesen Teufelskreis zu durchbrechen, ist es hilfreich, zunächst kleinere Momente von Unbehagen in Ihrem Leben (vielleicht sogar solche, die nichts mit Misophonie zu tun haben) bewusst zu beobachten. Achten Sie dabei auf Ihre innere Erzählung und üben Sie, Gedanken des Widerstands in gesündere und wahrhaftigere Richtungen umzulenken.

Wie ich schon zu Beginn des Buches betont habe, aktiviert das Unterbewusstsein in der Regel den Kampf-oder-Flucht-Modus bei Triggern, noch bevor der Verstand eingreifen kann. Dennoch können wir die Geschichte, die wir uns selbst erzählen, sowohl im Vorfeld potenziell triggernder Situationen als auch im Anschluss daran bewusst beeinflussen. Damit ebnen wir den Weg dafür, dass Miggie diese Dinge irgendwann nicht mehr als Bedrohung einstuft. Achten Sie besonders auf innere Geschichten, die mit „Menschen sollten/sollten nicht" oder „Ich sollte/sollte nicht" beginnen, und ändern Sie diese so früh wie möglich zu gesünderen und realistischeren Wahrheiten, zum Beispiel:

- Es gibt nicht die eine „richtige" Art zu [kauen].
- Mir ist es lieber, wenn Menschen leise kauen, damit es für mich leichter ist. Ich kann diesen Wunsch freundlich äußern.
- Ich kann Dinge tun, um meinen Körper zu unterstützen, statt mich Triggern hilflos ausgeliefert zu fühlen.
- Menschen sind komplex. Meine Sicht und mein Erleben sind nicht für alle dieselben.
- Mein Unterbewusstsein nimmt dieses Geräusch als Bedrohung wahr und versucht, mich zu schützen, indem es mich in den Kampf-oder-Flucht-Modus versetzt.

Die Misophonie-Therapeutin Sipora Weissman ermutigt ihre Klient:innen, bei Geräuschen, die sie normalerweise ablehnen oder bewerten würden, die aber keine Misophonie-Trigger sind, eine Haltung der Gleichgültigkeit zu üben. Hier einige Beispiele für innere Selbstgespräche, die sie empfiehlt:

- „Ich nehme dieses Geräusch wahr. Na und? Ich lasse es los. Es gibt keinen Grund, etwas zu tun."
- „Ich bin eine Hochsensible Person. Ich nehme Details in meiner Umgebung wahr, und das ist völlig in Ordnung! Ich nehme [X] wahr, und das ist okay."

Einer der Faktoren, die Widerstand hervorrufen, sind unrealistische und überhöhte Erwartungen daran, wie andere sich verhalten sollten. So sehr ich mir manchmal wünsche, dass jemand ein Benimm-Buch schreibt, an das sich alle halten müssen – realistischer ist es, unsere Erwartungen zu überprüfen. Denn Erwartungen führen oft zu Enttäuschungen. Eine Übung in der Radikal offenen dialektisch-behavioralen Therapie (RO-DBT) besteht darin, um die eigenen Erwartungen an andere zu trauern. Zum Beispiel können wir erwarten, dass Menschen immer freundlich oder rücksichtsvoll sein sollten. Die Realität ist: Nicht alle werden sich jederzeit so verhalten. Diese Tatsache zu akzeptieren bedeutet nicht, dass wir keine Grenzen in unseren Beziehungen setzen dürfen. Vielmehr ermöglicht sie uns, mit weniger Widerstand gegenüber dem, was ist, durchs Leben zu gehen.

> **Eltern und Partner:innen von Menschen mit Misophonie** möchte ich ermutigen, auch die eigenen Geschichten und tief verankerten Überzeugungen zu betrachten, die beeinflussen, wie Sie Verhalten deuten. Mehr Selbstwahrnehmung verringert die eigene Reaktivität und macht Sie zu einer emotional sicheren Person im Umgang mit anderen. Dadurch steigt die Wahrscheinlichkeit, dass Ihr Kind oder Ihre Partnerin/Ihr Partner sich in Ihrer Gegenwart in einem sicheren, verbundenen Zustand befindet.

Viele psychotherapeutische Ansätze haben Methoden, um Menschen zu helfen, sich ihrer Überzeugungen und Geschichten bewusster zu werden.

Wenn Sie Akzeptanz und geistige Flexibilität üben möchten, könnte das RO-DBT-Programm für Sie interessant sein. RO-DBT verbindet Prinzipien der Dialektisch-Behavioralen Therapie (DBT) mit einem Schwerpunkt auf Offenheit und Bereitschaft für neue Erfahrungen. Akzeptanz im Gegensatz zu Widerstand wird dabei durch Fertigkeitstraining, Achtsamkeitsübungen und therapeutische

Strategien gefördert, die die psychologische Flexibilität stärken. Die Klient:innen lernen, starre Denk- und Verhaltensmuster zu erkennen und zu hinterfragen, sodass sie flexibler auf die Herausforderungen des Lebens reagieren können.

Auch die Akzeptanz- und Commitment-Therapie (ACT) ist ein Ansatz, der Menschen hilft, eine annehmendere Haltung gegenüber inneren Erfahrungen zu entwickeln und dadurch mehr psychologische Flexibilität und Resilienz im Umgang mit Schwierigkeiten aufzubauen. Die Klient:innen werden ermutigt, ihre Gedanken und Gefühle nicht zu verurteilen oder verändern zu wollen, sondern sie anzunehmen. Gleichzeitig lernen sie, ihre persönlichen Werte klarer zu erkennen und Handlungen daran auszurichten – auch dann, wenn unangenehme Gedanken oder Gefühle präsent sind.

Akzeptanz bedeutet nicht, sich mit einem Leben voller Belastungen abzufinden oder keine Grenzen gegenüber respektlosem Verhalten zu setzen. Sie bedeutet vielmehr, die Realität anzuerkennen, ohne weitere Schichten von Widerständen und Urteilen hinzuzufügen – denn genau das verstärkt die Misophonie. Es geht darum, Unbehagen mit Neugier, Mitgefühl und Weisheit zu begegnen. Darum, ungesunde Geschichten zu erkennen und sie in hilfreichere und zutreffendere Sichtweisen umzulenken. Darum, zu akzeptieren, dass wir alle unterschiedliche Vorlieben haben und es keine einzig richtige Art gibt, in dieser Welt zu sein oder Dinge wahrzunehmen. Und es geht darum, anzuerkennen, dass Ihre Weltsicht sich deutlich von der derjenigen unterscheiden kann, die keine Misophonie erleben.

Fleur Chambers, Schöpferin der App „Happy Habit" und Autorin von *Ten Pathways*, nutzt ihre eigenen Erfahrungen mit chronischen Schmerzen und Fibromyalgie, um anderen zu zeigen: „Glück ist kein imaginärer Ort, frei von Enttäuschung, Reue, Unsicherheit oder anderen unangenehmen Gefühlen. Echte Freude ist vielmehr die Fähigkeit, trotz unserer Herausforderungen aus vollem Herzen zu leben und von ihnen zu lernen."

Chambers vergleicht den Widerstand gegen Schmerz und Unbehagen mit einem 20-Kilo-Rucksack, den wir uns zusätzlich aufladen. Denn Widerstandsgedanken bringen schwere Gefühle mit sich – wie Scham, Neid und Wut. Sie wirken sich negativ auf Körper, Geist, Identität und unsere Beziehungen aus. In ihrem Buch beschreibt sie, was Widerstand nach sich ziehen kann. Er kann:

- körperlichen Stress hervorrufen, einschließlich Anspannung, Enge und Schmerzen,
- unsere Körperhaltung verändern, sodass Brust und Herz verschlossen wirken und wir Zustände wie Mitgefühl, Dankbarkeit, Freundlichkeit oder Vergebung kaum mehr erreichen,
- Grübeln fördern, das unseren Blickwinkel verengt, unsere Problemlösefähigkeit einschränkt und uns davon abhält, neue kreative Chancen zu ergreifen,
- uns dazu bringen, unsere Gefühle zu verdrängen,
- langfristig Selbstzweifel, Unsicherheit und geringes Selbstwertgefühl begünstigen,
- Gewohnheiten wie Perfektionismus, Gefallenwollen und Aufschieberitis fördern,
- dazu führen, dass wir Details unseres Lebens und unserer Beziehungen kontrollieren und mikromanagen wollen,
- unsere Fähigkeit mindern, Sinn zu finden und aus Schmerz, Herausforderungen und Rückschlägen zu lernen.

In ihrem persönlichen Weg kam sie zu dem Schluss, dass Fibromyalgie die Art und Weise ihres Körpers ist, ihre Aufmerksamkeit zu gewinnen, wenn sie sich von ihrem authentischen Selbst und ihrem Lebenssinn entfernt. Heute, wenn sie eine Schmerzepisode erlebt, atmet sie tief durch und fragt ihren Schmerz, was er sie lehren will oder was er ihr mitteilen möchte. Hier einige der Antworten, die sie erhalten hat:

- Es ist in Ordnung, verletzlich zu sein.
- Du bist müde, hör auf, dich so sehr zu überfordern.
- Mach doch mal einen Mittagsschlaf!
- Hör auf, dir Sorgen darüber zu machen, was andere über dich denken.
- Du bist sicher, auch wenn du Fehler machst.

In meinem Leben war Misophonie ein Signal dafür, dass ich Traumata zu heilen hatte, dass ich mir zu viel auflud, dass ich bessere Grenzen und mehr Selbstfürsorge brauchte – und dass die Geschichte, die ich mir selbst erzählte, ungesund war.

Achtsamkeit, Neugier und Akzeptanz vertiefen unser Verständnis für uns selbst. Sie können uns helfen, die Wurzeln unserer Misophonie und die emotionalen Lerninhalte zu erkennen, die sie notwendig machen. Ich möchte Sie deshalb ermutigen, Ihre Misophonie eher als Verbündete zu betrachten, statt in ihr einen Gegner zu sehen. Das bedeutet nicht, ein Leben voller Leid mit Misophonie hinzunehmen, sondern sie als Feedback-Werkzeug zu sehen. Sie kann Ihnen über Ihren körperlichen Zustand Rückmeldung geben, darüber, wie gut Ihre Bedürfnisse erfüllt sind, über Ihre innere Geschichte und darüber, wie sicher Sie sich in einer Beziehung fühlen.

Falls ich Sie noch nicht von der Praxis der Akzeptanz überzeugen konnte: Ein weiterer Gewinn ist, dass sie emotionale Stärke und Resilienz fördert. Wir wissen, dass Schmerz notwendig ist, um Muskeln aufzubauen. Genauso verhält es sich mit der Fähigkeit, physiologisches und emotionales Unbehagen auszuhalten. Wenn wir unserem Unbehagen achtsam Raum geben, erweitern wir ihm gegenüber unsere Toleranz. Wir bauen die Fähigkeit auf, mit dem zu sein, was ist.

> Das Maß an Unbehagen muss handhabbar sein, damit es hilfreich ist. So wie beim Krafttraining gilt: Wenn die Gewichte zu leicht oder zu schwer sind, machen wir keinen Fortschritt.

Das führt zu dem Vertrauen, dass Sie mit allem umgehen können, was geschieht – ein entscheidender Schritt, um Misophonie zu überwinden, da sie oft aus einem emotionalen Lerninhalt entsteht, das mit Hilflosigkeit verbunden ist.

Ich mag das Mantra von Edith Eger – Psychologin, Autorin und Holocaust-Überlebende –, mit dem sie dem Unbehagen in ihrem Leben begegnet: „Ich mag es nicht, es ist unbequem, es ist vorübergehend, und ich kann es überstehen."

Zusammengefasst bewirkt der Umgang mit Unbehagen durch Achtsamkeit, Neugier, Mitgefühl und Akzeptanz Folgendes:

- Wir erweitern unsere Fähigkeit, Unbehagen auszuhalten.

- Wir erweitern unsere Fähigkeit, ungesunde Geschichten frühzeitig zu stoppen und umzulenken.
- Wir bewegen uns schneller durch Phasen von Unbehagen hindurch.
- Wir gewinnen mehr Bewusstsein über die Wurzel unseres Unbehagens und erhalten dadurch Zugang zu wirksameren Wegen, es zu bearbeiten.

SPIRITUELLE ÜBERLEGUNGEN

Dieser Abschnitt richtet sich an diejenigen, die sich für spirituelle Aspekte im Umgang mit Misophonie interessieren. Unter den Interviewten, die ihre Misophonie überwunden haben, fällt die Reise von Paige „Zai'ra" Benson besonders durch ihre spirituelle Dimension auf. Die Misophonie zeigte sich bei Paige schon in jungen Jahren und prägte Kindheit und frühes Erwachsenenalter stark. Sie kämpfte mit zahlreichen Triggern, und ihre täglichen Entscheidungen und sozialen Kontakte wurden durch die Misophonie bestimmt. Heute bemerkt Paige ihre früheren Trigger manchmal noch, betont jedoch, sie habe „100 Prozent Selbstregulation und kann Beobachterin bleiben, anstatt sich von primitiven Reaktionen überwältigen zu lassen". Sie betrachtet ihre Beziehung zur Misophonie als etwas Heiliges: „Sie zeigt mir Bereiche meines Lebens und meines Selbst, die Heilung brauchen. Sie ist eine Schatzkiste voller Erkenntnisse und Weisheit, aus der ich immer wieder tieferes Verstehen und Heilung schöpfen kann."

Wenn es Sie anspricht, überlegen Sie doch einmal, ob die Misophonie Ihnen den Weg zu einem tieferen Erkennen Ihrer selbst und Ihres Lebenssinns weist. Vielleicht ist sie eine Einladung, mehr in Ihre Kraft als spirituelles Wesen zu treten.

Wenn Ihr Nervensystem aus dem Gleichgewicht geraten ist, könnte es auch daran liegen, dass Sinn oder eine Verbindung zur spirituellen Dimension fehlt. Manche sprechen in diesem Zusammenhang von „Tiefe-Mangel". Der Mensch sucht Sinn als grundlegenden Bestandteil seines Daseins und seiner seelischen Gesundheit. Besonders ausgeprägt ist dieses Bedürfnis bei Hochsensiblen Personen, die Innenschau, tiefgehende Gespräche und die Anbindung an den größeren Lebenssinn als besonders erdend erleben.

Unsere Kultur verleitet leicht dazu, im Alltagstrott zu versinken und dabei die Verbindung zur spirituellen Dimension, zu tieferer Selbstreflexion, zum größeren Lebenssinn und zu unserer Fähigkeit, Heilung zu erfahren und Gutes in die Welt zu bringen, zu verlieren. Um diese Verbindung zu bewahren, brauchen wir Praktiken, Rituale oder Beziehungen/Gemeinschaften, die spirituelle Erfahrungen ermöglichen und Sinn stiften. Tägliche Übungen wie Meditation, Tagebuchschreiben oder das Lesen spiritueller Texte fördern regelmäßige Innenschau und machen uns bewusst, was wirklich bedeutungsvoll ist. Darüber hinaus kann „Tiefenarbeit“ – wie Elaine Aron es nennt – mit einer spirituell orientierten psychotherapeutischen Fachkraft oder einer spirituellen Begleitung zu tiefer Selbstentdeckung und Heilung führen.

Richard Rohr, Ordensmann, Autor und spiritueller Lehrer, ist bekannt für seine tiefgründigen Einsichten in die christliche Mystik, kontemplative Spiritualität und die Verbindung von Psychologie und Spiritualität. Ich empfinde seinen Zugang als erfrischend und kraftvoll. Ein Zitat von ihm vermittelt einen Eindruck: „Wir leiden, um gesund zu werden. Wir ergeben uns, um zu gewinnen. Wir sterben, um zu leben. Wir geben es weg, um es zu behalten. Diese gegenintuitive Weisheit wird immer bekämpft werden. Sie wird geleugnet und vermieden, bis sie uns von einer Realität aufgezwungen wird, der wir machtlos gegenüberstehen.“

Es gibt zahlreiche Praktiken und Therapien, die Stress abbauen und das Nervensystem unterstützen. Einige zusätzliche, die ich im Buch bisher nicht erwähnt habe, sind Biofeedback, Akupunktur, Massage, Craniosacraltherapie, sensorische Integrationstherapie und das „Safe and Sound Protocol“. Natürlich gibt es noch viele mehr!

Es geht darum, herauszufinden, welche Methoden für Sie am besten funktionieren, und diese in Ihren Alltag einzubauen. Manche decken gleich mehrere Aspekte ab, die das Nervensystem stärken. Joggen zum Beispiel beinhaltet:

- Zeit in der Natur
- Stressabbau
- Aufbau von Toleranz gegenüber Unbehagen
- Körperliche Bewegung
- Festigung des eigenen Gefühls von Stärke

- Soziale Verbindung (wenn man mit einer vertrauten Person läuft oder anderen beim Vorbeigehen zulächelt)
- Stärkung des Kontakts zum eigenen Körper

Überfordern Sie sich nicht, indem Sie versuchen, alle Entwicklungsfelder auf einmal anzugehen. Beginnen Sie mit ein oder zwei Bereichen und fügen Sie nach und nach weitere Veränderungen, Therapien und Praktiken hinzu – so, wie es für Sie stimmig ist.

17.
PONG: GEDÄCHTNISREKONSOLIDIERUNG

Die Arbeit in diesem Bereich muss sehr individuell sein – sie muss genau auf die eingeschlossenen Gefühle und die ungesunden emotionalen Lerninhalte abgestimmt werden, die das Fundament Ihres Misophonie-Eisbergs bilden. Damit Sie ein Gefühl für den Prozess bekommen, nehme ich die Geschichte des Jungen auf dem Sofa und zeige, wie es für ihn und seine Familie aussah.

A. BEISPIELGESCHICHTE

Hier noch einmal der Anfang der Geschichte: Ein dreizehnjähriger Junge schläft nach einem langen Tag abends auf dem Sofa im Wohnzimmer ein. Sein Vater kommt eine Stunde später nach einem anstrengenden Arbeitstag nach Hause, setzt sich neben ihn und beginnt, einen späten Snack zu essen: eine Schüssel Chips. Das Knacken der Chips, zusammen mit der Nähe, schreckt den Jungen auf, und sein Körper schaltet instinktiv in einen Zustand defensiver Mobilisierung. Der Junge fühlt sich genervt und wütend. Er denkt: „Ich bin Papa egal – sonst würde er doch nicht direkt neben mir so einen Lärm machen und riskieren, dass ich aufwache. Ihm ist sein Lieblingsplatz wichtiger als ich." Zu der Wut mischt sich nun Ekel, was seine innere Not verstärkt.

Er sagt seinem Vater weder, dass er mehr Abstand braucht, noch verlässt er das Sofa – in der Überzeugung, dass sein Vater das persönlich nehmen und wütend und abwehrend reagieren würde. Außerdem trägt der Junge einen unbewussten emotionalen Lerninhalt in sich: „Wut zu zeigen bringt dich in große Schwierigkeiten und muss deshalb unterdrückt werden" – ein Ergebnis eines traumatischen Vorfalls in der Schule.

Er geht auch davon aus, dass das Knabbern und die dazugehörigen Geräusche, die sich für ihn wie ein Eindringen anfühlen, bald aufhören werden. Er ahnt nicht, dass die Schüssel Chips ziemlich groß ist, da er unter einer dünnen Decke liegt. Mit jedem Knacken fühlt er sich stärker verletzt und aus dem Gleichgewicht gebracht. Da Kämpfen oder Fliehen keine Option ist, rutscht er die physiologische Leiter hinunter in einen hilflosen Erstarrungszustand. (Jahre später erinnert er sich in der Therapie, wie furchtbar sich das innerlich angefühlt hat.)

Der Moment geht schließlich vorbei, aber die ausgeschütteten Kampf-Flucht-Chemikalien und die defensiven Gefühle werden nicht abgebaut. Deshalb bekommt Miggie nicht die Botschaft: „Es ist vorbei." Sein Unterbewusstsein zieht den Schluss: „Kaum kaut Papa, bedeutet das, dass wir in Überforderung und Hilflosigkeit geraten." Das daraus entstehende funktionale Symptom (man könnte auch sagen „Überlebensstrategie" des Unterbewusstseins) ist, dass Miggie künftig bei jedem Anzeichen von Papas Kauen den Kampf-oder-Flucht-Modus aktiviert, wenn der Junge sich irgendwie verletzlich fühlt – um ihn zu motivieren, es zu stoppen oder schnell zu fliehen, damit er nicht wieder überwältigt und hilflos wird.

An diesem Punkt haben wir einerseits unverarbeitete Abwehrenergie im Körper, andererseits einen problematischen emotionalen Lerninhalt. Problematisch ist es deshalb, weil die eigentliche Ursache für das Überwältigt- und Hilfloswerden des Jungen viel komplexer war als „Papas Kaugeräusche". Aber genau das hat Miggie abgespeichert und handelt nun danach. Idealerweise wäre dies schon damals in einer Traumatherapie erkannt und bearbeitet worden. Doch wer käme auf die Idee, dass so ein Moment Traumaheilung erfordert? Die allermeisten Menschen nicht.

Stattdessen entwickelte sich die Situation weiter, und neue Schichten an eingeschlossener Abwehrenergie und ungesunden emotionalen Lerninhalten kamen hinzu – und so wuchs daraus der Misophonie-Eisberg. Bitte bedenken Sie: Emotionale Lerninhalte sind einem Menschen nicht bewusst, solange er oder sie keine tiefe innere Arbeit macht. Ich benenne sie im Folgenden ausdrücklich, damit Sie besser verstehen, was geschieht.

Am nächsten Abend beim Abendessen ist der Junge, erschöpft durch schlechten Schlaf, in einem verletzlichen Zustand, und Miggie steht unter Hochspannung. Als sein Vater beginnt, rohe Karotten zu kauen, aktiviert Miggie sofort den Kampf-oder-Flucht-Modus. Der Junge ringt damit, sich selbst und anderen zu erklären, warum er so einen starken Drang verspürt, den Tisch zu verlassen – doch das bloße Sitzenbleiben ist für ihn kaum auszuhalten. Er sucht hektisch nach einem plausiblen Vorwand und sagt, er müsse noch Hausaufgaben machen. Der Vater fährt ihn an: „Was ist los mit dir?! Gestern war der letzte Schultag. Lügen sind in dieser Familie nicht erlaubt. Und übermorgen bei Jimmy übernachten kannst du vergessen!"

Das heizt Miggie noch weiter an. Verzweifelt auf der Suche nach Unterstützung, schaut der Junge zu seiner Mutter, die nervös ihre Suppe schlürft. Für ihn fühlt es sich an, als hätte jemand die Lautstärke aufgedreht (was im Kampf-Flucht-Modus tatsächlich passieren kann), und das Schlürfen spürt er im ganzen Körper. Seine Not vertieft sich mit dem Gedanken: „Sie sieht doch, dass ich kämpfe, und sie tut nichts, um mir zu helfen! Es ist ihr völlig egal!" Miggie setzt „Mamas Essgeräusche" mit auf die Liste.

Nach dem Abendessen zieht sich der Junge in sein Zimmer zurück – immer noch wütend, ängstlich und verwirrt. Er grübelt über seine Erfahrung nach und merkt, dass andere offenbar nicht mit Kaugeräuschen kämpfen. Er folgert: „Ich reagiere so auf Mamas und Papas Kaugeräusche, weil mit mir etwas nicht stimmt." Dieser beschämende Gedanke belastet sein Nervensystem zusätzlich und raubt ihm erneut den Schlaf.

Er erträgt weitere Familienmahlzeiten, versucht mit aller Kraft, die Kampf-Flucht-Reaktionen zu unterdrücken und den massiven inneren Stress auszuhalten. Jedes Mal bemüht er sich um einen glaubwürdigen Grund, früher vom Tisch aufzustehen. Inzwischen ist es so, dass er, selbst nach einem guten Tag und ausreichendem Schlaf, schon mit der Erwartung an den Tisch kommt, dass ihn die Kaugeräusche von Mutter und Vater triggern werden. Mit anderen Worten: Er kommt in einem defensiven physiologischen Zustand zum Tisch, was ihn sofort empfänglich macht, die Kaugeräusche wahrzunehmen und getriggert zu werden.

Schließlich gibt es ein Essen, bei dem er besonders schlechte Laune hat, weil er die Nachricht bekommen hat, dass er es nicht ins Fußballteam geschafft hat, worauf er gehofft hatte. Sein Toleranzfenster ist nun extrem eng, durch die vielen unvollständigen Kampf-Flucht-Reaktionen, die Erwartungsangst und den Glaubenssatz, dass mit ihm etwas nicht stimmt (und er nun offenbar auch „kein guter Fußballer" ist). Diesmal kann er die starken Gefühle und Fluchtimpulse, die Miggie zur Abwehr der Hilflosigkeit losschickt, nicht mehr am Tisch zurückhalten. Schon kurz nach Beginn des Essens, die Augen zwischen Mutter und Vater hin- und herschießend, platzt es aus ihm heraus: „Ich halte das Geräusch eures Kauens nicht mehr aus!“ und er stürmt in sein Zimmer.

Kurz darauf kommt seine Mutter. Er weint heftig und erzählt ihr schließlich, wie sehr ihn ihre Kaugeräusche und die seines Vaters innerlich wütend machen, anwidern und außer Kontrolle bringen. Er fleht, nicht mehr mit der Familie essen zu müssen. Sie hat Mitgefühl, ist aber ratlos, wie sie helfen soll. Als sie es mit dem Vater bespricht, wischt der das Problem als typisches Teenagerverhalten ab und verweist darauf, dass der Junge doch bei seinen Freunden keine Probleme mit Kaugeräuschen habe (die Eltern verstehen nicht, dass die „Kaugeräusche“ auf der Bedrohungsliste derzeit nur sie beide betreffen). Sie beschließen, ihn nicht getrennt essen zu lassen. Diese Entscheidung lässt den Jungen sich unverstanden und am Tisch besonders hilflos fühlen. Außerdem durchschauen die Eltern nun seine Taktiken, möglichst früh vom Tisch zu verschwinden.

Angesichts seiner Not und Hilflosigkeit bei den Familienmahlzeiten dauert es nicht lange, bis Miggie weitere alltägliche Geräusche vom Tisch mit auf die Bedrohungsliste setzt. Mit der Zeit erkennen die Eltern, dass es um mehr geht als um ein reines Verhaltensproblem. Auf der Suche nach Antworten recherchiert die Mutter im Internet: „Warum hat mein Kind Probleme mit Kaugeräuschen?“ und stößt auf den Begriff Misophonie. Sie empfindet eine Mischung aus Erleichterung und Schuldgefühlen, weil sie nun weiß, dass es einen Namen für das gibt, womit ihr Sohn kämpft. Auch der Junge ist ein Stück weit erleichtert – es tut gut zu wissen, dass er nicht allein ist.

Doch die Art und Weise, wie sie die Informationen deuten, führt dazu, dass sie glauben: Er ist im Grunde „allergisch“ gegen Kaugeräusche. Die Erleichterung des Jungen schwindet, als er erfährt, dass es „keine Heilung“ gibt und viele Menschen im Laufe der Zeit mehr Trigger entwickeln. Genau das hat bei ihm schon begonnen, und so zieht er hilflos den Schluss, dass es stimmen muss – dass er keine Kontrolle darüber hat, dass sein Körper immer mehr Trigger bilden wird. Das führt zu einem weiteren emotionalen Lerninhalt: „Ich habe Misophonie, das bedeutet, ich bin hilflos gegenüber den Reaktionen meines Gehirns auf bestimmte Geräusche. Jede Person und beliebig viele Geräusche könnten das auslösen.“ In dieser Nacht schläft er mit der Sorge ein, was er tun soll, wenn die Misophonie bei einer Prüfung oder im Beisein von seinen Freunden auftaucht.

Am nächsten Tag geht er angespannt in die Schule, bereits auf der Hut vor möglichen Triggern. Schon bald bemerkt er, dass jemand im Unterricht Kaugummi kaut. Er verkrampft sich noch mehr, aus Angst, dass dies zu einem neuen Trigger werden könnte – nicht wissend, dass genau dieses ängstliche Beobachten den Weg dafür ebnet, dass Miggie es tatsächlich mit auf die Liste setzt.

Einmal flüstert ihm ein Freund von der Bank hinter ihm im Unterricht zu, dass er sich in dasselbe Mädchen verliebt hat. Wenn der Junge sie nicht bald zum Schulball einlädt, wolle er es tun. Das versetzt den Jungen in einen stark defensiven Zustand. Kurz darauf steckt sich der Freund ein Kaugummi in den Mund und kaut den Rest der Stunde hörbar darauf herum. Nach einigen weiteren Situationen, in denen der Junge sich gestresst, eingesperrt und in Gegenwart von jemandem, der Kaugummi kaut, wiederfindet, setzt Miggie „Kaugummikauen" (nun nicht mehr an eine bestimmte Person gebunden) mit auf die Liste.

Schließlich fasst der Junge den Mut, seinem Freund, einem notorischen und lauten Kaugummikauer, von seiner Misophonie zu erzählen und wie schwer er die Geräusche erträgt. Der Freund lacht und sagt: „Das ist doch nicht dein Ernst! Du meinst, wenn ich so mache [übertriebenes Schmatzen]? Das ist ja *total* komisch!" – was den Jungen zusätzlich triggert. Getriggert, beschämt und hilflos manifestiert sich ein weiterer emotionaler Lerninhalt: „Wenn ich jemandem von meiner Misophonie oder meinen Triggern erzähle, kann er das gegen mich verwenden und mich für seltsam halten. Also ist das etwas, wofür ich mich schämen muss und was ich verbergen sollte."

Wie Sie sehen, fühlt sich der Junge zunehmend hilflos, hoffnungslos und erschöpft – alles Faktoren, die ihn empfänglicher machen, leichter getriggert zu werden und weitere Trigger zu entwickeln. Ich weiß, diese Geschichte ist düster und herzzerreißend, und ich weiß auch, dass viele von Ihnen, die dies lesen, eine ähnliche Erfahrung gemacht haben.

Hier eine Zusammenfassung dessen, was den Kern seines Heilungsprozesses ausmachte, nachdem die Familie die richtige Unterstützung gefunden hatte:

- Sitzungen mit Eltern und Geschwistern, um ein gemeinsames Verständnis für die Reaktionen des Jungen auf Triggergeräusche zu entwickeln. Dabei wurde betont, dass er den Kampf-oder-Flucht-Modus nicht bewusst auswählt, und die Wichtigkeit hervorgehoben, als Team zu agieren und beschämende Reaktionen zu vermeiden.
- Einführung von schulischen Unterstützungsmaßnahmen (z. B. Nachteilsausgleich oder individueller Förderplan), um ihm mehr Selbstwirksamkeit im Umgang mit Triggern zu geben.
- Aufklärung, um die Verwirrung darüber, was sein Körper tut, zu klären, und Gedächtnisrekonsolidierungsarbeit, um den emotionalen Lerninhalt „Ich reagiere so stark, weil mit mir als Person etwas nicht stimmt“ zu aktualisieren in: „Mit mir stimmt alles. Mein Körper macht genau das, was er tun soll, wenn er eine Bedrohung wahrnimmt. Er bewertet diese Dinge als Bedrohung, weil ich in der Vergangenheit Erfahrungen von Ohnmacht und Hilflosigkeit gemacht habe.“
- Aufklärung über das Thema Hochsensibilität, einschließlich der besonderen Bedürfnisse, die damit einhergehen, und der Bedeutung, diese Bedürfnisse ernst zu nehmen. Neubewertung früherer Erfahrungen von Scham über seine Sensibilität.
- Entwicklung von somatischer Wahrnehmung und der Fähigkeit, mit unangenehmen Körperempfindungen achtsam und konstruktiv – statt ängstlich oder abwehrend – umzugehen. Lernen und Üben, wie der Abwehrzyklus vollständig abgeschlossen werden kann.
- Gedächtnisrekonsolidierungsarbeit mit dem Schulvorfall, der zu dem emotionalen Lerninhalt „Wut auszudrücken bringt dich in große Schwierigkeiten und muss daher unterdrückt werden“ geführt hatte. Dies beinhaltete auch Aufklärung und Gespräche über gesunde Formen des Wutausdrucks.

- Bearbeitung ungesunder Grenzen in der Familie und Wiederherstellung des Vertrauens zwischen ihm und seinem Vater.
- Arbeit mit der ursprünglichen Leidenssituation (dem Sofa-Moment), um die eingeschlossenen Gefühle und Abwehrimpulse zu lösen. Dazu gehörte auch, sich in der Vorstellung eine Erfahrung zu geben, in der er seine Wahrheit lebt (dass seine Gefühle von Wut und Ekel berechtigt waren, auch wenn andere das nicht so sahen) und Selbstwirksamkeit erlebt. Der Junge konnte zudem die Entscheidung seines Vaters, sich damals neben ihn aufs Sofa zu setzen, neu und gesünder bewerten: „Papa hatte einen wirklich langen Tag und war in diesem Moment nicht die beste und bewussteste Version seiner selbst. Aber er kümmert sich sehr um mich. Das ist ja auch ein Grund, warum er so lange arbeitet."

Die Sitzungen wechselten zwischen diesen Themen hin und her, oft wurden mehrere in einer einzigen Sitzung berührt. So zeigte sich zum Beispiel bei der Erforschung der ersten „Misophonie"-Erfahrung zu Beginn der Arbeit, dass zunächst seine Beziehung zu Wut und bestimmte Familiendynamiken bearbeitet werden mussten, bevor man tiefer einsteigen konnte.

An einem Punkt stießen wir auf einen Anteil, der befürchtete, eine Heilung seiner Misophonie würde bedeuten, dass seine Eltern seine Bedürfnisse nach Grenzen nicht mehr so selbstverständlich respektieren würden – auch das musste zunächst aufgearbeitet werden.

Mit der Zeit führten die oben genannten Schritte dazu, dass er immer mehr Selbstwirksamkeit im Umgang mit seinen Triggern erlebte, und zwar aus folgenden Gründen:

- Er fühlte sich nicht länger verwirrt oder beschämt über die Reaktionen seines Körpers.
- Er hatte Werkzeuge zur Selbstregulation und die Unterstützung seiner Familie.

- Er fühlte sich gestärkt, seine Gefühle und Bedürfnisse auszudrücken.
- Sein Toleranzfenster hatte sich durch Traumaheilung, das Ernstnehmen seiner HSP-Bedürfnisse, das Auflösen von Scham, das Loslassen statt Unterdrücken seiner Gefühle und durch das neue Gefühl emotionaler Sicherheit im Familiensystem deutlich erweitert.

Diese Entwicklungen reduzierten außerdem die Intensität der Aktivierung, die er bei Triggern erlebte. Die Erfahrungen von Selbstwirksamkeit und die Tatsache, dass Triggerreaktionen für ihn zunehmend handhabbar wurden, gaben ihm die nötigen Beweise, um Gedächtnisrekonsolidierungsarbeit zu leisten und den ursprünglichen emotionalen Lerninhalt vollständig aufzulösen, das seinen Kampf-oder-Flucht-Reflex notwendig machte. Dieses lautete für ihn:

> *Ich bin unweigerlich überwältigt und hilflos, wenn es um Geräusche und Verhaltensweisen anderer geht, die ich als unangenehm empfinde, die aber für die große Mehrheit kein Problem sind.*

Er konnte es aktualisieren zu:

> *Meine Gefühle sind berechtigt, auch wenn andere sie nicht verstehen. Ich habe die Kraft, die Unterstützung und die Werkzeuge, um mit jedem Unbehagen umzugehen, das ich durch Geräusche und Verhaltensweisen anderer erleben könnte. Ich sorge außerdem dafür, dass mein Toleranzfenster gesund bleibt. Ich muss keine Angst haben, von den Geräuschen und Verhaltensweisen anderer überwältigt und hilflos zu werden oder außer Kontrolle zu geraten. Ich bin voll und ganz in der Lage, die Kontrolle zu behalten.*

Der Junge konnte diesen neuen Lerninhalt an Miggie weitergeben, weil er die Wahrheit davon in seinem Körper spürte. Ohne die vorbereitende Zusatzarbeit hätte es sich nicht wahr angefühlt. Angesichts seines Alters, der Familiendynamik und der Tatsache, dass er vorher keine Therapieerfahrung hatte, war in diesem Fall eine erhebliche Menge an Zusatzarbeit notwendig. Wenn Sie jedoch bereits viel getan haben, um die Hauptfaktoren anzugehen, die zu Erfahrungen von Überwältigung und Hilflosigkeit geführt haben – zum Beispiel durch bessere Selbstfürsorge, gesündere Grenzen in wichtigen Beziehungen und Traumaarbeit – können Sie schneller in die eigentliche Misophonie-Gedächtnisrekonsolidierungsarbeit einsteigen.

Falls es nicht ein einzelnes, klares Ereignis war, das Ihre Misophonie ausgelöst hat, sondern wiederholte Erfahrungen, können Sie für die Gedächtnisrekonsolidierung aus einer oder mehreren dieser Erinnerungen schöpfen – oder mit einer allgemeinen Szene arbeiten, die diese Erfahrungen zusammenfasst.

Wenn Ihr ursprünglicher Misophonie-Trigger daher rührt, dass Miggie dieses Geräusch oder Verhalten mit einer früheren belastenden oder traumatischen Erfahrung verknüpft (also eine indirekte Assoziation besteht), liegt der Schwerpunkt der Heilungsarbeit stärker auf dieser ursprünglichen Erfahrung. Ohne vorherige therapeutische Arbeit ist es meist nicht erkennbar, dass der Trigger Miggie an eine tiefere, ungelöste Erfahrung erinnert.

Wenn Sie keine frühen Erinnerungen haben, ist es hilfreich, das in einem therapeutischen Kontext aufzuarbeiten. Es kann viele Gründe für keine frühen Erinnerungen geben – zum Beispiel, dass die Erinnerungen vorsprachlich, als unbedeutend wahrgenommen oder stark verdrängt wurden. Auch ohne frühe Erinnerungen ist es möglich, mit neueren Misophonie-Triggererlebnissen zu arbeiten, um die emotionalen Lerninhalte aufzuspüren, die den Kampf-Flucht-Reflex aufrechterhalten, und um die eingeschlossenen Gefühle und körperlichen Reaktionen zu erreichen und zu lösen. Auch hier ist die Arbeit mit einer erfahrenen und intuitiven therapeutischen Fachkraft sehr zu empfehlen.

Letztlich müssen Sie dem auf den Grund gehen, was am Fundament Ihres Eisbergs liegt und Miggie glauben lässt, dass der Kampf-Flucht-Reflex auf Misophonie-Trigger nötig ist, um etwas noch Schlimmeres – wie Hilflosigkeit – zu vermeiden. Welche wesentlichen Faktoren auch immer ursprünglich dazu geführt haben, dass Sie in Hilflosigkeit geraten sind (zum Beispiel ein überlastetes Nervensystem, der Glaube, dass Ihre Gefühle keine Bedeutung haben, fehlende Strategien zur Beruhigung Ihres Nervensystems oder ein separates Trauma, an das der Trigger Miggie erinnert) – sie müssen aufgearbeitet werden, um sich vollständig von der Misophonie zu befreien.

Wenn Sie viele Misophonie-Trigger haben, stammen wahrscheinlich mehrere davon von Ihrem ursprünglichen Trigger ab oder sind Verallgemeinerungen davon. Das bedeutet, dass Sie nicht unbedingt mit jedem einzelnen Trigger arbeiten müssen – es reicht, die Faktoren zu bearbeiten, die Sie ursprünglich für Überwältigung/Hilflosigkeit anfällig gemacht haben, und diese Hinweise zu nutzen, um die emotionalen Lerninhalte an der Wurzel Ihrer Trigger zu aktualisieren.

Mein Weg in die Freiheit beinhaltete keine direkte Arbeit mit meinem ersten Trigger oder frühen Misophonie-Erfahrungen, weil meine Misophonie ein Nebenzweig eines tiefer liegenden emotionalen Lerninhaltes und Problems war. Meine Misophonie-Trigger entsprangen folgendem emotionalen Lerninhalt:

> *Meine Gefühle von Unbehagen sind ungültig und müssen unterdrückt werden, wenn sie sich von der Sichtweise anderer unterscheiden und diese womöglich verärgern könnten (falls ich sie benenne oder achte). Ich muss das Unbehagen einfach ertragen; ich kann nichts dagegen tun.*

Dieser emotionale Lerninhalt (zusätzlich zu meinem engen Toleranzfenster) führte unweigerlich dazu, dass ich bei Geräuschen und Verhaltensweisen anderer Menschen in Überwältigung und Hilflosigkeit geriet.

Wie wir bereits festgestellt haben, ist Hilflosigkeit für Miggie ein großes Thema – und auf jeden Fall Grund genug, die belastendsten oder auffälligsten Reize des Moments auf die Bedrohungsliste zu setzen. Sobald etwas auf dieser Liste steht, aktiviert er beim erneuten Auftreten wahrscheinlich den Kampf-oder-Flucht-Modus, um Hilflosigkeit künftig zu vermeiden. Leider gibt es dann keinen bekannten oder akzeptablen Weg, die Kampf-Flucht-Reaktion zu entladen, während der Verstand verwirrt ist und sich fragt, warum das überhaupt geschieht. So entsteht noch mehr Hilflosigkeit, was das Ganze als Bedrohung zusätzlich verfestigt.

Für mich bestand der Weg aus der Misophonie in vorbereitender Zusatzarbeit: verbesserte Selbstfürsorge, gesündere Grenzen gegenüber meinen Haupt-Triggerpersonen, Traumaarbeit (mit einigen nicht-misophoniebezogenen Erfahrungen), das Erlernen und Üben von Fähigkeiten zur Regulation des Nervensystems sowie das Zurückholen meiner eigenen Kraft. Der Prozess der Gedächtnisrekonsolidierung geschah dann organisch – als Ergebnis dieser Vorarbeit, durch das Üben von Körper-Geist-Integration und durch besondere Umstände, die den alten Lerninhalt in einen veränderbaren Zustand versetzten. So konnte ich innerhalb einer Woche wiederholt – und ohne mir bewusst zu sein, dass gerade Rekonsolidierung stattfand – den alten und den neuen Lerninhalt im selben Fünf-Stunden-Fenster erleben. Mein alter Glaubenssatz wurde ersetzt durch:

> *Meine Gefühle sind wichtig, auch wenn sie von der Sichtweise anderer abweichen oder anderen nicht gefallen (wenn ich sie benenne oder achte). Ich bin stark und habe viele Möglichkeiten der Selbstwirksamkeit, wenn ich Unbehagen fühle.*

Seitdem (Dezember 2018) habe ich keine einzige Kampf-Flucht-Reaktion mehr auf frühere Misophonie-Trigger oder ähnliche Geräusche und Verhaltensweisen erlebt – und auch keine neuen Trigger entwickelt. Noch besser: Ich habe ein Gefühl von Befreiung gefunden, das bis heute in vielen Bereichen meines Lebens Früchte trägt.

Ungesunde emotionale Lerninhalte werden meist dadurch aktualisiert, dass man gezielt vorbereitende Zusatzarbeit leistet und die Schritte des Gedächtnisrekonsolidierungsprozesses in der Therapie geht. Das bedeutet: Sie müssen nicht warten und hoffen, dass sich irgendwann zufällig alle Sterne günstig ausrichten.

B. BEISPIELE FÜR EMOTIONALE LERNINHALTE

In meiner Arbeit mit Klient:innen bin ich auf viele emotionale Lerninhalte gestoßen, die Misophonie aufrechterhalten. Ich habe sie in drei Kategorien eingeteilt:

1. Emotionale Lerninhalte, die dazu führen, dass man in Gegenwart unangenehmer Reize anfällig für Überwältigung und/oder Hilflosigkeit ist.
2. Emotionale Lerninhalte, die es notwendig machen, weiter mit Misophonie zu kämpfen – entweder um Bedürfnisse erfüllt zu bekommen oder um etwas noch Belastenderes zu vermeiden.

3. Emotionale Lerninhalte, die einen defensiven physiologischen Zustand in Bezug auf Trigger, Triggerpersonen oder potenziell triggernde Umgebungen erforderlich machen.

Um zu veranschaulichen, was der Prozess des „Alle Dateien löschen" beinhalten kann, finden Sie im Folgenden Verallgemeinerungen der häufigsten emotionalen Lerninhalte, die ich beobachtet habe. Viele davon sind wahrscheinlich Nebenzweige eines tiefer liegenden problematischen Lerninhaltes – das heißt, dass sich gleich mehrere Dinge verschieben können, wenn der grundlegende Lerninhalt aktualisiert wird. Allerdings ist nicht jede:r in der Lage, sofort in die Tiefe zu gehen – das hängt von der individuellen Situation, der Offenheit und dem bisherigen Vorwissen ab. Ihre Therapeut:in kann Ihnen helfen herauszufinden, wo der Einstieg sinnvoll ist. Wichtig ist, sich bewusst zu machen: Gedächtnisrekonsolidierungsarbeit erfordert immer eine spezifische Fassung des jeweiligen emotionalen Lerninhalts. Vorschläge, wie bestimmte emotionale Lerninhalte bearbeitet werden können, finden Sie im Kapitel „Weitere Anregungen für Therapeut:innen". Wenn Sie keine Therapeut:in sind, aber dennoch interessiert, können Sie das dort gern nachlesen. Bitte nutzen Sie diese Informationen jedoch nicht, um allein oder mit Ihrem Kind ohne die Begleitung einer geschulten Fachperson daran zu arbeiten.

Zur Erinnerung: Emotionale Lerninhalte liegen meist außerhalb oder am Rand unseres bewussten Erlebens, beeinflussen aber maßgeblich, wie wir unsere Erfahrungen deuten, was wir vom Leben erwarten, wie wir glauben reagieren zu müssen – und in der Folge auch unsere Physiologie, Gefühle, unser Verhalten und unsere Beziehungen. Sie wurzeln in vergangenen Erfahrungen intensiver Gefühle, die wir nicht ausreichend verarbeiten konnten. Daraus entwickeln wir Erklärungen oder Regeln, um unser Leiden einzuordnen und zu versuchen, ein erneutes Auftreten zu verhindern. Je jünger ein Mensch ist, desto eher fehlen Wissen, emotionale Reife oder die nötige Unterstützung, um schwierige Gefühle erfolgreich zu bewältigen und richtige Schlüsse zu ziehen. Daher stammen viele problematische emotionale Lerninhalte, die wir als Erwachsene mit uns tragen, aus frühen Lebensphasen.

Solange uns solche Überzeugungen nicht bewusst sind, sehen wir nicht, wie sie mit unseren Symptomen zusammenhängen, diese sogar notwendig machen und unsere Fähigkeit einschränken, authentisch, frei, weise, freudvoll, kraftvoll und kreativ zu leben. Aus Sicht der Person, die diesen emotionalen Lerninhalt trägt, ist das, was sie wahrnimmt, einfach die objektive Realität. Je größer die Diskrepanz zwischen emotionalem Lerninhalt und tatsächlicher Wirklichkeit, desto problematischer ist es und desto problematischer wird es mit der Zeit. Selbst wenn wir im Laufe der Zeit eine gesündere Überzeugung zu einem Thema entwickeln, besteht die Gefahr, dass das Unterbewusstsein in Stresssituationen wieder auf die alte zurückgreift, solange diese nicht gelöscht wurde.

Wenn Sie die folgenden Beispiele für emotionale Lerninhalte lesen, achten Sie darauf, ob sich etwas davon für Sie zumindest teilweise wahr anfühlt oder ob es etwas ist, das Sie früher geglaubt haben. Ihr Verstand (oder Ihr älteres, weiseres Selbst) mag den meisten widersprechen (und das ist gut so!). Entscheidend ist jedoch, mit Unterstützung einer Therapeut:in herauszufinden, was Ihr emotionales Gehirn (oder Ihr „inneres Kind") glaubt oder noch immer für möglich hält. Alter und neuer Glaubenssatz müssen zusammengebracht werden, und durch den Prozess der Gedächtnisrekonsolidierung wird der alte gelöscht und durch den neuen ersetzt.

Emotionale Lerninhalte, die anfällig für Überwältigung und/oder Hilflosigkeit in der Gegenwart unangenehmer Reize machen

Im Folgenden finden Sie Beispiele für emotionale Lerninhalte, die dazu führen können, dass jemand auf etwas wie Kauen mit einem Kampf-Flucht-Reflex reagiert. Sie machen einen anfällig für ein enges Toleranzfenster und/oder für Hilflosigkeit. Für diese Kategorie gibt es viele Möglichkeiten – hier eine kleine Auswahl. Solche Lerninhalte liegen, wenn vorhanden, in der Regel ganz unten an der Wurzel der Misophonie.

> *Meine Bedürfnisse zählen nicht, und deshalb ist es keine Option, für sie einzustehen.*

> *Meine Gefühle von Unbehagen sind ungültig und müssen unterdrückt werden, wenn sie sich von der Sichtweise anderer unterscheiden und diese verärgern könnten, falls ich sie äußere. Ich muss das Unbehagen einfach ertragen. Ich kann nichts dagegen tun.*

> *Wenn das Verhalten einer anderen Person für mich unangenehm ist, von anderen aber nicht als problematisch gesehen wird, dann sind*

meine Gefühle ungültig. Ich kann nichts dagegen tun und sollte mich sogar dafür schämen, solche Gefühle zu haben.

[Dieses Geräusch] nicht zu mögen, bedeutet, dass ich fehlerhaft bin und meine Gefühle falsch sind.

Meine Sensibilität macht mich unl(i)ebenswert und muss deshalb unterdrückt werden.

Mein authentisches Selbst ist nicht liebenswert.

Wenn ich von jemandem abgelehnt oder gehänselt werde, bedeutet das, dass ich nicht genüge. Deshalb muss ich gefallen/alles perfekt machen/mich anpassen usw., um Ablehnung zu vermeiden – auch wenn das auf Kosten meiner Gesundheit geht.

Wut zu zeigen oder Grenzen zu setzen gegenüber meinen Eltern/meiner Partnerperson wird dazu führen, dass sie mich beschämen oder selbst in eine Schamspirale geraten. Das halte ich nicht aus, also muss ich alle Gefühle von Wut/Frustration/Enttäuschung ihnen gegenüber unterdrücken.

Ich muss vor allem „lieb" oder „nett" sein, denn das macht mich zu einem liebenswerten Menschen. Gesunde Wut zu zeigen und Grenzen zu setzen ist nicht lieb/nett und deshalb keine Option.

Ich bin ein Opfer der Launen [meiner Mutter]. Welche Stimmung sie hat, wird auch meine Stimmung sein. Wenn sie also wegen irgendetwas gestresst ist (ob es mit mir zu tun hat oder nicht), muss ich alles tun, um es zu beheben und sie aufzuheitern.

Mein Wert hängt von meinen Noten/meiner Produktivität/meinem beruflichen Erfolg ab. Deshalb muss ich mich in erster Linie anstrengen und leisten – auch wenn das bedeutet, dass ich nicht genug Schlaf, Erholung, Bewegung usw. bekomme, die mein Körper braucht, um gesund zu bleiben.

Ich halte unangenehme Empfindungen in meinem Körper nicht aus und muss sie deshalb fürchten und abwehren.

Emotionale Lerninhalte, die es notwendig machen, weiter mit Misophonie zu kämpfen – um Bedürfnisse erfüllt zu bekommen oder um etwas noch Belastenderes zu vermeiden

Misophonie kann manchmal zu einer Art Strategie werden, um Bedürfnisse zu erfüllen oder von tieferliegenden Problemen abzulenken. In solchen Fällen ist es verständlich, dass Anteile einer Person Angst davor haben, die Misophonie loszulassen. Solche Ängste sind meist unbewusst und können nur mit Hilfe einer Therapie an die Oberfläche kommen. Sobald sie ans Bewusstsein gelangen, können ihre Wahrheit und gesündere Möglichkeiten erforscht werden. Diese emotionalen Lerninhalte sind zwar nicht der Grund für die ursprüngliche Kampf-Flucht-Reaktion auf [Kauen], doch wenn sie unentdeckt und unbearbeitet bleiben, können sie den Fortschritt sabotieren.

Im Folgenden führe ich Beispiele für emotionale Lerninhalte auf, die Misophonie notwendig machen, um Bedürfnisse erfüllt zu bekommen:

Meine Familie hat Probleme und könnte ohne professionelle Hilfe zerbrechen. Durch meine Misophonie bekommt meine Familie Unterstützung von einer Fachperson. Wenn ich keine Misophonie mehr hätte, würden wir diese Hilfe verlieren, die uns auch jenseits der Misophonie guttut.

Seit klar ist, dass ich Misophonie habe, nehmen meine Eltern/Partner:innen/Freund:innen/Arbeitgeber:innen meine Gefühle und meine

Grenzen ernst. Wenn ich keine Misophonie mehr hätte, würden sie meine Bedürfnisse nicht mehr so wichtig nehmen, und es ginge mir schlechter als jetzt.

Ich bin verantwortlich dafür, meiner Mutter/meinem Vater/meiner Partnerperson bei Stress, Traurigkeit oder Wut zu helfen und sie vor Verzweiflung zu bewahren. Auch wenn es mich manchmal überfordert, kann ich ihnen meine Gefühle nicht sagen und keine Grenze setzen – sonst würden sie sich schlecht fühlen und in eine Schamspirale geraten, was noch schlimmer wäre. Wenn ich getriggert werde und die Situation verlasse, bekomme ich den nötigen Raum, ohne dass sie in eine Schamspirale geraten. Deshalb kann ich meine Misophonie nicht loslassen.

Meine Misophonie gibt mir einen legitimen Grund (oder zwingt mich), Abstand von einem Freund zu nehmen, den ich auch aus anderen Gründen anstrengend oder belastend finde.

Die negative Stimmung am Esstisch zwischen meinen Eltern ist für meinen Körper schwer auszuhalten. Wenn ich das direkt ansprechen würde, wäre es für meine Eltern noch belastender. Durch meine Triggerreaktionen bekomme ich den Abstand, den ich brauche, ohne es direkt auf sie zu beziehen – deshalb kann ich die Misophonie nicht aufgeben.

Ich brauche Fürsorge, und meine Misophonie ist der einzige Weg, sie zu bekommen. Wenn meine Eltern sich für meine Misophonie interessieren und Rücksicht nehmen, zeigt mir das, dass sie mich lieben. Ohne Misophonie müsste ich mich fragen, ob sie mich wirklich lieben – und diese Frage wäre zu schmerzhaft.

Weil mich ein Trigger stört, schlafen meine Partnerperson und ich in getrennten Betten. Ich merke, dass ich so besser schlafe, auch aus anderen Gründen. Wenn ich keine Misophonie mehr hätte, hätte ich keinen Grund mehr für das getrennte Schlafen.

Misophonie kann auch eine Ablenkung oder Rechtfertigung sein, um einer noch belastenderen Realität auszuweichen. In solchen Fällen bremst das emotionale Lernsystem sofort ab, wenn man versucht, Widersprüche zu finden, die den Kampf-oder-Flucht-Modus überflüssig machen würden – weil es weiß, welche schwierigen Anpassungen nötig wären, wenn man die Misophonie wirklich losließe.

Tatsächlich kann das Auflösen eines emotionalen Lerninhaltes tiefgreifende Lebensveränderungen mit sich bringen, was für Betroffene einschüchternd ist. Dann muss die Aufmerksamkeit zuerst darauf gerichtet werden, den emotionalen Lerninhalt zu identifizieren, der mit dem Glauben verknüpft ist, man könne dieser neuen Realität nicht begegnen – und daran zu arbeiten, ihn zu entkräften.

> *Die Höhle, in die Sie sich nicht hineinzutrauen wagen, birgt den Schatz, den Sie suchen.*
>
> – Joseph Campbell

Beispiele:

Ohne meine Fokussierung auf die Misophonie [z. B. Strategien gegen Trigger, getriggert werden, Diskussionen über Trigger] müsste ich mich einer viel härteren Realität stellen [z. B. unglücklich in meiner Ehe oder im Job zu sein oder – als Kind – zu sehen, wie unglücklich meine Eltern sind]. Diese Gefühle machen mir Angst und überfordern mich, und die Misophonie hält mich davon ab, diesen Gedanken zu folgen.

Ich kann die schlechten Verhaltensweisen meiner Partnerperson akzeptieren, weil ich Misophonie habe und kaputt bin. Der Glaube, dass das das Beste ist, was ich bekomme, erlaubt mir, mich nicht mit der schmerzhaften Möglichkeit auseinanderzusetzen, die Beziehung zu verändern oder zu verlassen.

Ich muss Misophonie als rein biologisch oder als meinen persönlichen Makel betrachten. Wenn ich anerkenne, dass problematische Aspekte in meiner Familie eine Rolle bei der Entstehung gespielt haben – besonders das Verhalten meiner Eltern – würde das bedeuten, dass sie keine guten Eltern waren. Das würde sie zerstören.

Gerade in die Welt der Erwachsenen eintretend habe ich Angst, in der realen Welt zu scheitern. Misophonie, eine furchtbare und unheilbare Krankheit, rechtfertigt meine Abhängigkeit von meinen Eltern.

Die Misophonie loszuwerden hieße, dass ich viele Jahre unnötig gelitten habe und um das Leben trauern müsste, das ich hätte haben können, wenn mir früher jemand geholfen hätte. Dieser Gedanke ist zu schmerzhaft. Deshalb muss ich glauben, dass es für mich keinen Ausweg gibt und diese Jahre unvermeidbar waren.

Die Misophonie loszuwerden würde bedeuten, dass Kritiker:innen, die meine Misophonie immer angezweifelt haben, „recht" behalten würden – dass es nie real war, sondern alles nur in meinem Kopf. Ich muss weiter leiden, um meine Integrität zu schützen. Das ist der einzige Weg, ihnen das Gegenteil zu beweisen.

Ich werde nie so erfolgreich und „perfekt" sein wie meine Mutter. Das beschämt und entmutigt mich. Wenn sie ihre „Business-Stimme" benutzt, triggert mich das und ich fliehe – so muss ich mich nicht mit dem Gedanken auseinandersetzen, dass ich nicht genüge. Ich beschäftige mich lieber mit meiner Misophonie als mit diesem Schmerz.

Teil der Misophonie-Community zu sein, erfüllt viele meiner Bedürfnisse nach Zugehörigkeit. Aber die Community könnte mich ablehnen, wenn ich frei von Misophonie werde – ich habe gesehen, wie dort manche die Idee einer Heilung stark kritisieren. Mit Misophonie zu kämpfen, ist besser, als sich allein auf dieser Welt zu fühlen.

Die Misophonie ist ein großer Teil meiner Identität. Sie macht mich besonders oder einzigartig. Ich weiß nicht, wer ich bin oder wie mein Leben aussieht, wenn ich nicht mehr damit kämpfe – und das macht mir Angst. Deshalb brauche ich Misophonie als ein einzigartiges, unlösbares Problem.

Ich habe einmal eine Therapie wegen Misophonie begonnen, und man riet mir, bei Triggern tiefer zu atmen. Das half nicht und ich habe mich noch kaputter gefühlt. Wenn ich es noch einmal mit einer Therapie versuchen würde oder mit den Dingen, die in diesem Buch vorgeschlagen werden, und alles nicht hilft, fühle ich mich noch schlechter. Deshalb probiere ich es lieber gar nicht.

Emotionale Lerninhalte, die einen defensiven physiologischen Zustand in Bezug auf Trigger, Triggerpersonen oder potenziell triggernde Umgebungen notwendig machen

Die in diesem Abschnitt aufgeführten emotionalen Lerninhalte stehen direkter mit Hypervigilanz und Hilflosigkeit im Zusammenhang. Sie bereiten darauf vor, in den Kampf-oder-Flucht-Modus zu gehen. Wenn Sie mit diesem Prozess arbeiten, ist es wichtig, diese Inhalte so präzise wie möglich zu formulieren, sodass sie zu Ihren eigenen Erfahrungen und Lerninhalten passen. Die Sprache, die ich unten verwende, ist aus Gründen der Übersichtlichkeit technischer als üblich.

Wenn eine nahestehende Person – etwa Mitbewohner:in, Freund:in, ein Elternteil oder die Partnerperson – etwas tut, das mich triggert, obwohl ich gesagt habe, dass es mich belastet, bedeutet das für mich, dass ich ihr nicht wirklich wichtig bin.Daher kann ich ihm/ihr nicht vertrauen und muss auf der Hut sein.

Nur unhöfliche, rücksichtlose und nicht vertrauenswürdige Menschen [kauen Kaugummi mit offenem Mund]. Deshalb muss ich bei solchen Menschen auf der Hut sein.

Misophonie zu haben bedeutet, dass ich „allergisch“ auf [Kaugeräusche] reagiere und hilflos bin, wenn ich getriggert werde.

Die Menschen um mich herum empfinden keine intensive Wut oder keinen Ekel bei [Kaugeräuschen] und sagen mir, ich solle einfach nicht daran denken. Was stimmt mit mir nicht, dass ich es nicht so machen kann wie sie? Ich muss ein [kaputter, schwacher oder schlechter] Mensch sein.

Ich fühle mich angegriffen/verletzt, wenn [meine Schwester Kaugummi kaut]. Also muss es so sein, dass sie mich ärgern will. Daher ist sie nicht vertrauenswürdig, und ich muss in einem Abwehrzustand sein, wenn ich mit ihr zusammen bin.

Wenn ich ein neues Geräusch oder Bild wahrnehme, das mich nervt, kann ich nichts tun. Es wird unweigerlich zu einem weiteren Trigger. Deshalb muss ich Angst davor haben und in einem defensiven Zustand bleiben.

Wenn ich [Kauen] zu lange ausgesetzt bin, könnte ich völlig die Kontrolle verlieren – mit Folgen für meine Beziehungen und mit Scham. Daher muss ich ständig aufmerksam auf [das Kauen anderer] achten, um zu prüfen, ob es zu viel wird, und jederzeit bereit sein zu fliehen.

Ich muss angespannt sein und damit rechnen, getriggert zu werden, sobald ich in der Nähe von Triggern oder Triggerpersonen bin. Wenn dieser Gedanke nicht ständig in meinem Kopf präsent ist, könnte ich überrascht werden und so aus dem Gleichgewicht geraten, dass ich stundenlang nicht mehr zu meinem Grundzustand zurückfinde.

Wenn ich jemanden bitte, sein Verhalten zu ändern, weil es mich triggert, könnte er/sie mich als „zu schwierig" ansehen und die Beziehung beenden. Deshalb sage ich lieber nichts, auch wenn ich darunter leide – und dadurch den Glauben meines Unterbewusstseins verstärke, dass ich diesem Geräusch/Verhalten hilflos ausgeliefert bin.

[X] bedeutet, dass mir Überwältigung und Hilflosigkeit bevorstehen. (Beispiel: X = Papas Kauen)

[X] erinnert mich daran, dass [Mamas] Liebe nachlässt/ihre Gesundheit schlechter wird/sie meinen Stress oder Schmerz nicht wahrnimmt/sie sich nicht kümmert/sie keine Zeit für mich hat usw.

[X] erinnert mich daran, dass meine Gefühle nicht zählen/dass ich nicht wichtig bin.

Ich halte die Empfindungen in meinem Körper, die durch [X] ausgelöst werden, nicht aus. Deshalb muss ich Angst davor haben, dass ich dem ausgesetzt werde.

Es kann mehrere emotionale Lerninhalte geben, die die Misophonie aufrechterhalten. Wir müssen jeden einzelnen klären – aber das heißt nicht, dass man direkt mit jedem arbeiten muss. Oft gibt es einen emotionalen Lerninhalt, der die Basis für mehrere andere bildet („die Hauptkonstruktion"). Wenn dieser entkräftet und aufgelöst wird, verschwinden oft auch die daran gekoppelten.

Damit Miggie problematische emotionale Lerninhalte aktualisieren kann, reicht es nicht, nur über Gefühle oder Gedanken zu sprechen. Es muss eine Erfahrung sein, die die Körperempfindungen oder Emotionen mit einschließt, die mit dem Gedanken, dem Lernen, der Erinnerung, dem Bild oder der Metapher verbunden sind. Warum? Weil das Miggies Sprache ist.

Um Ihnen eine Kostprobe davon zu geben, lade ich Sie ein, die Augen zu schließen und laut (oder deutlich in Ihrem Kopf) zu sagen: „Ich bin wertlos!“ Achten Sie dann darauf, wie es sich in Ihrem Körper anfühlt. Vielleicht spüren Sie ein Stechen, ein Ziehen, Hitze oder Anspannung. Es geht nicht nur um die Worte, sondern darum, dass Sie sie auf körperlich-emotionale Weise erfahren. Nun atmen Sie tief durch und machen dasselbe, diesmal jedoch mit dem Satz: „Ich bin liebenswert!“ und beobachten Sie, wie es sich im Körper anfühlt. Vielleicht spüren Sie Wärme, ein Nachlassen der Spannung, ein Weicherwerden oder etwas anderes Angenehmes oder Neutrales. Wenn die Empfindungen unangenehm sind, sagen Sie einen Satz, der für Sie tröstlich ist, und spüren Sie diesen in Ihrem Körper – damit Sie mit einer positiven Erfahrung abschließen.

Es ist wichtig, mit einer Fachperson zu arbeiten, die in einem Gedächtnisrekonsolidierungs-Ansatz geschult ist. Bedenken Sie: Nicht alle Therapeut:innen sind gleich, und nicht jede Methode der Gedächtnisrekonsolidierung passt zu jeder Person. Am hilfreichsten ist es, jemanden zu finden, die erfahren, kreativ, intuitiv und authentisch ist. Auf jeden Fall müssen Sie Vertrauen haben und sich sicher fühlen.

Es ist großartig, jemanden zu finden, den ich einen „Miggie-Flüsterer“ nennen würde – aber Sie selbst müssen offen für Veränderung sein und vertrauen. Letztlich sind nur Sie selbst in der Lage, Miggie von etwas Neuem zu überzeugen.

Wenn Sie noch nicht bereit sind, Gedächtnisrekonsolidierungsarbeit zu machen oder Körperempfindungen wahrzunehmen, ist das in Ordnung. Dann liegt der Fokus darauf, das zu identifizieren und zu bearbeiten, was Sie daran hindert – zum Beispiel Angst, Scham, Verwirrung oder andere Traumata – und Praktiken zu entwickeln, die die Körper-Geist-Integration fördern. Ich habe oft gesehen, dass „Miggie-Flüsterer“ die größten Erfolge bei Menschen hatten, die bereits anderswo in vier oder fünf Therapien waren. Ich glaube, das liegt häufig daran, dass in den vorherigen Therapien ein Gerüst aufgebaut wurde, das erst für die eigentliche Arbeit mit dem „Miggie-Flüsterer“ bereitgemacht hat.

SCHLUSSWORT

Ich kann mir vorstellen, dass sich der umfassende Ansatz, den ich hier vorschlage, manchmal nach sehr viel anfühlt. Doch jeder einzelne Aspekt dieser Arbeit bringt Ihnen Vorteile weit darüber hinaus, von der Misophonie befreit zu sein. Wenn Sie erforschen und bearbeiten, was an der Wurzel Ihrer Misophonie liegt, begeben Sie sich zugleich auf eine Reise der Selbsterkenntnis, der Befreiung und hinein in Ihre eigene Kraft. Mit jedem Schritt werden Sie weiser und gesünder, auch wenn Veränderungen an der Oberfläche – also direkt bei der Misophonie – vielleicht nicht sofort sichtbar werden.

Sehen Sie Ihre Misophonie nicht als Fluch, sondern als wertvolles Feedback-Instrument und Wegweiser zu Bereichen, die Ihre Aufmerksamkeit brauchen. Als Bild können Sie sich Ihre Misophonie wie Ameisen in einem Haus vorstellen. Natürlich wollen wir keine Ameisen im Haus haben – aber wenn sie da sind, haben sie einen Grund. Sie führen uns zu Stellen, an denen Essen oder Flüssigkeit nicht beseitigt wurde. Genauso kann uns die Misophonie zu Bereichen führen, in denen wir nicht im Einklang mit der Realität leben – zu Themen, die Heilung, gesündere Grenzen, persönliches Wachstum und bessere Gewohnheiten benötigen.

Gehen Sie diese Reise mit einer ausgebildeten Fachperson. Es ist normal, dass es mehrere Versuche braucht, bis Sie jemanden finden, mit dem Sie sich wirklich verbunden fühlen. Geben Sie nicht auf! Denken Sie daran, dass Jugendliche oft mehr Zeit brauchen, um Vertrauen zu ihrer Therapeut:in aufzubauen, bevor sie tiefere Gefühle und Überzeugungen erforschen können, und dass Familientherapie häufig ein entscheidender Bestandteil des Prozesses ist. Es ist auch völlig in Ordnung, die therapeutische Fachkraft zu wechseln, wenn Sie an einen Punkt kommen, an dem es nicht mehr vorangeht. Die meisten Fachkräfte haben wertvolle Einsichten und Perspektiven, aber jede und jeder hat auch Grenzen.

Wenn Therapie gerade nicht möglich ist, konzentrieren Sie sich zunächst auf Achtsamkeitspraxis und die Umsetzung der Lebensgewohnheiten aus Kapitel 16. Sobald Therapie möglich wird, werden Ihnen diese Gewohnheiten helfen, schneller Fortschritte zu machen.

Behalten Sie die Worte des Psychologen, Autors und Lehrers Dr. Rick Hanson im Hinterkopf: „Selbst die beste therapeutische Fachkraft kann wenig bewirken, wenn die Klientin oder der Klient nicht motiviert ist. Eine motivierte Person hingegen kann selbst aus einer durchschnittlichen therapeutischen Begleitung das Beste herausholen. Dazu gehört auch, was er oder sie in den übrigen 167 Stunden der Woche macht, in der man nicht bei der einen Therapiestunde sitzt."

Wenn Sie soweit sind, lade ich Sie ein, dieses Buch ein zweites Mal zu lesen. Die Vertrautheit mit den Konzepten und der Sprache wird Ihnen dabei helfen, dass sich alles noch klarer zusammenfügt. Klarheit ist eine Ihrer größten Verbündeten auf dem Weg in die Freiheit.

Was tief verankerte emotionale Lerninhalte betrifft, ist Miggie wie ein Hund mit einem Knochen. Er lässt nicht leicht los. Aber wenn Sie ihm mit Respekt begegnen, ihm zeigen, dass Ihnen das „Haus" genauso wichtig ist wie ihm, und ihm durch Erfahrungen beweisen, dass das Loslassen dieses Knochens nicht das gefürchtete Ergebnis nach sich zieht, wird er nachgeben.

Hellere Tage liegen vor Ihnen, wenn Sie sich auf diesen Prozess einlassen. Es wird Momente der Entmutigung geben – das gehört zum Leben und zum Wachstum dazu. Geben Sie aber nicht auf. Ruhen Sie sich aus, machen Sie Pausen, wenn nötig, suchen Sie nach Inspiration – und erinnern Sie sich stets daran: Sie stehen mit dieser Herausforderung nicht allein da. Glauben Sie mir, Sie sind in bester Gesellschaft!

ARBEITSBLATT FÜR DEN WEG AUS DER MISOPHONIE

**Die Seitenzahlen verweisen auf weitere Informationen zum jeweiligen Thema.*

IHR EINSTIEG

Beschreiben Sie das erste Geräusch oder Bild, das für Sie zu einem wiederkehrenden Trigger wurde.

Wenn Sie die folgenden Fragen beantworten, konzentrieren Sie sich bitte auf die Zeit (oder ein einzelnes Ereignis), in der dieses Geräusch oder Bild Unruhe auslöste, aber noch nicht sofort eine Kampf-oder-Flucht-Reaktion hervorrief. Mir ist bewusst, dass es schwierig sein kann, sich an diese Phase zu erinnern, da viele Menschen deren Bedeutung herunterspielen und sich lebhafter an die Zeit erinnern, als die Kampf-oder-Flucht-Reaktion bereits fest etabliert war. Möglicherweise müssen Sie diese Fragen mehrfach durchgehen, während Sie wachsen und tiefere Einsichten über sich selbst gewinnen.

In welchem Alter haben Sie dieses Geräusch oder Bild zum ersten Mal regelmäßig wahrgenommen?

Gab es eine bestimmte Person, bei der es Ihnen zum ersten Mal auffiel? Wenn ja, wer war das, und in welcher Beziehung stand diese Person zu Ihnen?

Welche Aufmerksamkeitsverstärker waren zusammen mit dem Geräusch oder Bild vorhanden (S. 47–48)?

- o Grundemotion: Sie waren genervt, wütend, angewidert usw. von dem Geräusch oder Bild.
- o Wiederholung: Es geschah regelmäßig und/oder über längere Zeit.
- o Übertriebener Ausdruck: Das Geräusch oder die Bewegung war besonders auffällig, z. B. Schmatzen mit offenem Mund.
- o Spiegeln: Es störte auch jemand anderen, der dies regelmäßig ansprach.
- o Nähe: Die Reize traten oft in Ihrer unmittelbaren Umgebung auf.
- o ______________________________

Welche der folgenden Risikofaktoren könnten dazu beigetragen haben, dass Ihre Erfahrung sich von bloßer Genervtheit/Wut/Ekel usw. (über die Zeit oder in einem einzelnen Ereignis) zu einem überwältigenden Gefühl gesteigert hat? *Hinweis: Manche Punkte erfordern möglicherweise die Unterstützung durch eine therapeutische Fachkraft, um sie zu erkennen.*

☐ **Hochsensible Person (HSP), deren besondere Bedürfnisse nicht beachtet wurden** (S. 57–67)

☐ **Enge Toleranzgrenze**
Viele Möglichkeiten fallen in die folgenden Kategorien; die Listen sollen Beispiele geben und ist nicht vollständig.

Übermäßiger Stress, zum Beispiel durch: (S. 54–56)

- o Ungestillte Bedürfnisse/mangelnde Selbstfürsorge
- o Ungesunde emotionale Grenzen
- o Angestaute, verdrängte Gefühle
- o Ungesunde innere Selbstgespräche
- o Perfektionismus
- o Überforderung durch zu viele Verpflichtungen
- o Pubertät oder andere hormonelle Veränderungen
- o Familiäre Krisen

- o Verlust einer nahestehenden Person oder eines Haustiers
- o Umzug in eine andere Schule oder Wohnung
- o Soziale Isolation
- o Diskriminierung
- o ______________________________
- o ______________________________

Unbeachtete oder nicht anerkannte bestehende Probleme, zum Beispiel: (S. 56–57)

- o Abhängigkeit von Substanzen
- o Essstörungen
- o Aufmerksamkeitsdefizit-/Hyperaktivitätsstörung (ADHS)
- o Autismus-Spektrum-Störung (ASS)
- o Störung der sensorischen Verarbeitung (SPD)
- o ______________________________
- o ______________________________

Unverarbeitetes Trauma vor dem Beginn der Misophonie: (S. 56, 79–85)
Zur Erinnerung: Trauma hängt weniger mit dem Ereignis selbst zusammen, sondern vielmehr damit, ob es das Nervensystem überwältigt hat – etwa durch Plötzlichkeit, Intensität, Dauer oder fehlende Unterstützung.

- o Perinatales Trauma (Belastung rund um Schwangerschaft und Geburt)
- o Medizinische Eingriffe
- o Autounfall

- Dauernd „auf Zehenspitzen laufen“
- Mobbing oder soziale Zurückweisung
- ______________________
- ______________________

☐ **Belastende symbolische Bedeutung** (S. 67–71)
Hat das Geräusch oder Bild zusätzlich etwas Beunruhigendes symbolisiert, wie zum Beispiel:

- Störung eines grundlegenden biologischen Bedürfnisses (z. B. Schlaf, Fürsorge, Zugehörigkeit)
- Behinderung eines Ziels (z. B. Konzentration auf eine Prüfung oder Arbeit, Entspannung)
- Erinnerung an ein unverarbeitetes Trauma oder Erfahrungen von Überforderung oder Hilflosigkeit
- Verletzung einer eigenen emotionalen Lernerfahrung (z. B. *„Um sicher zu sein, darf ich keine Aufmerksamkeit auf mich lenken“*)
- Es signalisiert, dass mein Elternteil/Partner/Partnerin/Geschwister usw. …
    - gestresst ist
    - ungesund lebt
    - unaufmerksam ist
    - nicht abgestimmt auf mich reagiert
    - meine Gefühle ignoriert (z. B. ich habe gesagt, dass mich dieses Geräusch/Bild stört, und sie machen es trotzdem weiter)
    - ______________________

Haben Sie sich in irgendeiner der folgenden Weisen selbst beschämt?

- o Dafür, dass Sie von dem Geräusch/Bild genervt waren (z. B. „*Ich sollte mich davon nicht so stören lassen*")
- o Dafür, dass Sie es nicht ausblenden konnten (z. B. „*Ich sollte es ausblenden können wie andere anscheinend auch*")
- o Dafür, dass Sie solche Gedanken oder Gefühle gegenüber der Person hatten, die das Geräusch/Bild verursachte (z. B. „*Ich bin schlecht, weil ich so über [Mama] denke/fühle*")
- o ______________________________

Haben Sie bei dem störenden Geräusch/Bild eine Aktivierung im Genitalbereich gespürt und das als beunruhigend empfunden? (S. 70–71)

Ja / Nein

☐ **Hilflosigkeit** (S. 72–74)
Haben Sie aus einem der folgenden Gründe Hilflosigkeit erlebt, während Sie dem Geräusch oder Bild ausgesetzt waren und Unruhe verspürten?

- o Körperlich gefangen: Sie befanden sich in einem Auto, Klassenraum, Meeting, engen Wohnraum usw.
- o Psychologisch gefangen: Weggehen oder eine Ressource (z. B. Kopfhörer) zu nutzen, schien Konsequenzen nach sich zu ziehen, wie durchzufallen, Ärger zu bekommen oder sich zu schämen.
- o Angst, die Gefühle anderer zu verletzen: Ihre Bedürfnisse oder Gefühle in Bezug auf das Geräusch/Bild auszudrücken, hätte wahrscheinlich dazu geführt, dass die andere Person das persönlich nimmt und mit Wut oder Scham reagiert.
- o Ungültig erlebte Gefühle: Sie hielten Ihre Gefühle für falsch oder

ungültig und taten deshalb nichts, um sich zu helfen.

- Fehlende Regulationsstrategien: Sie kannten keine oder erinnerten sich nicht an Möglichkeiten, Ihren Körper zu beruhigen oder zu unterstützen (z. B. Kopfhörer, etwas Kaltes greifen, tief atmen usw.)
- Wahrgenommene Endlosigkeit: Es fühlte sich an, als würde das Geräusch oder Bild niemals enden.
- Verwirrung: Sie verstanden nicht, dass Ihre Unruhe mit verschiedenen Kontextfaktoren zusammenhing, und glaubten deshalb, dass Ihr Körper zufällig oder außer Kontrolle reagierte.

IHR AUSSTIEG

Schauen Sie sich die Risikofaktoren an, die Sie angekreuzt haben, und überlegen Sie, welche davon heute noch vorhanden sind und bearbeitet werden müssen, damit Miggie darauf vertrauen kann, dass Kampf-oder-Flucht nicht notwendig ist. Notieren Sie sie hier:

Ungestillte Bedürfnisse als Hochsensible Person, wie zum Beispiel:

Übermäßiger Stress durch:

Unbeachtete bestehende oder gleichzeitig auftretende Probleme:

Unverarbeitetes Trauma aus:

Die belastende symbolische Bedeutung von:

Mangelnde Selbstwirksamkeit aufgrund von:

Verwirrung über:

Die Bearbeitung Ihrer verbleibenden Risikofaktoren wird wahrscheinlich ein „Ping-Pong"-Prozess zwischen Stützarbeit und Gedächtnisrekonsolidierungs-Arbeit sein, wie in Teil 3 des Buches beschrieben. Erwarten Sie nicht von sich, alles auf einmal zu bewältigen.

Wenn Sie emotionale Lernerfahrungen entwickelt haben, die das Fortbestehen der Misophonie aufrechterhalten, müssen auch diese bearbeitet werden (S. 265–276).

Außerdem ist es wichtig, jede Scham zu bearbeiten, die Sie durch Ihre Misophonie verinnerlicht haben – etwa, weil Ihnen die richtigen Informationen gefehlt haben, um zu verstehen, was wirklich geschah.

Während Sie an Ihren Ausstiegs-Punkten arbeiten, nutzen Sie bitte die „Spitze-des-Eisbergs“-Strategien in Teil 2. Versuchen Sie außerdem, eine Wachstums-Haltung (S. 239–243) und eine „Sowohl-als-auch“-Sichtweise (S. 135–136) zu bewahren.

Sie schaffen das – und Sie sind es absolut wert!

ANREGUNGEN FÜR THERAPEUT:INNEN

(Hinweis: In diesem Abschnitt werden auch andere Trigger als Kauen genannt.)

Neben den bereits vorgestellten Anregungen und Techniken enthält dieses Kapitel weitere Empfehlungen für Therapeut:innen, die mit Einzelpersonen und Familien mit Misophonie arbeiten.

Anregungen für die Schaffung eines sicheren Rahmens bei der Arbeit mit Menschen mit Misophonie:

- Laden Sie die Klient:innen ein, mitzuteilen, wenn etwas, das Sie tun, oder etwas im Raum Trigger auslöst – oder wenn sie sich Sorgen über mögliche Trigger machen. Versichern Sie ihnen, dass Sie das nicht persönlich nehmen. Falls es nicht selbstverständlich ist: Essen, Kaugummikauen oder Bonbons lutschen während der Sitzung sind tabu. Bieten Sie an, bei Bedarf Pausen einzulegen, besonders bei Klient:innen, die durch Sprachgeräusche getriggert werden. Verwenden Sie während der Sitzung ein Gerät mit weißem Rauschen, es sei denn, die Klient:innen wünschen etwas anderes.
- Gestalten Sie auch den Wartebereich und Ihr Büro misophonie-freundlich. Vermeiden Sie z. B. tickende Uhren oder das Anbieten von Bonbons, Snacks oder heißen Getränken. Auch im Wartezimmer kann weißes Rauschen helfen.
- Halten Sie eine Liste mit den Triggern Ihrer Klient:innen bereit, erwähnen Sie aber niemals Trigger, die diese nicht selbst genannt haben, um suggestive Einflüsse zu vermeiden. Sagen Sie nicht: „Löst das Bild von [Kauen] bei Ihnen auch etwas aus?“, wenn

nur das Geräusch genannt wurde. Erklären Sie stattdessen, dass die Klient:innen die Trigger selbst benennen dürfen und es dafür keinerlei Bewertung gibt. Das ist besonders bei jüngeren Klient:innen entscheidend.

Mit den folgenden Fragen und Strategien können Sie Folgendes herausfinden:

- **Erfahrungen von Leiden:** Welche Erfahrung oder wiederkehrende Dynamik führte in Anwesenheit des ursprünglichen Triggers zu Leiden – und vermutlich zu Hilflosigkeit – noch bevor daraus ein Trigger wurde? Denken Sie daran, dass das Geräusch oder Verhalten für manche Menschen symbolisch für frühere Erfahrungen von Leiden/Hilflosigkeit steht. Wurden die damit verbundenen Gefühle bereits bearbeitet?
- **Bewertung der Risikofaktoren:** Welche Risikofaktoren (z. B. übermäßiger Stress, fehlende Regulationsstrategien für das Nervensystem, das Gefühl, solche Empfindungen seien ungültig) wurden bereits bearbeitet und welche nicht? Welche unterstützende Arbeit ist nötig (z. B. gesündere Grenzen setzen, Strategien zur Regulierung des Nervensystems erlernen, für sich selbst eintreten, Selbstmitgefühl entwickeln), um die übrigen Faktoren anzugehen?
- **Emotionale Lernerfahrungen:** Welche emotionalen Lerninhalte müssen aktualisiert werden, damit eine Kampf-oder-Flucht-Reaktion bei Misophonie-Triggern – und das Syndrom der Misophonie allgemein – nicht mehr notwendig ist?

Fragen, die Sie stellen können, um den Kontext rund um die Misophonie Ihrer Klient:innen zu verstehen:

- Wann hat die Misophonie bei Ihnen begonnen? Welche Stressoren oder schwierigen Dynamiken waren kurz davor oder zu dieser Zeit vorhanden? Welche Veränderungen gab es damals in Ihrem Leben (Umzug, Schulwechsel, Jobwechsel, Geburt eines Babys usw.)?
- Wann haben Sie einen Namen für Ihre Erfahrung bekommen?
- Wie haben Sie und Ihre Familie die Situation verstanden, bevor Sie die Diagnose hatten?
- Wie verstehen Sie es heute (d. h. warum Ihr Körper so stark auf [X] reagiert)?
- Wie gehen Sie aktuell mit der Misophonie und Triggern um? Was hilft Ihnen? Was haben Sie versucht, das nicht hilfreich war?
- Was war Ihr erster Trigger?
- Wer war die erste Person, die Sie getriggert hat?
- Beschreiben Sie mir bitte, wie es für Sie ist, getriggert zu werden. Wenn ich in Ihren Schuhen stecke – wie fühlt sich das an?
- Wenn die Misophonie verschwände, was bliebe übrig? Wäre dann in der Familie (oder in der Partnerschaft, in der Schule, bei der Arbeit, bezüglich Ihres Selbstbildes) alles in Ordnung?
- Was sollte ich unbedingt über Ihre Familie wissen? Wie werden Wut oder Unwohlsein geäußert und behandelt? Wie werden Grenzen kommuniziert – und respektiert?
- Welche drei Regeln wünschen Sie sich von Ihren Eltern, die nichts mit Misophonie zu tun haben?
- Was könnte schwer sein, wenn Misophonie für Sie keine Rolle mehr spielen würde (nutzen Sie dazu die folgende Technik „Symptom-Entzug“ oder die Wunder-Visualisierung von S. 241–242)?

Hilfreich ist es, über Situationen zu sprechen, in denen die Trigger besonders stark waren, ebenso wie über Zeiten, in denen sie weniger oder gar nicht störten. So lassen sich wichtige Kontextelemente sichtbar machen. Führen Sie eine Liste darüber, welche Umstände das eine oder das andere begünstigen. Helfen Sie den Klient:innen, die Zusammenhänge zwischen ihrer Reaktion, dem Zustand des Nervensystems und ihrem Handlungsspielraum zu erkennen. Neuere Beispiele sind oft ein sicherer Einstieg, bevor man zu den ersten Triggererlebnissen zurückgeht.

Validieren Sie während dieser Fragen die Gefühle, die mit Misophonie einhergehen. Betroffene kämpfen nicht nur mit körperlichem und emotionalem Stress, sondern auch mit den Auswirkungen auf ihre Beziehungen. Viele fühlen sich als Belastung für ihre Angehörigen.

Fragen zur Entstehung von Triggern:

- Was war Ihr erster Trigger?
- Wer war die erste Person, die Sie getriggert hat?
- Wie alt waren Sie ungefähr? Welche Stressoren gab es damals (auch wenn sie heute klein erscheinen)?
- Was ist eine Ihrer frühesten Erinnerungen an den Kampf mit diesem Geräusch/Verhalten? Stellen Sie sich vor, wir beide sehen die Situation durch ein Fenster – was geschieht? (Beruhigen Sie die Klient:innen: Es muss nicht exakt der Realität entsprechen – wir arbeiten mit der Erinnerung.)
    - Wer ist anwesend? Was machen die Menschen, worüber sprechen sie? Wo befinden Sie sich im Raum, wo sind die anderen?
    - Wenn es eine konkrete Erinnerung ist: Waren Sie müde/hungrig/krank usw.? Waren Sie aufgebracht? Warum?
    - Welches Geräusch/Verhalten nehmen Sie wahr? Was genau ist daran für Sie problematisch? Wie fühlen Sie sich dabei? Was

passiert in Ihrem Körper? (Beispiel: „Ich fühle Ekel.") Wie zeigt sich das Unbehagen/Ekel/Wut usw. körperlich? Es gibt kein Richtig oder Falsch. (Es kann helfen, zu normalisieren, dass Ekel sich in verschiedenen oder mehreren Bereichen zeigen kann – Brust, Kopf, Genitalbereich. Die meisten sprechen Letzteres nicht von sich aus an; Missverständnisse darüber können jedoch Teil des Problems sein.)

- Erinnert Sie die Erfahrung an frühere Erlebnisse von Gefangensein/Hilflosigkeit usw.? (Wenn ja, kann man dorthin überleiten.)
- Wie erklären Sie sich, warum Sie sich so fühlen?
- Was symbolisiert das Geräusch/Verhalten für Sie in diesem Moment? Wenn Ihr jüngeres Ich den Satz beenden würde („Papa isst so, weil …" oder „Mama schmatzt Kaugummi, und das sagt mir …"), was würde es sagen? (Am besten laut aussprechen und schauen, welche Satzenden von allein kommen.) Erkunden Sie, warum z. B. „Papa ist unaufmerksam" oder „Mama spricht nicht richtig" so schlimm ist. Prüfen Sie, ob das eine emotionale Lernerfahrung berührt – etwa, wie man in dieser Welt dazugehört und sicher ist – und wie sie selbst oder andere gelitten haben, wenn diese Regel nicht beachtet wurde.
- Haben Sie gesagt oder gezeigt, dass Sie mit [dem Geräusch] kämpfen? Wenn nicht, warum? Wenn ja, was geschah danach? Wie haben Sie die Reaktion der anderen verstanden? („Sie reagierten so, weil …")
- Wenn Sie diese Szene beobachten: Welche Hilfe braucht Ihr jüngeres Ich? Warum kann es dieses Bedürfnis nicht erfüllen? Welche Möglichkeiten gäbe es, die es noch gar nicht kennt?
- Können Sie ihm diese Erfahrung jetzt geben – dass es

> bekommt, was es braucht (in der Vorstellung)? Spüren Sie, wie es ist, wenn Ihr jüngeres Ich weiß: „Meine Gefühle sind gültig und es ist okay, mir Raum zu nehmen."

Nutzen Sie die Methode der Gedächtnisrekonsolidierung, in der Sie geschult sind, um die Klient:innen dabei zu unterstützen, die eingeschlossenen Gefühle/Empfindungen/Impulse zu entlasten und die emotionale Lernerfahrung oder Belastung zu erkennen, die aus der Situation hervorgegangen ist. Unterstützen Sie die ergänzende Arbeit nach Bedarf und aktualisieren Sie diese Lernerfahrungen in Richtung von Wahrheiten, die gesünder und hilfreicher sind. Solche Prozesse brauchen in der Regel mehrere Sitzungen.

Bei der Arbeit mit Kindern

Wenn Sie mit Kindern mit Misophonie arbeiten, stellen Sie sicher, dass die Eltern verstehen:

- warum ihr Kind so stark auf [Kaugeräusche] reagiert. Machen Sie klar, dass das Gehirn des Kindes [Kaugeräusche] als Bedrohung verarbeitet und es in den Kampf-oder-Flucht-Modus versetzt, noch bevor es verstehen kann, was passiert. Helfen Sie ihnen zu begreifen, wie unangenehm dieser Zustand ist, wenn es keinen Ausweg gibt.
- wie wichtig tägliche triggerfreie Zeit und Räume für das Kind sind.
- wie man beim Thema Entgegenkommen ein gesundes Gleichgewicht findet. Sie sollen verstehen, welche Reaktionen Scham hervorrufen können – und diese unbedingt vermeiden.
- wie wichtig Selbstfürsorge ist, da es herausfordernd ist, ein Kind mit Misophonie zu begleiten.
- das es einen weiteren biopsychosozialen Kontext von Misophonie gibt. Gehen Sie gemeinsam neugierig der Frage nach, was die Basis

des „Misophonie-Eisbergs" ihres Kindes sein könnte. Geben Sie bei Bedarf Informationen über die besonderen Bedürfnisse eines HSP-Kindes, gesunde Grenzen usw.

Für Praktizierende der Kohärenztherapie

Als Praktizierende der Kohärenztherapie wissen Sie: Das Symptom ist das Tor, durch das man auf die emotionalen Lernerfahrungen, die es aufrechterhalten, zugreifen kann. Sie kennen auch das Setting für die folgenden Strategien der Kohärenztherapie. Im Folgenden finden Sie Formulierungen, die speziell auf die Arbeit mit Klient:innen mit Misophonie zugeschnitten sind.

Satzergänzungs-Strategie:

- *[Papa isst] so, weil …*
- *Wenn ich zu lange einem Trigger ausgesetzt bin, dann …* (wovor hat die Person Angst, was passieren könnte?)
- *Ich muss schon vorab auf Trigger achten, weil …*
- *Ich kann nicht darum bitten, [sein Kaugummi rauszunehmen], weil …*
- *Mama/Papa, wenn du mit dem Trigger aufhörst, sagt mir das …*
- *Mama/Papa, wenn du nicht mit dem Trigger aufhörst, sagt mir das …*
- *Wenn meine Schwierigkeiten mit Misophonie enden, dann …*
- *Wenn ich auf Misophonie-Trigger gar nicht reagiere, dann …*
- *Ich möchte auf keinen Fall gesehen werden als … (um allgemeine Schamthemen zu identifizieren)*
- *Was mich liebenswert und wertvoll macht, ist …*
- *Grenzen setzen bedeutet …*
- *Ich kann mir nicht erlauben, Grenzen zu setzen, weil …*
- *Ich muss immer in Bewegung bleiben, weil …*

Symptom-Entzug

Bitten Sie die Klient:innen, sich vorzustellen, in einer triggerreichen Situation keinerlei Belastung zu empfinden. Sie sollen sich vorstellen, völlig unbeeindruckt vom Trigger zu sein. Es ist ihnen sogar egal, dass [Mama so isst]. Lassen Sie sie bei dieser Szene verweilen und erkunden, wie sich das anfühlt. Für manche funktioniert es besser, die Situation wie in einem Film von außen zu betrachten, statt aus der Ich-Perspektive.

Die erste Reaktion wird oft sein, dass das auf irgendeine Weise positiv ist. Validieren Sie das und ermutigen Sie sie dann, länger bei der Szene zu bleiben und zu prüfen, ob es auch etwas gibt, das nicht so gut daran ist. Das lässt sich ebenso mit antizipatorischer Angst (Erwartungsangst) durchführen.

Für Therapeut:innen des Internal Family Systems (IFS)

Als IFS-Therapeut:in können Sie Misophonie-Erfahrungen und betroffene Anteile als Einstieg zu Exiles, Beschützer:innen und Lasten nutzen. Einige spezifische Anteile, mit denen Sie arbeiten können:

- Anteile, die von Misophonie betroffen sind
- Anteile, die verletzt sind und Bestätigung dafür brauchen, wie schmerzhaft Trigger sein können
- Anteile, die Bestätigung dafür brauchen, dass sie versucht haben, Sie vor Misophonie-Schmerz zu schützen (z. B. antizipatorische Angst)
- Anteile, die versuchen, Sie durch die Kampf-oder-Flucht-Reaktion vor Überforderung/Hilflosigkeit zu schützen
- Jüngere Anteile, die Hilfe brauchen, um zu verstehen, was wirklich los war, bevor Sie und Ihre Familie einen klaren Blick auf Ihre verstärkte Reaktion auf [X] hatten (dass es nicht darum ging, frech, kontrollierend oder unhöflich zu sein) – Gleiches gilt für

Missverständnisse rund um das Thema Hochsensible Person

- Anteile, die Sie beschämen, damit Sie bei Triggern nicht wütend reagieren und keine Freund:innen verlieren
- Anteile, die glauben, Trigger-Personen würden Ihnen absichtlich wehtun
- Anteile, die Angst vor dem Ausdrücken von Wut oder anderen Gefühlen haben
- Anteile, die glauben, Grenzen zu setzen sei gemein/falsch usw.
- Arbeitssüchtige, perfektionistische oder andere dominierende Anteile, die Ihr Fenster der Toleranz verengen
- Anteile, die Misophonie nicht loswerden wollen – wovor fürchten sie sich?

Erkunden Sie, ob das Triggergeräusch/-verhalten/-erleben Anteile an frühere leidvolle Erfahrungen erinnert. Liegt die Wurzel des Problems in einer direkten leidvollen Erfahrung mit dem Triggergeräusch/-verhalten, helfen Sie den Anteilen zu verstehen, warum das so ist (also welche Risikofaktoren dazu beigetragen haben).

Hinweis: Kresta Dalrymple (LMFT und IFS-geschulte Therapeutin) hat viele der oben genannten IFS-Anregungen beigesteuert. Sie bietet Workshops und Beratungen für Therapeut:innen an, die einen ganzheitlichen und IFS-orientierten Ansatz für Misophonie verfolgen möchten.

Anregungen zur Arbeit mit spezifischen emotionalen Lernerfahrungen

Ich führe nicht alle emotionalen Lernerfahrungen aus Kapitel 17 auf, da der Umgang mit mehreren davon stark von der jeweiligen Person und ihrer Situation abhängt. Bitte behalten Sie im Kopf, dass dies oft auch für die folgenden Beispiele gilt – der vorgeschlagene Ansatz ist also nicht die einzig richtige Lösung.

Emotionale Lernerfahrungen, die für Überwältigung und/oder Hilflosigkeit in Anwesenheit unangenehmer Reize anfällig machen

Strategien für die meisten Beispiele dieser Kategorie wurden bereits früher im Buch beschrieben; im Folgenden einige mögliche Ausgestaltungen.

Hinweis: Ich gebe nicht immer ein Beispiel für die aktualisierte Lernerfahrung an, doch ist es stets wichtig, alte und neue Lernerfahrung in denselben Erlebnisraum zu bringen.

„[Dieses Geräusch] nicht zu mögen bedeutet, dass ich fehlerhaft bin und meine Gefühle falsch sind."

> Zuallererst: Ekel, Wut, Genervtsein usw. sind natürliche menschliche Emotionen – und es gibt viele ekelhafte und nervige Geräusche/Verhaltensweisen auf der Welt. Ist die Abneigung sehr stark, prüfen Sie, ob ein enges Toleranzfenster eine Rolle spielt (und was Sie dafür tun können), ob Sie dem Geräusch/Verhalten eine beunruhigende Bedeutung zugeschrieben haben (und ob das wirklich stimmt), und welche Möglichkeiten Sie haben, Ihren Körper in einer solchen Situation zu unterstützen.

> Die ersetzende Lernerfahrung könnte lauten: Mit meinen Gefühlen ist grundsätzlich nichts falsch. Ihre Intensität kann ein Hinweis dafür sein, dass ich mein [enges Toleranzfenster, meine Überzeugung zu diesem Geräusch/Verhalten, meinen begrenzten Handlungsspielraum usw.] angehen sollte.

„Ich halte unangenehme Körperempfindungen nicht aus und muss sie deshalb fürchten und bekämpfen."

Lassen Sie die Klient:innen in der Sitzung üben, unangenehmen Empfindungen mit neugieriger, nicht urteilender Haltung Raum zu geben. Helfen Sie ihnen, Empfindungen zu verfolgen und die Aufmerksamkeit zwischen einem aktivierten Bereich und einer Ressource hin und her zu pendeln (nach der Methode in Kapitel 12). Das stärkt das Vertrauen und liefert Erfahrungen, die belegen, dass dieses „Dabeibleiben“ (statt Widerstand) zu Fluss und Entladung führt. Ermutigen Sie sie außerdem zu einem Bodyscan oder einer anderen Praxis, in der sie mit Körperempfindungen in Kontakt sind und bemerken, dass diese nicht statisch sind – auch das liefert Gegenbelege für die alte Annahme.

Die ersetzende Lernerfahrung könnte lauten: Wenn ich unangenehme Körperempfindungen habe, gibt es Dinge, die ich tun kann, um Selbstwirksamkeit zu erleben und Entladung zu fördern. Ich muss unangenehme Empfindungen nicht fürchten.

Emotionale Lernerfahrungen, die es notwendig machen, weiter mit der Misophonie zu kämpfen, um Bedürfnisse zu erfüllen oder um etwas Belastenderes zu vermeiden

„Meine Familie hat Probleme und könnte ohne Hilfe auseinanderfallen. Durch meine Misophonie bekommt unsere Familie professionelle Unterstützung. Wenn ich nicht mehr mit Misophonie kämpfe, hören wir womöglich mit der hilfreichen Therapie auf.“

Das Kind braucht die verlässliche Zusicherung, dass die Eltern sein Anliegen verstanden haben und weiterhin so lange therapeutische Unterstützung in Anspruch nehmen, wie es nötig ist, damit das Familiensystem gesünder wird – unabhängig davon, ob das Kind mit Misophonie ringt oder nicht.

„Seit der Diagnose Misophonie nehmen Eltern/Partner:in/Freund:innen/Arbeitgeber:in meine Gefühle und Grenzbedürfnisse ernst. Ohne Misophonie würden sie das nicht mehr tun, und es ginge mir schlechter als jetzt."

Die Person muss wissen: Ihre Gefühle und Grenzen sind wichtig – unabhängig davon, wie andere das sehen und unabhängig davon, ob sie mit Misophonie ringt.

Ermutigen Sie sie, zu prüfen, ob sie heute Grenzen besser setzen kann bzw. mehr Selbstwirksamkeit darin hat als zu Beginn der Misophonie – und ob sie die Misophonie dafür noch „braucht". Wenn Grenzen noch nicht sicher gesetzt werden können, arbeiten Sie daran.

Wenn Eltern ihre Standards wegen der Misophonie des Kindes gesenkt haben (zum Beispiel: Das Kind darf sein Handy nachts im Zimmer behalten, was ohne Misophonie nicht erlaubt wäre), müssen diese Standards zuerst überprüft und wieder geklärt werden. Das Kind soll sehen, dass die Eltern gesunde Standards haben – mit oder ohne Misophonie.

„Ich bin verantwortlich dafür, meinem Elternteil bei Stress/Traurigkeit/Wut zu helfen oder ihn vor Verzweiflung zu bewahren. Obwohl es mir unangenehm ist, für ihn da zu sein, kann ich meine Gefühle nicht äußern und keine Grenzen setzen, weil sich mein Elternteil dann schlecht fühlen und in eine Schamspirale geraten würde – und das wäre noch schlimmer. Wenn ich wegen meiner Misophonie getriggert werde und die unangenehme Situation verlasse, bekomme ich den Raum, den ich brauche, ohne dass mein Elternteil in eine Schamspirale fällt. Deshalb kann ich die Misophonie nicht loslassen."

Helfen Sie dem Kind zu verstehen: Es ist nicht seine – und nicht die Aufgabe irgendeines Kindes –, die Gefühle seiner Eltern zu regulieren. Wenn es tatsächlich in diese Rolle gedrängt wird, arbeiten Sie mit dem Elternteil daran, gesündere Grenzen zu etablieren. Ermutigen Sie die Eltern gegebenenfalls, selbst eine Therapie zu beginnen, um zu klären, warum sie anfällig für Schamspiralen sind.

„Die negative Energie am Esstisch zwischen meinen Eltern ist für meinen Körper sehr belastend. Würde ich das ansprechen, würde es meine Eltern noch mehr aufregen. Getriggert zu werden verschafft mir die Grenze, die ich brauche, ohne dass es direkt um meine Eltern geht – deshalb kann ich die Misophonie nicht aufgeben."

Unterstützen Sie das Kind darin, seine Gefühle und Bedürfnisse gegenüber den Eltern zu äußern. Unterstützen Sie die Eltern darin, gesunde emotionale Grenzen zu entwickeln und zu verstehen, wie dies mit einer Verbesserung der Misophonie zusammenhängt.

„Ich brauche Fürsorge, und die Misophonie ist der einzige Weg, sie zu bekommen. Wenn meine Eltern sich für meine Misophonie interessieren und auf Trigger Rücksicht nehmen, zeigt mir das, dass sie mich lieben. Ohne Misophonie wüsste ich nicht, ob sie mich wirklich achten – und diese Frage wäre zu schmerzhaft."

Lassen Sie das Kind erkunden: Stimmt das wirklich? Zuwendung der Eltern außerhalb von Misophonie-Situationen kann als Gegenbeweis dienen. Fehlt diese Zuwendung, muss die Ursache dafür angesprochen werden.

„Ich muss meine Misophonie als rein biologisch oder als Folge eigener Defizite sehen. Problematische Aspekte unseres Familiensystems anzuerkennen – insbesondere Dinge, die meine Eltern getan oder nicht getan haben – hieße, zu sagen, sie seien keine guten Eltern, und das würde sie zerstören."

Helfen Sie den Klient:innen zu verstehen: Kein Elternteil kann jederzeit perfekt auf die Gefühle und Bedürfnisse des Kindes eingehen. Etwas anzuerkennen, das die Eltern getan oder versäumt haben und das zur Misophonie oder zu anderen Schwierigkeiten beigetragen hat, bedeutet nicht automatisch, dass sie schlechte Eltern sind oder schuld. Wie die meisten Eltern haben sie wahrscheinlich ihr Bestes gegeben – mit den Ressourcen und Informationen, die ihnen damals zur Verfügung standen.

„Wenn ich frei von Misophonie werde, sagen Skeptiker:innen, dass sie von Anfang an recht hatten – dass es nie echt war, sondern nur in meinem Kopf. Ich muss weiter leiden, um meine Integrität zu schützen. Nur so kann ich beweisen, dass sie Unrecht hatten."

Erklären Sie: Frei von Misophonie zu werden bedeutet nicht, dass die früheren schmerzhaften körperlichen und emotionalen Reaktionen auf Trigger nicht real waren oder dass man sich bewusst dafür entschieden hätte. Wenn jemand das so interpretiert, zeigt das nur, dass er nicht versteht, wie das Unterbewusstsein funktioniert, und nichts von Neuroplastizität weiß – also davon, dass das Gehirn sich ein Leben lang verändern kann. Menschen, die informiert und mitfühlend sind, würden die Befreiung von Misophonie feiern.

Labels können Erfahrungen bestätigen, aber das heißt nicht, dass wir hilflos sind und Gehirn und Körper nicht auf einen anderen Weg bringen können. Wenn jemand eine Depression hatte und davon frei wurde – war die Depression dann nicht real? Oder wenn jemand Tics hatte und sie nicht mehr hat – waren die Tics dann nicht real? Natürlich waren sie real. Dasselbe gilt für Misophonie..

„Misophonie ist ein großer Teil meiner Identität. Sie macht mich besonders und einzigartig. Ohne sie weiß ich nicht, wie mein Leben aussieht oder wer ich bin – und das macht mir Angst. Deshalb muss ich die Misophonie als einzigartiges, unlösbares Problem sehen.“

Normalisieren Sie, dass es Anteile gibt, die Angst vor Veränderung und Ungewissheit haben. Unterstützen Sie die Klient:innen darin, sich diesen Anteilen zuzuwenden, ihre Sorgen anzuhören und mit ihnen zu arbeiten.

„Ich war wegen der Misophonie einmal bei einer Therapie, und die Therapeutin sagte mir, ich solle einfach tiefer atmen, wenn ich getriggert werde. Das hat nicht geholfen – im Gegenteil, ich fühlte mich noch kaputter. Wenn ich es nochmal mit einer Therapie versuche oder die Dinge aus diesem Buch anwende, könnte es wieder nicht klappen – und dann ginge es mir noch schlechter. Deshalb versuche ich es lieber gar nicht.“

Helfen Sie den Klient:innen zu verstehen, wie wichtig es ist, das große Ganze im Blick zu behalten, wenn es darum geht, mit Misophonie besser zurechtzukommen. Kein einzelner Tipp oder eine Technik wird die Gesamtlösung sein. Es geht nicht darum, „kaputt“ oder „falsch“ zu sein. Misophonie ist in der Regel vielschichtig. Daher braucht es meistens ein ganzes Gerüst an Strategien, um frei davon zu werden.

Emotionale Lernerfahrungen, die einen Abwehrzustand in Gegenwart von Triggern, Trigger-Personen oder potenziell triggernden Umgebungen notwendig machen

„Wenn jemand einen Trigger auslöst, obwohl die Person weiß, dass es mir Stress verursacht, bedeutet das, dass ich ihr nicht wirklich wichtig bin. Daher kann ich ihr nicht voll vertrauen und muss in ihrer Nähe wachsam bleiben."

Fragen Sie nach Hinweisen dafür, dass diese Person sich durchaus kümmert, um diese Annahme zu entkräften. Erklären Sie, dass Trigger in der Regel automatische Gewohnheiten sind, die Menschen nicht ständig bewusst wahrnehmen können. Es gibt Fälle, in denen sowohl Eltern als auch Kind Misophonie haben. Dass das Kind es hat, macht dem Elternteil bewusst, wie schwer es tatsächlich ist, die Trigger anderer konsequent zu vermeiden.

Bei Geschwistern lässt sich diese Annahme nicht entkräften, wenn diese tatsächlich absichtlich triggern. Diese Dynamik muss dann zuerst bearbeitet werden.

„Nur unhöfliche, rücksichtslose und unzuverlässige Menschen kauen Kaugummi mit offenem Mund. Daher muss ich in einen Abwehrzustand gehen, wenn ich das sehe."

Bestätigen Sie zunächst, dass das eine Möglichkeit ist. Ermutigen Sie die Klient:in dann, eine andere Möglichkeit in Betracht zu ziehen: Viele Menschen, die Kaugummi mit offenem Mund kauen, sind sich schlicht nicht bewusst, wie belastend das für andere sein kann. Sie haben es noch nie von der anderen Seite erlebt. Vermutlich nehmen sie an, dass es niemanden stört. Versuchen Sie, spielerisch deutlich zu machen, dass auch die Klient:innen Annahmen über die Erfahrungen anderer treffen. Ebenso wenig denken die meisten, die mit offenem Mund kauen, daran, dass offenes Kauen für andere ein Problem sein könnte.

Seien Sie sich außerdem bewusst: Kauen und die meisten anderen Misophonie-Trigger sind automatische Verhaltensweisen, die Menschen nicht bewusst steuern. Hier ist der Hinweis der Misophonie-Therapeutin Shadee Hardy hilfreich: Versuchen Sie, eine Stunde lang sich für jeden Lidschlag bewusst zu entscheiden – so wird klar, wie schwer es ist, solche Automatismen ständig bewusst zu steuern.

Auch der Hinweis, dass jemand, den man kennt, Kaugummi mit offenem Mund kaut und trotzdem weder unhöflich noch unzuverlässig ist, kann als Gegenbeweis hilfreich sein.

Manchmal ist aber auch Trauerarbeit nötig – nämlich darüber, dass nicht alle Menschen so rücksichtsvoll und selbstreflektiert sind, wie man es sich wünscht.

„Misophonie bedeutet, ich bin allergisch gegen Kaugeräusche und ihnen hilflos ausgeliefert."

Die Informationen in diesem Buch sollen helfen, diese Annahme zu entkräften. Suchen Sie nach Belegen: Gab es Situationen, in denen die Klient:in in Gegenwart des Triggers wenig oder gar nicht reagiert hat? Falls nicht, muss zuerst an der Regulierung des Nervensystems gearbeitet werden. Auch die Sprache kann hilfreich sein: Die Betroffene Brooklyn Disch sprach nicht mehr von „Ich habe Misophonie" oder „Ich bin misophon", sondern von „Ich erlebe Misophonie manchmal" oder „Ich reagiere manchmal auf Geräusche/Bewegungen".

„Die Menschen um mich herum empfinden keine starke Wut oder keinen starken Ekel bei [Kauen] und sagen mir, ich solle einfach nicht daran denken. Was stimmt nicht mit mir, dass ich es nicht ausblenden kann? Ich muss wohl ein [kaputter, schwacher, schlechter] Mensch sein." Eine weitere Variante davon lautet: „Diese (Misophonie-)Reaktion passiert, weil mein Körper irgendetwas Zufälliges und Merkwürdiges macht."

Hier braucht es Aufklärung: Der Verstand ist nicht immer beteiligt, wenn etwas als Bedrohung eingeordnet wird. Deshalb ist die Aussage „Denk einfach nicht daran" eine unwissende Bemerkung. Helfen Sie den Klient:innen zu begreifen: Ihr Körper ist nicht kaputt. Er reagiert genau so, wie er soll, wenn das Unterbewusstsein etwas als Bedrohung wahrnimmt – dazu gehört auch, dass die Aufmerksamkeit auf „die Bedrohung" gelenkt wird. Unterstützen Sie dabei, zu erkennen, warum ihr Unterbewusstsein dieses Geräusch oder Phänomen als Bedrohung einschätzt. Helfen Sie ihnen auch, ihre unterschiedlichen Reaktionsstärken im größeren Zusammenhang ihres Nervensystems einzuordnen.

Hilfreich kann die Technik „Ich bin in der Vergangenheit" aus der Kohärenztherapie sein, um beim Getriggertsein in der Realität dessen verankert zu bleiben, was tatsächlich passiert. Beispiele für mögliche innere oder ausgesprochene Sätze nach einem Trigger:

- „Gerade erinnert sich mein Körper (oder mein Unterbewusstsein) an Erfahrungen von Hilflosigkeit mit diesem Geräusch/Phänomen."
- „Mein Körper tut genau das, wozu er gemacht ist, wenn er etwas als Bedrohung wahrnimmt. Er bewertet es so, weil ich bei diesem Geräusch/dieser Sache schon einmal Leiden und Hilflosigkeit erlebt habe."

- „Mein Körper reagiert (mit Kampf/Flucht), um zu verhindern, dass ich wieder überwältigt und hilflos werde. Er kennt keine Zeit. Er denkt, wir sind zurück in der Situation von früher, als ich litt und hilflos war, während jemand dieses oder etwas Ähnliches tat."

Es kann hilfreich sein, wenn Betroffene erfahren, dass Misophonie etwa 15 Prozent der erwachsenen Bevölkerung betrifft – und sie sich dann fragen, ob all diese Menschen ebenfalls kaputt, schwach oder schlechte Menschen sind. Machen Sie eine Google-Suche nach berühmten Persönlichkeiten, die Misophonie haben und die sie vielleicht bewundern – das kann als weiteres Gegenbeispiel dienen.

Ich fühle mich angegriffen/übergangen, wenn [meine Schwester Kaugummi kaut]. Also will sie mich absichtlich ärgern. Deshalb ist sie nicht vertrauenswürdig, und ich muss ihr gegenüber ständig in Verteidigungshaltung sein.

Das ist ein verbreiteter Glaubenssatz bei jüngeren Menschen mit Misophonie. Sie brauchen Aufklärung, damit sie verstehen, dass ihr Gehirn ein Verhalten einer anderen Person als Bedrohung abspeichern kann, ohne dass die andere Person beabsichtigt hat, es als Bedrohung wirken zu lassen. Sie müssen auch lernen, wie ihre Glaubenssätze ihre Gefühle beeinflussen. Werkzeuge und Informationen aus der Kognitiven Verhaltenstherapie (KVT) und der Dialektisch-Behavioralen Therapie (DBT) können ihnen helfen, das besser zu verstehen. Suchen Sie nach Belegen in einem anderen Bereich ihres Lebens – zum Beispiel eine Erinnerung daran, wie sie versehentlich den Bauklotzturm des jüngeren Geschwisters umgestoßen haben, das Geschwisterkind darüber sehr aufgebracht war und ihnen unterstellt hat, es absichtlich getan zu haben – obwohl es nicht so war.

Wenn mir ein neues Geräusch oder Bild auffällt, das mich nervt, kann ich nichts dagegen tun. Es wird unweigerlich zu einem weiteren Trigger. Also muss ich Angst davor haben, dass ich weitere Trigger bekomme und mich ständig in einer defensiven körperlichen Haltung befinden.

Es ist entscheidend, dass sie verstehen: Wenn sie bei einem neuen Geräusch oder Bild Unbehagen empfinden, aber keine automatische Kampf-Flucht-Reaktion einsetzt, gibt es viele Möglichkeiten, einzugreifen und zu verhindern, dass Miggie es auf seine Liste setzt – zum Beispiel mit den Strategien aus Kapitel 11. Wichtig ist, dass sie sich bewusst machen, dass sie nicht ausgeliefert und hilflos sind. Üben Sie, sich die eigenen Wahlmöglichkeiten in Erinnerung zu rufen und respektvoll mit Miggie zu sprechen – ihm für seine Wachsamkeit zu danken und klarzustellen, dass dieses Geräusch oder Bild keine Bedrohung ist.

Bei Kindern mit Misophonie ist es wichtig, dass ihre Bezugspersonen und auch Lehrkräfte und Mitschüler verstehen: Sie dürfen nicht in Situationen festgehalten werden, sondern brauchen Wahlmöglichkeiten (z. B. den Klassenraum verlassen zu dürfen, darum bitten zu dürfen, dass das Auto anhält usw.), ohne dafür beschämt zu werden. Außerdem brauchen sie Werkzeuge zur Selbstregulation.

Ebenso wichtig ist es, dass Menschen mit diesem Glaubenssatz verstehen: Wenn sie davon ausgehen, dass sie einem neuen Trigger hilflos ausgeliefert sind, geraten sie automatisch in eine defensive körperliche Haltung – und genau dadurch steigt die Wahrscheinlichkeit, dass etwas tatsächlich ein Trigger wird. Die Strategien aus Kapitel 11 zeigen Miggie, dass Sie Selbstwirksamkeit haben und er diese Sache nicht auf seine Liste setzen muss.

Wenn ich zu oft [Kaugeräusche] höre, könnte ich völlig ausrasten, was meine Beziehungen zerstören und mich in Scham zurücklassen könnte. Deshalb muss ich ständig auf das [Kauen] anderer achten, um einzuschätzen, ob es zu viel wird, und jederzeit zur Flucht bereit sein.

Die meisten Menschen mit Misophonie haben irgendwann am Anfang tatsächlich einmal „die Kontrolle verloren", wurden dafür zurechtgewiesen und fühlten sich beschämt. Falls es solch eine Erinnerung gibt, arbeiten Sie therapeutisch mit dieser.

Das Wissen darüber, was Misophonie ist (zusammen mit der Unterstützung wichtiger Menschen), ein besserer Kontakt zum eigenen Körper, die Fähigkeit, diesen rechtzeitig zu unterstützen, bevor es zum Kontrollverlust kommt, sowie das Setzen von Grenzen, wenn man müde oder gestresst ist – all das kann als Gegenerfahrung dienen. Vielleicht ist die Klient:in inzwischen älter und hat mehr Selbstkontrolle und Selbstwahrnehmung als in dem ursprünglichen Moment des „Kontrollverlusts".

Wenn diese Bewusstheit oder die Fähigkeit, solche Werkzeuge einzusetzen, noch nicht entwickelt sind, muss genau daran zuerst gearbeitet werden.

Gehen Sie auch auf die Angst vor Beschämung ein. Falls Beschämungen weiterhin vorkommen – sei es durch andere oder durch innere Selbstvorwürfe –, muss auch das bearbeitet werden. Falls nicht, bringen Sie Belege ein, dass sich dies inzwischen verändert hat.

Ich muss ständig angespannt sein und mit einem Trigger rechnen, wenn ich mit meinen Triggerpersonen zusammen bin, denn wenn ich nicht aufmerksam bleibe, könnte ich überrascht werden, völlig außer Kontrolle geraten und stundenlang nicht in einen ausgeglichenen Zustand meines Nervensystems zurückfinden.

Arbeiten Sie mit den Betroffenen daran, in Kontakt mit ihrem Körper zu sein, damit sie ihre zunehmende Aktivierung wahrnehmen, bevor der „Point of no return" erreicht ist. Sie brauchen Fertigkeiten und Übung darin, rechtzeitig Pausen zu machen und ihren Körper in Trigger-Momenten zu unterstützen – mit Bewegung, Kälte, Hintergrundgeräuschen, hilfreichem Selbstgespräch, Selbstvertretung usw. So sammeln sie Beweise dafür, dass sie ihr Nervensystem regulieren können (statt ihm ausgeliefert zu sein). Schließlich müssen sie auch die Erfahrung machen, den Verteidigungszyklus vollständig abzuschließen – als sicheren Beweis dafür, dass sie nicht befürchten müssen, stundenlang in einem dysregulierten Zustand festzuhängen.

[X] bedeutet, ich steuere auf Überforderung und Hilflosigkeit zu.
(Zum Beispiel: X = Papas Kauen.)

Die verschiedenen Wege, auf denen solche emotionale Lerninhalte entstehen, wurden bereits ausführlich besprochen. Nutzen Sie die Informationen in diesem Buch, um Ihrer Klientin oder Ihrem Klienten zu helfen, die Entstehung des Triggers besser zu verstehen. So kann die betroffene Person das Geschehen für sich neu einordnen. Klären Sie gemeinsam, was dazu beigetragen hat, dass sie sich in Gegenwart von [X] überfordert und hilflos gefühlt hat. Gehen Sie ehrlich der Frage nach, ob diese Risikofaktoren inzwischen bearbeitet wurden. Arbeiten Sie an den Bereichen, die noch offen sind. Ersetzen Sie den emotionalen Lerninhalt dann durch etwas in der Art von: „Wenn ich mich durch Geräusche oder Verhalten anderer unwohl fühle, habe ich viele Strategien, auf die ich zurückgreifen kann, damit ich nicht überfordert und hilflos werde."

Wenn Ihre Klient:in viele Trigger hat, sind mehrere davon wahrscheinlich Ableger des ersten Triggers. Deshalb finde ich es am wirksamsten, mit den Erinnerungen rund um den ersten Trigger zu arbeiten. Zwei Dinge sind dabei zentral: (1) die gebundene Emotion/Energie in Bezug auf diese Erinnerungen oder den Trigger zu lösen und (2) emotionale Lerninhalte zu aktualisieren. Für Letzteres braucht die Person die Erfahrung, mit [X] in Kontakt zu sein (manchmal auch nur in der Vorstellung), ohne hilflos oder überfordert zu enden. Oft braucht es dafür vorbereitende Schritte, damit eine solche Erfahrung möglich wird.

Ich hoffe, dieses Buch hat Ihnen mehr Klarheit und ein Gefühl von Selbstermächtigung im Umgang mit Klient:innen mit Misophonie gegeben. Auch wenn Misophonie eine herausfordernde und komplexe Thematik ist, erlebe ich die Betroffenen oft als fleißig, umsichtig, tiefgründig, klug, verspielt und widerstandsfähig – was dazu beiträgt, dass es eine wirkliche Freude ist, mit ihnen zu arbeiten.

Auf meiner Webseite (DemystifyingMisophonia.com) finden Sie Informationen zu Trainings- und Beratungsangeboten.

RESSOURCEN ZUM VERTIEFEN

Auf meiner (englischsprachigen) Website finden Sie zusätzliche Informationen, die Berichte des Misophonia Freedom Projects und verschiedene Angebote: DemystifyingMisophonia.com.

Hier sind einige empfehlenswerte Bücher, Websites und Dokumentationen zu den folgenden Themenbereichen.

Hochsensibilität

Sind Sie hochsensibel? – Wie Sie Ihre Empfindsamkeit erkennen, verstehen und nutzen von Dr. Elaine Aron

Are You Highly Sensitive?
Fragebogen: hsperson.com/test/highly-sensitive-test (engl.)

Is Your Child Highly Sensitive?
Fragebogen: hsperson.com/test/highly-sensitive-child-test (engl.)

Sensitive: The Untold Story (Dokumentarfilm, engl.)

Gedächtnisrekonsolidierung

Coherence Psychology Institute (kostenlose Video-Vorträge und Demos):
coherencetherapy.org/resources/presentations-and-interviews (engl.)

Videos von Dr. Tori Olds zur Gedächtnisrekonsolidierung:
youtube.com/@DrToriOlds (engl.)

Verbindung zwischen Körper und Geist (und Stress)

Stress: Warum Frauen leichter ausbrennen und was sie für sich tun können von Dr. Emily Nagoski und Amelia Nagoski

Heal (Dokumentarfilm, engl.)

Verkörperter Schrecken: Traumaspuren in Gehirn, Geist und Körper und wie man sie heilen kann von Dr. Bessel van der Kolk

Stressresilienz: Mind-Body-Reset: Übungen für Körper und Geist von Rebekkah La-Dyne und Dr. Kathy Kain

Was ist dein Schmerz? Gespräche über Trauma, seelische Verletzungen und Heilung von Dr. Bruce D. Perry und Oprah Winfrey

Wenn der Körper nein sagt: Wie chronischer Stress krank macht - und was Sie dagegen tun können von Dr. Gabor Maté

Misophonie

misophonie.de

Let's Ditch Misophonia podcast (engl.)

SoQuiet.org (engl., wobei: Im Bereich Ressourcen finden Sie kostenlos beziehbare Info-Karten auch auf Deutsch!)

Sounds Like Misophonia von Dr. Jane Gregory mit Adeel Ahmad (engl.)

The Misophonia Podcast (engl.)

Elternschaft

How IFS Can Transform Your Parenting (kostenfreie Videoserie): theparenting-revolution.weebly.com/the-parenting-series.html (engl.)

Gemeinsam leben, gemeinsam wachsen: Wie wir uns selbst besser verstehen und unsere Kinder einfühlsam ins Leben begleiten können (Mit Kindern wachsen) von Daniel Siegel und Mary Hartzell

Achtsame Kommunikation mit Kindern: Zwölf revolutionäre Strategien aus der Hirnforschung für die gesunde Entwicklung Ihres Kindes von Daniel Siegel und Tina Payne Bryson

Selbstmitgefühl

Selbstmitgefühl mit Dr. Kristin Neff: self-compassion.org (engl.)

Spiritualität und Heilung

Chakren - die sieben Zentren von Kraft und Heilung von Caroline Myss

Jetzt! Die Kraft der Gegenwart von Eckhart Tolle

Traumaheilung

Vom Trauma befreien – Wie Sie seelische und körperliche Blockaden lösen (inkl. CD) von Dr. Peter Levine

Kein Teil von mir ist schlecht: Mit dem Modell des inneren Familiensystems (IFS) Trauma heilen und zur Ganzheit zurückfinden von Dr. Richard Schwartz

Reisen in die Innenwelt: Systemische Arbeit mit Persönlichkeitsanteilen von Dr. Tom Holmes mit Lauri Holmes und Sharon Eckstein

The Wisdom of Trauma (Dokumentarfilm mit Dr. Gabor Maté, engl.)

Trauma Through a Child's Eyes von Dr. Peter Levine und Maggie Kline (engl.)

Trauma-Heilung: Das Erwachen des Tigers. Unsere Fähigkeit, traumatische Erfahrungen zu transformieren von Dr. Peter Levine

We All Have Parts: An Illustrated Guide to Healing Trauma with Internal Family Systems von Colleen West und Steven Gong (engl.)

WEITERE RESSOURCEN

Für die Leser:innen der deutschen Ausgabe des Buches folgen hier einige vom Lotus-Press Verlag hinzugefügte Ressourcen zum Thema Misophonie.

Web

https://www.misophonie.de Deutschsprachige Website zum Thema Misophonie, inklusive Misophonie-Tests und einer Therapeutenliste

https://www.misophoniehilfe.de Dreimonatiges persönliches Coachingprogramm mit Andreas Seebeck (HP Psych.) und Patrick Crauser (Autor und Coach)

Literatur

Ich hasse Geräusche! von Patrick Crauser

Misophonie – Lisas Wut und die Geräusche von Febe Homrighausen und Andreas Seebeck

Misophonie verstehen für Angehörige von Patrick Crauser

Misophonie verstehen und überwinden von Thomas H. Dozier

LITERATURVERZEICHNIS

Acevedo, Bianca P., et al. "The Highly Sensitive Brain: An fMRI Study of Sensory Processing Sensitivity and Response to Others' Emotions." *Brain and Behavior* 4, Nr. 4 (2014): 580–594. https://doi.org/10.1002/brb3.242.

Andermane, Nora, Mathilde Bauer, Julia Simner und Jamie Ward. "A Symptom Network Model of Misophonia: From Heightened Sensory Sensitivity to Clinical Comorbidity." *Journal of Clinical Psychology* (2023). https://doi.org/10.1002/jclp.23552

Aron, Elaine. *Sind Sie hochsensibel? Wie Sie Ihre Empfindsamkeit erkennen, verstehen und nutzen.* mvg Verlag, 2005.

Barker, Meg-John, und Alex Iantaffi. *Life Isn't Binary.* Punked Books, 2016.

Brout, Jennifer J. "Moving Away from Reductionist Thinking in Misophonia." *Psychology Today*, 31. Mai 2024 https://www.psychologytoday.com/ca/blog/noises-off/202405/moving-away-from-reductionist-thinking-in-misophonia?ml_sub=2493138274139248602&ml_sub_hash=h2e2&utm_source=newsletter&utm_medium=email&utm_campaign=read_the_new_post_by_dr_brout_on_psych_today&utm_term=2024-06-01

Brown, Brené. "Brené with Dr. Edith Eger on Recognizing the Choices and Gifts in Our Lives."
Unlocking Us, 24. Feb. 2021.

Camero, Katie. "Gum Chewing Enrages Her – and She's Not Alone. What's Misophonia?"
USA Today, 21. Nov. 2023
usatoday.com/story/life/health-wellness/2023/11/21/what-is-misophonia-causes-chewing-sounds-noises/71626944007/.

Chambers, Fleur. "Acceptance."
Wise Brain Bulletin 16, Nr. 3, Juni 2022.

Changes and Challenges – Skills for Adolescence – 4th Edition – Student Workbook. 4. Aufl.
Lions Quest, 2003.

Damour, Lisa. *The Emotional Lives of Teenagers: Raising Connected, Capable, and Compassionate Adolescents.*
Ballantine Books, 2020.

Dozier, Thomas, und Nathanael Mitchell. "Novel Five-Phase Model for Understanding the Nature of Misophonia, a Conditioned Aversive Reflex Disorder."
F1000Research 7 (2018): 133506.
https://pubmed.ncbi.nlm.nih.gov/37881332/

Duros, Peg, und Dee Crowley. "The Body Comes to Therapy Too."
Clinical Social Work 42 (2014).
https://doi.org/10.1007/s10615-014-0486-1

Ecker, Bruce, et al. *Unlocking the Emotional Brain.* Routledge, 2024.

Gregory, Jane, und Adeel Ahmad. *Sounds Like Misophonia.* Green Tree, 2023.

Hansen, Heather A., et al. "Neural Evidence for Non-Orofacial Triggers in Mild Misophonia." *Frontiers in Neuroscience* 16 (2022): 880759. https://doi.org/10.3389/fnins.2022.880759

Hansen, Heather A., Andrew Leber und Zeynep M. Saygin. "What Sound Sources Trigger Misophonia? Not Just Chewing and Breathing." *Journal of Clinical Psychology* 7, Nr. 11 (2021): 2609–2625. https://doi.org/10.1002/jclp.23196

Hanson, Dr. Rick und Forrest Hanson, Hosts. "Everything You Need to Know About Therapy." *Being Well with Forrest Hanson and Dr. Rick Hanson*, 6. Mai 2024.

Hayes-Raymond, Shaylynn, Host. "Dr. Sukhbinder Kumar and the Brain Basis of Misophonia." *The Misophonia Show*, Staffel 1, Folge 1, 9. Juni 2024.

Huberman, Andrew, Host. "Mental Health Toolkit: Tools to Bolster Your Mood & Mental Health." *Huberman Lab*, 29. Okt. 2023.

Jaffe, Jaelline. "Goldilocks–Family Accommodation for Misophonia: Too Little, Too Much, Just Right."
Workshop-Präsentation auf der Misophonia Convention 2023, Albuquerque, New Mexico, 3. Nov. 2023.

Jager, Inge, Nienke Vulink, Arnoud van Loon, Marthe van der Pol, Arjan Schröder, Simone Slaghekke und Damiaan Denys. "Synopsis and Qualitative Evaluation of a Treatment Protocol to Guide Systemic Group-Cognitive Behavioral Therapy for Misophonia."
Frontiers in Psychology (2022).

Jager, Inge, Nienke Vulink, Carlijn de Roos und Damiaan Denys. "EMDR Therapy for Misophonia: A Pilot Study of Case Series."
European Journal of Psychotraumatology (2021).
ncbi.nlm.nih.gov/pmc/articles/PMC8475117/.

Jager, Inge, Pelle de Konging, Tim Bost, Damiaan Denys und Nienke Vulink. "Misophonia: Phenomenology, Comorbidity and Demographics in a Large Sample."
PLOS One (2020).

Kim, John, Host. "Codependent No More with Melody Beattie."
The Angry Therapist Podcast, 24. Okt. 2022.

Kumar, Sukhbinder, et al. "The Brain Basis for Misophonia."
Current Biology 27, Nr. 4 (2017): 527–533.
https://doi.org/10.1016/j.cub.2016.12.048

Kumar, Sukhbinder, et al. "The Motor Basis for Misophonia."
Journal of Neuroscience 41, Nr. 26 (2021): 5762–5770.
https://doi.org/10.1523/JNEUROSCI.0261-21.2021

Levine, Peter. *Trauma-Heilung: Das Erwachen des Tigers. Unsere Fähigkeit, traumatische Erfahrungen zu transformieren.*
SYNTHESIS, 1998.

Lott, Joey. *How I Solved My Sound Sensitivity Problem.*
Archangel Ink, 2015.

Kennedy, Becky. *Good Inside - Das Gute sehen: Wie wir die Eltern werden, die wir sein wollen.*
Kösel-Verlag, 2023.

Magsamen, Susan, und Ivy Ross. Y*our Brain on Art.*
Random House/Vintage Ltd, 2023.

Mannino, Michael. "Misophonia and The Science of Well-Being: Exploring the Role of Positive Psychology in People with Misophonia."
Vortrag auf der Misophonia Convention, 13.–15. Okt. 2022, online.

Maté, Gabor. *Wenn der Körper nein sagt: Wie chronischer Stress krank macht - und was Sie dagegen tun können.*
Unimedica, 2020.

Nagoski, Emily, und Amelia Nagoski. *Stress: Warum Frauen leichter ausbrennen und was sie für sich tun können.*
Kösel-Verlag, 2019.

Olds, Tori. "Memory Reconsolidation and Metaprocessing Emotions | AEDP - Part 3 of 3."
YouTube, hochgeladen von Dr. Tori Olds, 26. Sept. 2023.
https://www.youtube.com/watch?v=zOuZdLAq_YU&t=1s

Perry, Bruce D., und Oprah Winfrey. *What Happened to You?: Conversations on Trauma, Resilience, and Healing.* Flatiron Books, 2021.

Plata-Bello, Julio, Nicole Privato, Cristián Modroño, Yaiza Pérez-Martín, África Borges und José Luis González-Mora. "Empathy Modulates the Activity of the Sensorimotor Mirror Neuron System During Pain Observation."
Behavioral Sciences 13, Nr. 11 (2023): 947.
https://doi.org/10.3390/bs13110947

Palumbo, Devon B., et al. "Misophonia and Potential Underlying Mechanisms: A Perspective."
Frontiers in Psychology 9 (2018): Artikel 953.
https://doi.org/10.3389/fpsyg.2018.00953

Porges, Stephen W. *The Pocket Guide to the Polyvagal Theory.* Norton Series on Interpersonal Neurobiology, W. W. Norton & Company, 2017.

Porges, Stephen. *What Causes Misophonia?*
Podcast mit Dr. Stephen Porges. YouTube, hochgeladen von Shaylynn Hayes-Raymond, 22. März 2017.
www.youtube.com/watch?v=nB3nS4Gh_9k

Prendergast, John J., PhD. *The Deep Heart: Our Portal to Presence.* Sounds True, 2019.

Rinaldi, L. J., J. Simner, S. Koursarou und J. Ward. "Autistic Traits, Emotion Regulation, and Sensory Sensitivities in Children and Adults with Misophonia."

Journal of Autism and Developmental Disorders 53, Nr. 3 (2023): 1162–1174.
https://doi.org/10.1007/s10803-022-05623-x

Shepard, Dax, und Monica Padman, Hosts. “Experts on Expert: Elizabeth Gilbert.”
Armchair Expert, 6. Juni 2019.

Siegel, Daniel J. *Gemeinsam leben, gemeinsam wachsen: Wie wir uns selbst besser verstehen und unsere Kinder einfühlsam ins Leben begleiten können (Mit Kindern wachsen).*
Arbor Verlag, 2020.

Siepsiak, Marta, Scott R. Vrana, Andrzej Rynkiewicz, M. Zachary Rosenthal und Wojciech Łukasz Dragan. “Does Context Matter in Misophonia? A Multi-Method Experimental Investigation.”
Frontiers in Neuroscience (2023).

Singh, Simran, und A Sabu John. “Role of Social Relationships in the Experiences of Misophonia.”
Indian Journal of Clinical Psychology (2023).

Smit, Dirk J. A., Melissa Bakker, Abdel Abdellaoui, Alexander E. Hoetink, Nienke Vulink und Damiaan Denys. “A Genome-Wide Association Study of a Rage-Related Misophonia Symptom and the Genetic Link with Audiological Traits, Psychiatric Disorders, and Personality.”
Frontiers in Neuroscience 16 (2022): 971752.
https://doi.org/10.3389/fnins.2022.971752

Thompson, Dennis. “Hate Listening to People Chewing? You Might Have Misophonia.”
HealthDay, 26. Aug. 2022.
www.healthday.com/health-news/general-health/8-24-hate-listening-to-people-chewing-you-might-have-misophonia-2657881566.html

Tolle, Eckhart. *Jetzt! Die Kraft der Gegenwart.*
Arkana, 2024.

Van der Kolk, Bessel. *Verkörperter Schrecken: Traumaspuren in Gehirn, Geist und Körper und wie man sie heilen kann.*
G. P. Probst Verlag, 2024.

Vitoratou, Silia, et al. “Selective Sound Sensitivity Syndrome Scale (S-Five): A Psychometric Tool for Assessing Misophonia. Summary on Three Waves of Sampling and Analysis.” (2020).
https://doi.org/10.31234/osf.io/4dzqn

DANKSAGUNGEN

Misophonie ist ein komplexes Puzzle, und unzählige Menschen – direkt wie indirekt – haben dazu beigetragen, die Teile so zusammenzusetzen, dass dieses Buch entstehen konnte. Ich bin zutiefst dankbar für …

meine vielen Klient:innen, von denen ich so viel gelernt habe. Sie sind alle so starke und außergewöhnliche Menschen!

alle, die bereit waren, ihre Misophonie-Befreiungsgeschichte zu teilen, sowie Kresta Dalrymple und Sipora Weissman dafür, großartige Partnerinnen bei der Suche nach Heilung an der Wurzel zu sein.

meine gesamte Familie und meine Freund:innen – für eure Liebe, eure Unterstützung und dafür, dass ihr meine Erfahrungslehrer:innen wart.

die Therapeut:innen und Lehrer:innen, die für mein eigenes Lernen entscheidend waren, darunter (aber nicht ausschließlich): Jonathan Boorman, Cindy Hochhalter, George Holt, Terri Karis, Mark Nunberg, Kippie Palesch, Minkara Tezet, Sophie Tomsky und Rebecca Tveten.

meine beiden Jungs – dafür, dass ihr mich herausgefordert habt zu wachsen, um euch noch besser kennen, verstehen und mit euch verbunden sein zu können. Danke für eure Geduld, euer Verständnis und eure Ermutigung während des Schreibens dieses Buches. Es ist mir eine Ehre, eure Mutter zu sein.

Nikki Massa und Tracey Srenaski – für eure feinfühlige Präsenz und unerschütterliche Unterstützung durch jedes Auf und Ab, jede Wendung – sowohl auf dem Weg dieses Buches als auch in meinem Leben.

meine Misophonie-Kolleg:innen, die mir geholfen haben, so viele Puzzleteile zu verbinden und mich in dieser Arbeit nicht allein zu fühlen, darunter (aber nicht ausschließlich): Deepika Anand, Samatha Bookman, Kresta Dalrymple, Stephanie Davis, Erica Drzonek-Edwards, Shadee Hardy, Gina Kanagawa und Sipora Weissman.

Adeel Ahmad – dafür, dass du mich ermutigt hast, etwas Eigenes zu schreiben, und dafür, dass du mir und so vielen anderen als neugieriges Gegenüber gedient hast. Dein Podcast, dein Engagement und deine offene Präsenz in verschiedenen Misophonie-Communities haben dich zu einer verbindenden Kraft in einem Feld gemacht, das mitunter gespalten wirkt.

Bruce Ecker – dafür, dass du die Kohärenztherapie mitbegründet und den Prozess der Gedächtnisrekonsolidierung für Behandler:innen greifbar und zugänglich gemacht hast. Es war mir eine Ehre, dich zu treffen und mit dir zu besprechen, wie sich diese Konzepte auf Misophonie anwenden lassen.

Stephanie Davis Dixon, Michael Lawrence und Joy Jenkins Marks – dafür, dass ihr mit dem Misophonia Treatment Tracker auf Facebook einen sicheren Raum geschaffen habt, in dem Menschen teilen können, was ihnen bei der Misophonie geholfen hat (oder nicht). Diese Community war für mich eine Quelle von Lernen und Inspiration.

Dax Shepard und Monica Padman, Hosts des Podcasts *Armchair Expert* (einschließlich der Reihe „Experts on Experts"), dafür, dass ihr auf unterhaltsame und leicht verdauliche Weise neue Perspektiven und wertvolle Informationen in mein Leben bringt (und dafür, dass ihr während eurer Shows nicht esst, damit ich relevante Episoden an Klient:innen weitergeben kann!).

DIE AUTORIN

Sara Barrick ist approbierte Ehe- und Familientherapeutin (Licensed Marriage and Family Therapist) und Somatic-Experiencing-Praktikerin, spezialisiert auf Misophonie und Traumaheilung. Nachdem sie fünfundzwanzig Jahre mit Misophonie gerungen und 2018 Freiheit davon erlangt hat, bringt sie ein tiefes Verständnis sowohl für die Herausforderungen der Betroffenen als auch für den Weg der Heilung mit. Sara ist dafür bekannt, Menschen zu helfen, das größere Bild von Misophonie zu sehen und vom Denken „keine Heilung, nur Bewältigung" zu einem Mindset zu wechseln, in dem „Heilung möglich ist – als Prozess". Sie lebt in Minnesota mit ihren zwei Söhnen.